WEGE DER PSYCHOTHERAPIE

Hamid Peseschkian · Arno Remmers

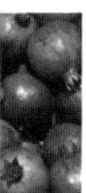
Positive Psychotherapie

Ernst Reinhardt Verlag München Basel

Dr. med. habil. *Hamid Peseschkian*, Wiesbaden, ist Facharzt für Neurologie, Psychiatrie und Psychotherapie, Leiter eines psychotherapeutischen Ausbildungsinstituts mit Institutsambulanz und Präsident des Weltverbandes für Positive Psychotherapie. Weitere Informationen zum Autor erhalten Sie unter www.peseschkian.com.

Arno Remmers, Wiesbaden, ist Ärztlicher Psychotherapeut, Dozent, Lehrtherapeut und Supervisor an der Wiesbadener Akademie für Psychotherapie sowie Internationaler Trainer und Board Member des Weltverbandes für Positive Psychotherapie. Weitere Informationen zum Autor erhalten Sie unter www.arem.de.

Nährere Informationen über Positive Psychotherapie unter www.positum.org.

Hinweis: Soweit in diesem Werk eine Dosierung, Applikation oder Behandlungsweise erwähnt wird, darf der Leser zwar darauf vertrauen, dass die Autoren große Sorgfalt darauf verwandt haben, dass diese Angabe dem Wissensstand bei Fertigstellung des Werkes entspricht. Für Angaben über Dosierungsanweisungen und Applikationsformen oder sonstige Behandlungsempfehlungen kann vom Verlag jedoch keine Gewähr übernommen werden. – Die Wiedergabe von Gebrauchsnamen, Handelsnamen, Warenbezeichnungen usw. in diesem Werk berechtigt auch ohne besondere Kennzeichnungen nicht zu der Annahme, dass solche Namen im Sinne der Warenzeichen- und Markenschutz-Gesetzgebung als frei zu betrachten wären und daher von jedermann benutzt werden dürften.

Bibliografische Information der Deutschen Nationalbibliothek

Die Deutsche Nationalbibliothek verzeichnet diese Publikation in der Deutschen Nationalbibliografie; detaillierte bibliografische Daten sind im Internet über <http://dnb.d-nb.de> abrufbar.
    ISBN 978-3-497-02345-5 (Print)
    ISBN 978-3-497-60114-1 (E-Book)

© 2013 by Ernst Reinhardt, GmbH & Co KG, Verlag, München

Dieses Werk, einschließlich aller seiner Teile, ist urheberrechtlich geschützt. Jede Verwertung außerhalb der engen Grenzen des Urheberrechtsgesetzes ist ohne schriftliche Zustimmung der Ernst Reinhardt GmbH & Co KG, München, unzulässig und strafbar. Das gilt insbesondere für Vervielfältigungen, Übersetzungen in andere Sprachen, Mikroverfilmungen und für die Einspeicherung und Verarbeitung in elektronischen Systemen.

Printed in Germany
Reihenkonzeption Umschlag: Oliver Linke, Hohenschäftlarn
Covermotiv: © yogeshsmore / panthermedia.net
Satz: FELSBERG Satz & Layout, Göttingen

Ernst Reinhardt Verlag, Kemnatenstr. 46, D-80639 München
Net: www.reinhardt-verlag.de E-Mail: info@reinhardt-verlag.de

Inhalt

Vorwort 9

1
Einführung 10

Positive Psychotherapie im Überblick 10
Methodische Einordnung 13
Anwendungsfelder 15
Charakteristika 18

2
Geschichte 20

Der Gründer: Nossrat Peseschkian 20
Entstehungsgeschichte der Positiven Psychotherapie 24
Verbreitung und heutige Organisationsstruktur 28
Beziehung zu anderen Methoden und Verfahren 30

3
Theorie 38

Das positive Menschenbild und die „positive Deutung" 38
Das Balancemodell: Vier Bereiche der Gesundheit,
Energieverteilung und Konfliktreaktion 41
Vier Wege der Konfliktverarbeitung 46 ■ Das Balancemodell in der Praxis 48

Die Aktualfähigkeiten und das Differenzierungsanalytische Inventar 54
Das Konfliktmodell und die Mikrotraumentheorie 59 ■ Der transkulturelle Ansatz 68

Psychosomatik in der Positiven Psychotherapie –
Salutogenese und Pathogenese 72
Die vier Vorbilddimensionen 78
Die drei Interaktionsstadien 83

4
Der therapeutische Prozess 87

Das Erstinterview der Positiven Psychotherapie 87
Das 5-Stufen-Modell der Therapie 92
1. Stufe: Beobachtung und Distanzierung 93 ■ 2. Stufe: Inventarisierung 95 ■ 3. Stufe: Situative Ermutigung 96 ■ 4. Stufe: Verbalisierung 98 ■ 5. Stufe: Zielerweiterung 100

Die therapeutische Beziehung 102
Übertragung und Gegenübertragung in der Positiven Psychotherapie 105

Praxis der Positiven Psychotherapie (Fallbeispiele) 108
Die Funktion der Störungen in der Praxis – individuelle positive Deutungen und inhaltliches Vorgehen bei verschiedenen Störungsbildern 111

Anwendung von Geschichten und Sprachbildern 120
Der Umgang mit Geschichten in der Positiven Psychotherapie 123 ■ Die Auswahl der Geschichten für die Begegnung 123

Selbsthilfe und Bezugspersonen 126
Anwendung in der Familientherapie 128
Strategien der Positiven Familientherapie – Übersicht 131 ■ Elemente und Techniken der Positiven Familientherapie 132

Der Fragebogen zur Methode – Das Wiesbadener Inventar
zur Positiven Psychotherapie und Familientherapie WIPPF 133

5
Evaluation, Forschung und Publikationen 137

Wirksamkeitsstudie 137
Akademische Arbeiten (Habilitationen, Dissertationen
und Diplomarbeiten) 139
Publikationen 139

6
Entwicklungen und Ausblick 141

Bereiche für künftige Forschungen 143
Aus-, Weiter- und Fortbildung 144
Kritik und Herausforderungen 145
Fazit 148

Literaturempfehlungen 150

Zitierte Literatur 152

Anhang 160

Differenzierungsanalytisches Inventar (DAI) 160
Das Erstinterview in der Positiven Psychotherapie 161
Wiesbadener Inventar zur Positiven Psychotherapie und
Familientherapie (WIPPF) 171
WIPPF Profilbogen 177
Übersicht über einige akademische Arbeiten
zur Positiven Psychotherapie 178
Internationale Ausbildungsstandards der Positiven Psychotherapie 180

Über die Autoren 188

Register 189

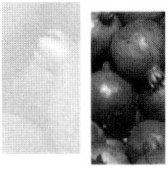

Vorwort

Dieses Buch widmen wir in Dankbarkeit und liebevoller Erinnerung Nossrat Peseschkian, der mehrere Generationen von Therapeuten, Ärzten, Studenten, Beratern, Betroffenen und Interessierten inspiriert und vielen Menschen Wege zu einem selbstbestimmten Leben aufgezeigt hat.

Wir beschreiben in diesem Buch die Methode der Positiven Psychotherapie nach Nossrat Peseschkian, die uns als seinen Schülern in der Praxis eine sehr wichtige Grundlage für die Begegnung mit unseren Patienten geworden ist. Dazu haben wir aus dem großen Schrifttum passende Originaltexte ausgewählt. Neu ist die Darstellung der Biographie Nossrat Peseschkians in ihrer Bedeutung für die Methode, ihre historische Entwicklung und ihre Praxis. Wir lernen und lehren die Methode seit nun mehr als zwanzig Jahren und glauben, dass die Zeit reif ist für einen kritischen Blick auf die Positive Psychotherapie, so dass wir sie in diesem Buch mit anderen Verfahren vergleichen und ihre Bedeutung für eine transkulturelle und integrative Psychotherapie reflektieren möchten. In komprimierter Form schließen sich Kapitel zur Theorie, Praxis und Forschung den Weiterentwicklungen der Positiven Psychotherapie an. Im Text wird auch auf die weiterführende Literatur eingegangen, um für das jeweilige Interessengebiet – Therapie, Psychosomatik, Selbsthilfe, Erziehung oder Familientherapie – passende Vertiefungen anzubieten. Wir hoffen, dass Sie mit diesem Buch einen guten und für Sie hilfreichen Zugang zu dieser humanistischen Psychodynamischen Psychotherapie finden, und möchten damit zur Kooperation therapeutischer Sichtweisen beitragen.

Wir danken Elena Maroufi für ihre sorgfältige Lektoratsarbeit, Cathérine Peseschkian für die Unterstützung bei der Formatierung des Textes und Ulrike Landersdorfer vom Reinhardt Verlag für die stets ausgezeichnete Zusammenarbeit und Ermutigung.

In diesem Buch meinen wir bei Verwendung der weiblichen oder der männlichen Schreibform immer gleichwertig Therapeutinnen und Therapeuten, Patientinnen und Patienten.

Wiesbaden, im März 2013   Hamid Peseschkian und Arno Remmers

1 Einführung

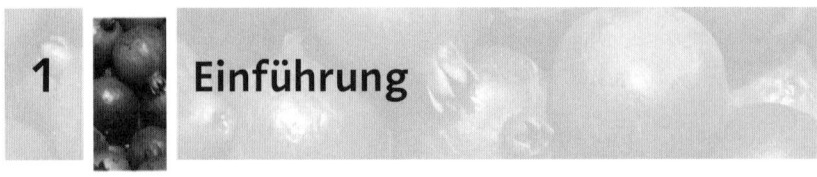

Positive Psychotherapie im Überblick

„Gibst du jemandem einen Fisch, nährt er sich nur einmal. Lehrst du ihn aber das Fischen, so nährt er sich für immer"
(Orientalische Weisheit, zit. nach N. Peseschkian, 1977b).

Die von Nossrat Peseschkian (1933–2010) Mitte der 1970er Jahre in Deutschland entwickelte Methode der Positiven Psychotherapie (PPT) (N. Peseschkian 1974; 1977b) ist eine humanistische Psychodynamische Psychotherapie. Sie wurde bis 1977 noch als Differenzierungsanalyse bezeichnet. Nossrat Peseschkian selbst definierte seine Methode als „ein tiefenpsychologisch fundiertes Psychotherapie-Verfahren unter transkulturellem Gesichtspunkt mit neuen Techniken, im Sinne einer konfliktzentrierten und ressourcenorientierten Kurzzeitpsychotherapie" (persönliche Mitteilung). Sie basiert auf transkulturellen Beobachtungen in über zwanzig Kulturen, die schließlich zur Entwicklung dieser Methode geführt haben.

Die Positive Psychotherapie verfolgt grundsätzlich mehrere Ziele: Psychotherapie und psychosomatische Behandlung (therapeutischer Ansatz), Beratung, Prävention und Erziehung (pädagogischer Ansatz), Förderung des interkulturellen Verständnisses (transkulturell-sozialer Ansatz) sowie die Zusammenarbeit und Integration verschiedener therapeutischer Richtungen (interdisziplinärer Ansatz). Über seine Methode schrieb Nossrat Peseschkian:

„Mein Ansatz besteht aus zwei Teilen, von denen der eine die Kriterien der wissenschaftlichen Arbeit erfüllt und überprüfbare Daten referiert. Der andere Teil hat die betroffenen Patienten und ihre Familien als Zielgruppe und deren Selbsthilfe als integralen Bestandteil der Psychotherapie zum Ziel" (1991, 22).

Dies beschreibt die beiden zentralen Anliegen der Positiven Psychotherapie: einerseits für Fachleute (Psychotherapeuten, Ärzte und Psychologen) eine verständliche, leicht anwendbare, konfliktzentrierte Kurzzeittherapie zu entwickeln, die im klinischen Alltag angewandt werden kann; und andererseits für Interessierte und Betroffene psychotherapeutisch-psychosomatische Konzepte verständlich und human zu vermitteln und ihnen gleichzeitig ein Instrumentarium zur Selbsthilfe an die Hand zu geben. Angeregt und inspiriert durch die eigene transkulturelle Lebenssituation hatte Nossrat Peseschkian sich außerdem zum Ziel gesetzt, eine Methode zu entwickeln, die kultur- und schichtübergreifend einsetzbar ist.

Der positive Ansatz gibt der Methode den Namen. Auf der Grundlage eines positiven Menschenbildes durchzieht der Begriff „Fähigkeit" die Methode, zum Beispiel bezogen auf die Krankheit als Fähigkeit zur Reaktion auf Konflikte; auf die Fähigkeiten, die einen Menschen einzigartig werden lassen; auf die Fähigkeit, wieder gesund zu werden oder mit dieser Erkrankung umzugehen; oder auf die spezifischen Fähigkeiten, die im Konflikt verborgen sind. Ein wesentliches Kennzeichen der Methode ist die Verständlichkeit der verwendeten Begriffe und Erklärungsmodelle für alle Patienten. Beispielhaft dafür ist das Balancemodell: In einer Raute werden die vier Bereiche des Lebens dargestellt: Körper – Arbeit – Beziehungen – Sinn. Gemeinsam mit den Patienten können darin Aktivität, Lebensenergie, Selbstwertquellen, Konfliktreaktionen, Diagnosen oder Ressourcen anschaulich beschrieben und in ihrem inneren Zusammenhang verstanden werden.

Die von Nossrat Peseschkian begründete Differenzierungsanalyse und das Mikrotraumenmodell sind die Basis der psychodynamischen Konflikttheorie der Positiven Psychotherapie: Immer wiederkehrende kleine Wertekonflikte – Aktualkonflikte – führen schließlich kumulativ zu Störungen und Krankheiten. Der daraus abgeleitete therapeutische, inhaltliche Ansatz ist die Differenzierung der Konfliktinhalte als darin enthaltene, früher erworbene und damals sinnvolle primäre und sekundäre Fähigkeiten, soziale Normen, Bedürfnisse oder Verhaltensmuster. Störungen können entstehen, wenn diese Fähigkeiten, Konzepte oder Wertungen immer wieder einseitig angewandt werden. Die Wiederholung des früher Sinnvollen (Grundkonzept) oder eines früheren Kompromisses (Grundkonflikt) führt zu einem unbewussten, inneren Konflikt. Psychische, psychosomatische oder körperliche Störungen werden dann zum unbewussten Ausdruck des inneren Konfliktes, sie erfüllen als Sprache von Körper und Seele eine wichtige Funktion im Konflikt. Hier setzt die positive Deutung an: Die Funktion der Störung wird dem Leiden zugeordnet und in ihrer spezifischen Bedeutung für den Patienten gesehen. Therapeutisch geht die Positive Psychotherapie den Weg, die bisher vernachlässigten Bereiche, die zu wenig angewandten Fähigkeiten, sowohl innerhalb der therapeutischen Beziehung als auch im Austausch mit dem sozialen Umfeld zu entwickeln, um Konflikte konstruktiver lösen zu können und eine innere und äußere Balance wiederherzustellen.

Diese individuelle Psychodynamik und Psychogenese wird ergänzt um ein Modell der Soziodynamik und Soziogenese (N. Peseschkian 1991): Neben den intrapsychischen Bedingungen der Gesundheits- und Störungsentstehung, der individuellen Psychodynamik, sind es vor allem die sozialen, kulturellen und transzendentalen Beziehungen, die in der Soziogenese Konzepte und Wertemodelle prägen und eine kulturell geprägte Soziodynamik begründen. Die Erfahrung mit den Eltern und Bezugspersonen im Umgang mit ihren Werten, Fähigkeiten und Normen wird in vier Vorbilddimensionen wirksam: in direkter Beziehung mit den Eltern, über das Erleben der Bezugspersonen miteinander, mit anderen und mit ihrer eigenen Lebensphilosophie. So wird schließlich das aktuelle Symptom eines Patienten einerseits als Ausdruck innerseelischer Konfliktlagen, andererseits kulturell geprägt verständlich und gewinnt innerhalb seines sozialen Systems seine Funktion. Die frühe Einbeziehung von Bezugspersonen in der Einzeltherapie, die aktive Rolle des Patienten in seiner Umgebung, das transkulturelle Vorgehen und die fünfstufige Positive Familientherapie berücksichtigen diesen Ansatz.

Das halbstrukturierte Erstinterview der Positiven Psychotherapie steht diagnostisch am Anfang der Therapie, um gemeinsam mit dem Patienten sein Leben und Umfeld mit den gesundheits- und krankheitsfördernden Einflüssen möglichst umfassend zu erfassen. Die Therapieplanung mit dem Patienten wird von der Aktivierung zur Selbsthilfe begleitet. Im therapeutischen Prozess der drei Interaktionsstadien Verbundenheit – Unterscheidung – Ablösung hilft die Strukturierung der Kommunikation durch ein fünfstufiges Vorgehen innerhalb der einzelnen Begegnungen und über die gesamte Therapie hinweg. Auf die erste Stufe, die der annehmenden Beobachtung und Distanzierung mit Standortwechsel, folgt als zweite Stufe die Inventarisierung, in der die Inhalte von Konflikten und Stärken differenziert werden. Auf der dritten Stufe, der Situativen Ermutigung, werden die Ressourcen entwickelt und anschließend erfolgt die Konfliktbearbeitung auf der vierten Stufe, der Verbalisierung. Am Ende steht auf der fünften Stufe die Zielerweiterung: Rückblick, Resümee, Erprobung und neue Perspektiven. Dieses therapeutische Vorgehen ist vorwiegend zukunfts- und veränderungsorientiert und bezieht die Erfahrung der Vergangenheit zum Verständnis der heute wirksamen Konzepte ein. Dabei werden die für diesen Patienten geeigneten Methoden verwendet, je nach Indikation auch aus anderen Psychotherapierichtungen (integrative Methode). Der Patient und seine Umgebung werden aktiv einbezogen in das Verstehen des Krankheitsprozesses (Selbsthilfe). Das fünfstufige Vorgehen nutzt Assoziationen, Sprachbilder, Spruchweisheiten, Geschichten, kreative Verfahren und Visualisierungen, um ein fähigkeitsorientiertes psychodynamisches Konfliktverständnis zu erreichen. Die unbewussten Übertragungen in der therapeutischen Beziehung und die Gegenübertragungsempfindungen im Therapeuten oder der Therapeutin werden mit den Fähigkeitsbegriffen, die auch im Konflikt enthalten sind, und durch das Balancemodell verständlich (siehe Kapitel 4/Die therapeutische Beziehung). Mit dem Ziel der Eigenständigkeit der Patienten wird frühzeitig angestrebt, dass sie selbst ihre spezifischen Ressourcen einsetzen, vorhandene Fähigkeiten nutzen und Fertigkeiten weiter entwickeln.

Methodische Einordnung

„Wer alleine arbeitet, addiert,
wer mit anderen zusammen arbeitet, multipliziert"
(nach N. Peseschkian et al. 2003).

Der Anspruch Nossrat Peseschkians war von Beginn an ein zweifacher: eine für Patienten verständliche und praktikable Methode zu entwickeln und mit der Positiven Psychotherapie eine Art Vermittler zwischen verschiedenen psychotherapeutischen Schulen anzubieten. In seinem frühen Hauptwerk „Positive Psychotherapie" (1977b) widmete er ein ganzes Kapitel dieser Problematik („Differenzierungsanalyse und andere Psychotherapien", 365–400), welches er oft als das schwierigste und arbeitsintensivste dieses Buches bezeichnete. Er schrieb:

> Die Differenzierungsanalyse versteht sich nicht als eine Methode neben anderen. Vielmehr bietet sie ein Instrumentarium, nach dem abgetastet werden kann, welche methodischen Ansätze in welchem besonderen Fall angezeigt sind, und wie diese Methoden einander abwechseln können. Die Differenzierungsanalyse ist also eine Metatheorie der Psychotherapien. Dabei verstehen wir Psychotherapie nicht nur als festgelegte Methode, die auf bestimmte Symptombilder angewandt wird, sondern zugleich als Reaktion auf bestehende gesellschaftliche, transkulturelle und soziale Bedingungen (N. Peseschkian 1977b, 372f.).

Weiterhin heißt es:

> Im Folgenden sollen uns einzelne Aspekte der Beziehung zwischen Differenzierungsanalyse und anderen psychotherapeutischen Richtungen beschäftigen […] Dabei kommt es uns weniger darauf an, die Differenzen zwischen Differenzierungsanalyse und den anderen Theorien und

Behandlungsformen hervorzuheben. Wenn wir Unterschiede aufzeigen, so in der Absicht, die Richtung einer möglichen konstruktiven Zusammenarbeit anzugeben, indem günstige therapeutische Ansätze in den differenzierungsanalytischen Behandlungsplan übernommen und indem differenzierungsanalytische Ansätze im Rahmen anderer psychotherapeutischer Methoden angewendet werden. Allerdings setzt dies eine gewisse Distanzierung vom psychotherapeutischen Dogmatismus voraus (N. Peseschkian 1977b, 375).

Inspiriert wurde dieser Anspruch durch das Bahá'í-Prinzip der Einheit in der Vielfalt und ausgelöst durch den von Nossrat Peseschkian erlebten Schulenstreit Ende der 1960er Jahre, insbesondere zwischen der Psychoanalyse und der Verhaltenstherapie.

Abschließend resümiert Nossrat Peseschkian: „Die Differenzierungsanalyse selber versteht sich nicht als ausschließliches System, sondern ordnet entsprechend dem vorliegenden Modell verschiedenen psychotherapeutischen Methoden einen jeweils besonderen Stellenwert zu. Daher werden psychoanalytische, tiefenpsychologische, verhaltenstherapeutische, gruppentherapeutische [und] hypnotherapeutische […] Behandlungsformen berücksichtigt. Die Differenzierungsanalyse stellt somit eine integrale Methode im Sinne einer mehrdimensionalen Therapie dar" (1977b, 400). Es sollten fast 20 Jahre vergehen, bis Klaus Grawe (1994) den Ansatz einer schulenübergreifenden „Allgemeinen Psychotherapie" veröffentlichte.

Die strukturellen und sozialrechtlichen Rahmenbedingungen für Psychotherapie in Deutschland stellen eine Besonderheit dar. Hier wurde eine in ihrem Umfang weltweit einzigartige krankenkassenfinanzierte Versorgung der Bevölkerung mit wissenschaftlich fundierter Psychotherapie eingeführt, gerade auch im Hinblick auf die Kostensituation im Gesundheitswesen, da durch die Anwendung von Psychotherapie langfristig andere Krankheitskosten eingespart werden, wie u.a. Studien von Krankenkassen ergaben. Wir erlauben uns diesen Bereich kurz zu vertiefen, da er für das Verständnis von Psychotherapie im Allgemeinen und der Positiven Psychotherapie im Speziellen von großer Bedeutung ist.

Seit dem Inkrafttreten des Psychotherapeutengesetzes im Jahr 1999, durch Entscheidungen des Wissenschaftlichen Beirats Psychotherapie (WBP), des Gemeinsamen Bundesausschusses (G-BA) und von Bundesgerichten, u.a. im Zuge der Auseinandersetzungen um die sozialrechtliche Aufnahme der Gesprächspsychotherapie, sind in den letzten zehn Jahren wesentliche Strukturen der Psychotherapie im ambulanten Bereich in Deutschland geklärt (Kriz 2011). Es wird zwischen Verfahren, Methoden und Techniken unterschieden (WBP 2010).

Der Wissenschaftlichen Beirat Psychotherapie (2004; 2008) definierte in diesem Zusammenhang den Oberbegriff „Psychodynamische Psychotherapie" für tiefenpsychologisch fundierte Psychotherapien und psychoanalytische Therapie. Deren Aufgabe sei es, lebensgeschichtlich begründete unbewusste Konflikte und krankheitswertige psychische Störungen in einer therapeutischen Beziehung unter besonderer Berücksichtigung von Übertragung, Gegenübertragung und Widerstand zu bearbeiten. In der tiefenpsychologisch orientierten Psychotherapie wird dabei eher das Hier und Jetzt in den Vordergrund gestellt, fokussiert auf die wesentlichen Konfliktinhalte oder auch strukturellen Fähigkeiten, die aktiver und strukturiert mit Hilfe der therapeutischen Beziehung bewusst werden, während in der Psychoanalyse das Dort und Damals in der Übertragungssituation sowie die zurückhaltende, Freiraum gebende Haltung und die freie Assoziation im Vordergrund stehen.

„Vor Beginn einer Behandlungsaufnahme steht eine Indikationsdiagnostik in Form eines Erstinterviews unter psychodynamischen Gesichtspunkten, d.h. unter Beachtung von Übertragung und Gegenübertragung. Ergebnis ist in der Regel eine psychodynamische Hypothese über den Zusammenhang von Symptomentstehung und Persönlichkeitsentwicklung im biografischen und sozialen Kontext […] Verstärkt sind in den letzten Jahrzehnten theoretische Konzepte für bestimmte Störungen, z.B. Persönlichkeitsstörungen, entwickelt worden, die sich in Modifikationen der klassischen Behandlungstechnik niedergeschlagen haben (2004, 2008)."

Zusammenfassend lässt sich die Positive Psychotherapie wie folgt methodisch einordnen: Die Positive Psychotherapie erfüllt sowohl die Kriterien einer Humanistischen Psychotherapie als auch einer Psychodynamischen Psychotherapie. Daher bezeichnen wir sie als eine psychodynamische Psychotherapiemethode, die auf einem humanistischen Menschenbild basiert. In diesem Sinne kann man sie auch als humanistische Psychodynamische Psychotherapie bezeichnen.

Anwendungsfelder

Um die einzelnen Anwendungsfelder der Positiven Psychotherapie, aber auch ihre Breite zu verstehen, muss man sich zunächst mit dem Anspruch und der Vision Nossrat Peseschkians über ihre Ziele auseinandersetzen. Er sah es als besondere Herausforderung, Menschen aus allen Schichten und Kulturen psychotherapeutisch behandeln zu können, dabei die Einzigartigkeit und Fähigkeiten jedes Menschen zu sehen und zu nutzen. Dies bedeutete, in einer strukturierten Kurzzeittherapie Begriffe zu wählen, die jedem verständlich sind, Selbsthilfe in den Vordergrund zu stellen und jeden therapeutischen Schritt und die hinter den Leiden liegenden Zusammenhänge für den Betroffenen transparent werden zu lassen. „Mit anderen Worten: Der Patient ist nicht nur der Erdulder seiner Krankheit, sondern wird selbst als Therapeut eingesetzt." (1977b, 14)

Ein weiterer Anspruch Peseschkians war es, einen methodenintegrativen Ansatz zu gestalten, der an die Bedürfnisse der Patienten angepasst werden kann. Dazu gehört eine Metatheorie, die es ermöglicht, patientenorientiert je nach Indikation Techniken auch aus anderen Verfahren im fünfstufigen Konzept anzuwenden. Charakteristisch für Peseschkian war seine Wertschätzung der verschiedenen Psychotherapie-Verfahren verbunden mit dem Wunsch, den Patienten die für das eigene Verständnismodell passende Form der Therapie und einen leichteren Zugang zu ermöglichen.

„Wesentliche Schwierigkeit vieler Patienten ist weniger mangelnde Motivation, einen Psychotherapeuten aufzusuchen, sondern Unsicherheit darüber, welcher Psychotherapeut für welche Störung zuständig ist. Diese Frage kann nur von einem umfassenderen System aus beantwortet werden, das die Vielzahl der bestehenden psychotherapeutischen Orientierungen zusammenfassen und nach ihren Schwerpunkten gewichten kann. Ein solches System stellen wir mit der Positiven Psychotherapie vor, die nicht nur psychotherapeutische Methode, sondern auch Metatheorie ist. […] Nicht der Patient muss sich an eine zufällig vorgegebene Methodik anpassen, sondern umgekehrt: Die Methodik wird entsprechend den sich wandelnden psychotherapeutischen Bedürfnissen des Patienten ausgewählt." (N. Peseschkian 1977b, 15)

Entsprechend dem transkulturellen Verständnis ist diese Psychotherapie auch durch die Verbindung von traditionellen „orientalischen" Ansätzen und aktuellen psychotherapeutischen Verfahren der „westlichen" Welt geprägt. Mit einer im abendländischen Sinne systematischen und strukturierten Theorie und Therapie verband Peseschkian den Einsatz von Weisheiten und Geschichten aus verschiedenen Kulturen, die assoziativ, supportiv oder konfrontativ eingesetzt den Blickwinkel der Patienten auf die eigene Geschichte erweitern, die Konfliktlage relativieren und ein psychodynamisches Verständnis ermöglichen.

„Nicht nur die unter dem psychotherapeutischen Aspekt wichtigen Ansätze der großen Religionen, sondern auch die Weisheiten orientalischer und westlicher Philosophien und Wissenschaftler werden im Lichte der Positiven Psychotherapie betrachtet. Wir wollten dabei nicht nur den Intellekt ansprechen, sondern auch die Fähigkeiten zur Intuition und Phantasie, zur Emotion und sinnlichen Wahrnehmung und das Vermögen, aus den Erfahrungen der Tradition zu lernen." (N. Peseschkian 1977b, 15f.)

Die bereits fünf Jahre nach der ersten Buchpublikation erschienene Zeitschrift für Positive Psychotherapie (1979b) formulierte vier Themenkreise: Erziehung, Selbsthilfe, Psychotherapie und Transkulturelle Probleme. Basierend und inspiriert durch diesen Anspruch, kann man die Anwendungsfelder der Positiven Psychotherapie in drei Kategorien unterteilen:

1. Innerhalb der Psychotherapie wird die Positive Psychotherapie bei allen psychischen und psychosomatischen Erkrankungen angewandt, für die eine Indikation für Psychotherapie besteht. Im Wesentlichen sind dies depressive Störungen, Angst- und Zwangserkrankungen, somatoforme Störungen und Anpassungsstörungen. Die Positive Psychotherapie wird neben der klassischen Einzeltherapie in paar-, familien- und gruppentherapeutischen Settings erfolgreich eingesetzt. In der Allgemeinmedizin und der von Fachärzten ausgeübten psychosomatischen Grundversorgung ist die Methode wegen der seit 1977 durchgeführten Fort- und Weiterbildungsseminare in Deutschland recht weit verbreitet.
2. Selbsthilfe: Der größere Teil der Bücher Nossrat Peseschkians wendet sich an Laien, damit sie psychotherapeutische Erkenntnisse im Sinne der Selbsthilfe verwenden können. Darunter sind Titel wie „Psychotherapie des Alltagslebens" (1977) zum Bearbeiten von Missverständnissen; „33 und 1 Form der Partnerschaft" (1988) für das Verständnis von Paarkonflikten; „Steter Tropfen höhlt den Stein" (2000) zu den Mikrotraumen des täglichen Lebens oder „Auf der Suche nach Sinn" (1983) für die Bewältigung von Lebenskrisen. „Der nackte Kaiser" (1997) ist ein Ratgeber für die Kindererziehung. „Das Geheimnis des Samenkorns" (1996) schildert die Erfahrungen unter Stress Leidender und ihre Behandlung mit Positiver Psychotherapie, „Erschöpfung und Überlastung positiv bewältigen" (2003) regt zur Selbsthilfe bei Stress an. „Angst und Depression im Alltag" (1998) richtet sich an Betroffene, ebenso wie „Was haben Sie auf dem Herzen" (2005) Herzpatienten oder „Mit Diabetes komm ich klar" (2001) Diabetiker und ihre Familien begleiten können (siehe Literaturverzeichnis im Anhang). Kurse für Konfliktberater nach dem Modell der Positiven Psychotherapie vermitteln professionellen Beratern die Kompetenzen zur Moderation und Anregung von Selbsthilfe in Konfliktsituationen.
3. Außerhalb der Psychotherapie wird die Positive Psychotherapie vor allem im Ausland, in verschiedensten Bereichen eingesetzt: in der Pädagogik und in Schulen (Remmers 1995); im Managementtraining (H. Peseschkian 2001); im Coaching; in verschiedenen Settings der Beratung; in Seminaren zur Partnerwahl und Ehevorbereitung; bei der Personalauswahl; in Trainings für Lehrer und Politiker; in der Mediation von Juristen und Mediatoren; in interkulturellen Trainings; im Zeitmanagement (Seiwert 2010); in der Naturheilkunde und Ordnungs-

therapie (Boessmann/N. Peseschkian 1995); im Stressmanagement und zur Stressbewältigung (N. Peseschkian et al. 2003); zur Burnout-Prophylaxe (Hübner 2009); in der Armee und der Gesellschaft (Peev 2002); in der Religionspsychologie (N. Peseschkian/H. Peseschkian 1993; Cope 2007; Syrous 2013) und in der Supervision (Kirillov 2002).

Charakteristika

Die Positive Psychotherapie wendet neben ihrem eigenen psychodynamischen Vorgehen zahlreiche (Interventions-) Techniken an, die entweder aus anderen Methoden und Verfahren stammen und weiterentwickelt oder neu kreiert worden sind.

Eine Besonderheit ist die Verwendung von Märchen, Geschichten, Spruchweisheiten und Sprachbildern. Dies ist ein Hauptcharakteristikum der Positiven Psychotherapie. Ausführlich ist diese Interventionstechnik in einem der frühen Werke Nossrat Peseschkians, „Der Kaufmann und der Papagei" (1979a) dargelegt. Die Positive Konnotation von Krankheiten, die „positive Deutung", konfrontiert den Patienten mit der möglichen Funktion und dem psychodynamischen Sinn seiner Krankheit für ihn selbst und seine soziale Umgebung.

Die Positive Psychotherapie unterscheidet sich von anderen Methoden im Wesentlichen durch ihr Menschenbild, welches gekennzeichnet wird durch: 1. seine Orientierung an den Fähigkeiten und Ressourcen des Menschen; 2. die positive Interpretation von Störungen und Erkrankungen im Sinne menschlicher Fähigkeiten; 3. einen humanistischen und humanen Ansatz und Weg zum Menschen; 4. eine ganzheitliche Betrachtungsweise des Menschen als Einheit von Körper, Verstand, Emotionen und Seele; 5. seine Zukunftsorientiertheit.

Die Therapie ist im Ablauf strukturiert, inhaltlich geht sie auf die individuelle Psychodynamik, Persönlichkeit, Erklärungsmodelle und Möglichkeiten der Patienten ein. Die Positive Psychotherapie stellt nicht nur eine neue, eigenständige Methode dar, sondern auch ein Rahmenmodell, in welchem Elemente und Techniken anderer psychotherapeutischer Methoden – je nach Patient und Störung – angewandt werden können (interdisziplinärer Ansatz). In Russland beispielsweise werden vorwiegend folgende Methoden von darin ausgebildeten Therapeuten mit der Positiven Psychotherapie kombiniert: Neurolinguistische Programmierung, Psychodrama, Gestalttherapie, Verhaltenstherapie, Hypnose nach M. Erikson, Autogenes Training und Rationale Therapie; in Deutschland ergänzen Therapeuten die Methode hauptsächlich mit verhaltenstherapeutischen Elementen, imaginativen Verfahren, Hypnose, gestalttherapeutischen Techniken, gesprächstherapeutischen und systemischen Ansätzen, Psychodrama und der Progressiven Muskelrelaxation nach Jacobsen.

Neben der Hauptindikation der Positiven Psychotherapie als therapeutisch-klinische Behandlungsmethode, ist sie vor allem auch in der Beratung, Erziehung und Vorbeugung (pädagogisch-präventiver Ansatz der Positiven Psychotherapie) einsetzbar. Besondere Schwerpunkte sind dabei 1. die Bearbeitung von Tod und Verlusten, 2. die psychodynamisch orientierte Stresstherapie auf Grundlage der Positiven Psychotherapie, 3. die Bearbeitung belastender Lebensereignisse und psychologischer Traumata, 4. die Partnerwahl und Ehevorbereitung, 5. das Positive Psychodrama (PPD) sowie 6. die Anwendung in der Allgemeinmedizin und der psychosomatischen Medizin. Hierdurch ergibt sich eine breite Anwendungsmöglichkeit für Ärzte, Psychologen und Pädagogen.

Die Berücksichtigung kultureller Faktoren und Einzigartigkeiten in jeder Behandlung führt einerseits zu einem weiteren Einsatzbereich der Positiven Psychotherapie und andererseits zu ihrer effektiven Nutzung in Übergangs- und multikulturellen Gesellschaften (transkultureller Ansatz). Sie wurde in über 60 Ländern von Therapeuten erlernt und an die jeweiligen kulturellen Bedingungen adaptiert. Sie hat sich als verständlich und aus Sicht der damit arbeitenden Ärzte und Psychologen als hilfreich für Menschen sehr verschiedener Völker in Ländern wie China, Äthiopien, Bulgarien, Bolivien oder Österreich erwiesen. In einigen Staaten ist die Positive Psychotherapie von den nationalen Institutionen anerkannt worden. Sie kann als eine transkulturelle Psychotherapiemethode betrachtet werden. Ihre Prinzipien dienen somit als Grundlage für die Definition und Erarbeitung der neuen wissenschaftlichen Richtung der Transkulturellen Psychotherapie. Dies ist besonders wichtig für die Inhalte der psychotherapeutischen Aus- und Weiterbildung und bei der Anerkennung und Zulassung neuer psychotherapeutischer Verfahren.

2 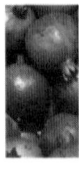 Geschichte

"König Anoschirwan, den das Volk auch den Gerechten nannte, wandelte durch sein Reich. Auf einem sonnenbeschienenen Hang sah er einen ehrwürdigen alten Mann arbeiten. Gefolgt von seinem Hofstaat trat der König näher und sah, dass der Alte kleine, gerade ein Jahr alte Stecklinge pflanzte. "Was machst du da?" fragte der König. "Ich pflanze Nussbäume", antwortete der Greis. Der König wunderte sich. "Du bist schon so alt. Wozu pflanzt du dann Stecklinge, deren Laub du nicht sehen, in deren Schatten du nicht ruhen und deren Früchte du nicht essen wirst?" Der Alte schaute auf und sagte: "Die vor uns kamen, haben gepflanzt, und wir konnten ernten. Wir pflanzen nun, damit die, die nach uns kommen, ernten können."
(N. Peseschkian 1979a, 134)

Der Gründer: Nossrat Peseschkian

Die Positive Psychotherapie wurde von dem deutsch-iranischen Neurologen, Psychiater und Psychotherapeuten Nossrat Peseschkian Mitte der 1970er Jahre in Deutschland entwickelt. Das Konzept der Positiven Psychotherapie ist eng mit der Lebensgeschichte und der Persönlichkeit Nossrat Peseschkians verbunden. Sein Biograph Thomas Kornbichler bezeichnet ihn als einen „Wanderer zwischen zwei Welten" (Kornbichler/M. Peseschkian 2003, 17). Wir sehen ihn eher als einen „Vermittler zwischen zwei Welten". Nicht ohne Grund lautet der Untertitel seiner Biographie „Morgenland – Abendland".

Nossrat Peseschkian wurde 1933 im Iran geboren und verstarb 2010 in Deutschland. Die ersten zwanzig Lebensjahre verbrachte er im Iran; Jahre, die nicht nur ihn, sondern auch die Positive Psychotherapie nachhaltig prägen sollten. Sein Vater, ein Apotheker, und sein der Heilkunst mächtiger Onkel brachten ihn in Kontakt mit der Medizin und vermittelten ihm die Liebe zu Patienten. Seine Mutter war Hausfrau und wird als liebevoll und fürsorglich beschrieben.

Zu den wesentlichen Eindrücken seiner Kindheit und Jugend gehörten das Leben in der orientalischen Großfamilie und der von verschiedenen Religionen und Kulturen belebte Alltag. Nossrat Peseschkian beschrieb, dass er mehr Gebote als Verbote vermittelt bekommen habe, und in Freiheit und ohne Zwang für ein Leben in der Gemeinschaft erzogen worden sei. Durch diese ermutigende Erziehung im Umgang mit Verwandtschaft, Nachbarn, Freunden und Fremden lernte er, sich ohne Trennungsängste in neue soziale Beziehungen hineinzubegeben – eine Fähigkeit, die er sein Leben lang behielt und die ihn und seine Arbeit formte (Kornbichler/ M. Peseschkian 2003). In seiner Familie war es in einer Zeit ohne Fernseher, Computer und Smart-Phones üblich, die Abende in großer Runde zu verbringen, mit allen Hausbewohnern und ihren Gästen. Bei Musik, Speis und Trank führte man stundenlang interessante Gespräche über Religion, Wirtschaft, Geschichte, Literatur und Weltanschauungen. Märchen wurden erzählt sowie Gedichte und andere Poesie vorgetragen. Kornbichler schreibt: „[…] Erlebnisse, auf die Nossrat Peseschkian mit Begeisterung zurückblickt. Hier wurden erste Grundsteine für seine Entwicklung hin zur transkulturellen Psychotherapie gelegt" (2003, 66).

Nossrat Peseschkians Großvater hatte um 1900 den Bahá'í-Glauben angenommen; zuvor war die Familie jüdischen und muslimischen Glaubens. Die Lehren des Bahá'í-Glaubens beeinflussten die Persönlichkeit und die Haltung Nossrat Peseschkians entscheidend. Er war ein religiöser Mensch. Sein Glaube hat ihn immer begleitet und seine Entwicklung als Psychotherapeut maßgeblich bestimmt. Er selbst schrieb hierzu:

„Eine wichtige Motivation für den Ansatz der ‚Positiven Psychotherapie' mag gewesen sein, dass ich mich in einer transkulturellen Situation befinde. Als Perser (Iraner) lebe ich seit 1954 in Europa. In dieser Situation wurde ich darauf aufmerksam, dass viele Verhaltensweisen, Gewohnheiten und Einstellungen in den beiden Kulturkreisen unterschiedlich bewertet werden. Dies ist eine Erfahrung, die ich bereits während meiner Kindheit in Teheran machen konnte. Sie betraf Vorurteile vor allem religiöser Art, die ich ziemlich genau beobachten konnte. Als Bahá'í standen wir immer wieder im Spannungsfeld zwischen unseren islamischen, christlichen und jüdischen Mitschülern und Lehrern. Dies regte mich an, über die Beziehungen der Religionen untereinander und die Beziehungen der Menschen zueinander nachzudenken. Ich erlebte die Familien meiner Mitschüler und lernte ihr Verhalten aus den weltanschaulichen und familiären Konzepten zu verstehen. Später war ich Zeuge ähnlicher Konfrontationen, die ich während meiner Facharztausbildung erlebte, wie gespannt das Verhältnis von Psychiatern, Neurologen und Psychotherapeuten war und mit welcher Vehemenz die psychiatrischen und die psychotherapeutischen Auffassungen aufeinander prallten. Ich habe gelernt, dass die Vorurteile abgelegt werden sollen.

Damit konnte ich mich auch im Abendland wohl fühlen. Gleichwertigkeit von Mann und Frau zum Beispiel war und ist eine Selbstverständlichkeit für mich" (Kornbichler/M. Peseschkian 2003, 62f.).

Die größte traumatische Erfahrung (und wohl auch größte Kränkung) seiner Jugend war der plötzliche Tod der Mutter, die während der Geburt eines weiteren Kindes 1950 verstarb. Nossrat Peseschkian sagt hierzu: „Man sehnt sich ein ganzes Leben nach einer Mutter, die zu früh gestorben ist." (Kornbichler/M. Peseschkian 2003, 73). Er musste somit recht früh Verantwortung für sich und seine beiden jüngeren Geschwister übernehmen. Nachdem er 1954 zum Studium nach Deutschland gekommen war, ermöglichte er ihnen später, ihm zu folgen und hier eine Ausbildung zu machen. Die Entscheidung, Arzt zu werden, war lange in Nossrat Peseschkian gereift. Dem Studium an den Universitäten Freiburg/Breisgau, Mainz und Frankfurt am Main schlossen sich eine Promotion und die Facharztweiterbildung in Neurologie, Psychiatrie und Psychotherapie an. 1961 heiratete er und die beiden Söhne Hamid und Nawid wurden 1962 und 1964 geboren. Sie haben ihn früh auf Reisen begleitet und sind heute beide als Psychotherapeuten und Psychiater bzw. Kinder- und Jugendlichenpsychiater tätig.

Mit der Niederlassung in eigener Praxis 1969 in Wiesbaden begann für Nossrat Peseschkian ein neuer Lebensabschnitt von großer Schaffenskraft sowie Gestaltungsfreiheit und –möglichkeit. Relativ frei von äußeren Zwängen konnte er als Selbständiger während der nächsten dreißig Jahre mit Patienten seinen eigenen therapeutischen Stil anwenden und weiterentwickeln, was schließlich zur Entwicklung der Positiven Psychotherapie führte.

Ab Mitte der 1970er Jahre fanden neben Vorträgen auch erste Fortbildungen für Ärzte statt, die schließlich zur Anerkennung seiner Niederlassung als psychotherapeutische Weiterbildungsstätte durch die Landesärztekammer Hessen führten. Ebenfalls zu diesem Zeitpunkt erschienen die ersten Publikationen; er hinterließ mehr als 25 Bücher über die Positive Psychotherapie. In den 1980er Jahren begann eine intensive Seminartätigkeit im Ausland, die Nossrat Peseschkian und seine Frau Manije während der folgenden zwanzig Jahre in über 60 Länder und alle Kontinente führen sollte. Dieser rege Austausch mit Kollegen, Studenten und Interessierten aus vielen Kulturen intensivierte die Auseinandersetzung mit den kulturellen Besonderheiten von Patienten, so dass Nossrat Peseschkian bereits relativ früh den Begriff der „transkulturellen Psychotherapie" (1977b) verwendete. Hier befruchteten sich die Kindheitserfahrungen im Iran, das Bahá'í-Konzept der „Einheit in der Vielfalt", sein eigener Anpassungsprozess an die deutsche Mentalität, die Lebensrealität und Konflikte vieler Patienten sowie wissenschaftliche Erkenntnisse gegenseitig.

Sein letztes Lebensjahrzehnt widmete Nossrat Peseschkian der Seminartätigkeit, Publikationen, diversen Ehrenämtern, der Gründung einer Stiftung zur Förderung der Positiven Psychotherapie und seinem lebensbeherrschendem Thema: persönlichen Beziehungen. Er war mit ca. 200 Personen bis zum letzten Lebenstag in direktem regelmäßigem Kontakt, führte täglich ein bis drei Stunden Telefonate in alle Welt, ermutigte Menschen, unterstützte viele moralisch und auch finanziell.

Was für ein Mensch war Nossrat Peseschkian? Er selbst bezeichnete sich häufig als „preußischen Orientalen". Dies ist eine sehr gute Beschreibung. Wie nur wenige hat er sowohl seinen „rational-westlichen" als auch seinen „emotional-orientalischen" Anteil nicht nur erkannt, sondern stark entwickelt und täglich eingesetzt. Zu seinen kollektivistischen, emotional-orientalischen Anteilen gehörten sein schier unerschöpfliches Reservoir an Geschichten und Spruchweisheiten und seine Gastfreundschaft. Ferner kennzeichneten ihn Charme, ein nie versagender Optimismus, Humor, Höflichkeit, die aufrichtige Liebe zu Patienten und allen Menschen in Notsituationen sowie Liebe zur Ästhetik und Schönheit. Zu seinen individualistischen, rational-westlichen Anteilen gehörten sein Wissensdurst, das Interesse an gesellschaftlich-politischen Entwicklungen, der Sinn für Ordnung und ein analytischer Verstand.

Von vielen Menschen wurde Nossrat Peseschkian als charismatisch empfunden und er war in seinen Unternehmungen sehr erfolgreich. Das hat sicherlich auch mit dieser besonderen Kombination zu tun: Ein waschechter und überzeugter Orientale in Deutschland, engagiert in einem relativ exotischen Fachgebiet wie der Psychotherapie, das weitgehend von einheimischen Männern dominiert wurde – so ein Mensch musste zu seiner Zeit einfach auffallen. Mit der Psychotherapie hatte Nossrat Peseschkian sich auch ein Gebiet „ausgesucht", in dem er seine orientalischen Kompetenzen sehr wirkungsvoll einbringen konnte. Ein gutes Beispiel hierfür war seine Redekunst: Er war ein begnadeter und mitreißender Redner – und wusste dies auch. Oft musste er auf einem Kongress, bei dem die Zuhörer durch die Vorredner und die Veranstaltungsdauer bereits ermüdet waren, einen Vortrag halten. Schnell brachte er die Zuhörer zum Lachen, lockerte die Stimmung auf, führte eine Bewegungsübung mit dem gesamten Saal durch und gewann so die Herzen und die Aufmerksamkeit des Publikums. Bis an sein Lebensende war er ein umworbener Referent, der 50–100 Vorträge jährlich hielt.

Seine besondere Stärke war die Fähigkeit, in Beziehung zu treten, man könnte auch sagen, seine Beziehungsfähigkeit an sich. Ein britischer Kollege schrieb kurz nach dem Tod Nossrat Peseschkians in einem Kondolenzschreiben: „[…] Jeder, der mit Nossrat Peseschkian länger als drei Minuten im Kontakt war, wurde von ihm im Herzen berührt und konnte sich ihm nicht entziehen." Er war immer humorvoll, mit einer Geschichte oder einem Spruch auf den Lippen und einem Lächeln im Gesicht. Er nahm sich Zeit für sein Gegenüber, schenkte Hoffnung und war freigiebig.

Entstehungsgeschichte der Positiven Psychotherapie

„Nichts ist mächtiger als eine Idee, deren Zeit gekommen ist."
(Victor Hugo)

So wie in einem Familienunternehmen der „dominante Inhaber" (May 2012) mit seiner Persönlichkeit das Unternehmen stark prägt, so entscheidend ist die des Gründers für das Menschenbild sowie das Gesundheits- und Krankheitsverständnis einer Psychotherapiemethode. Die biographischen Erlebnisse und Erfahrungen Nossrat Peseschkians flossen in die Entwicklung der von ihm geschaffenen Positiven Psychotherapie ein. Im Vorwort zu seinem ersten Buch „Schatten auf der Sonnenuhr" (1974) stellt er seine Motivation zur Entwicklung einer neuen Methode in einen kulturellen und historischen Zusammenhang.

> „Jedes Buch hat ein Entstehungsdatum und ein Datum seiner Formulierung. Seine Entwicklung entspricht dem Wachstum eines Baumes. Dessen Früchte reifen nicht von heute auf morgen. Sie sind vielmehr die Folge des Wachstums und der Reifung eines Samenkorns, das sich entfaltet und durch günstige Umgebung zu dem wird, was man später als Ernte nach Hause tragen kann.
> Auch die Differenzierungsanalyse [bis 1977 war dies der Begriff für die spätere Positive Psychotherapie] kennzeichnen eine kurze Geschichte und eine lange Vergangenheit: Vor etwa sechs Jahren [1968] konkretisierte sie sich auf der Basis umfangreichen Erfahrungsmaterials, welches mir in der psychotherapeutischen Praxis bei psychosomatischer Orientierung zugänglich wurde. Obwohl die Früchte im europäischen Okzident reiften, wurzelt der Baum, der sie trug, im persischen Orient, der Heimat meiner Geburt und Jugend. So stellt dieses Buch und, wie ich hoffe, meine psychotherapeutische Tätigkeit den Versuch dar, die Erkenntnisse des Orients mit den Fortschritten des Okzidents zu vereinen."

Die Entstehung der Positiven Psychotherapie fällt in die Zeit der Entwicklungen humanistischer Psychologie und Psychotherapien, ausgehend von Abraham Maslow und Carl Rogers. 1962 war die American Association for Humanistic Psychology (AHP) gegründet worden. Begegnungen mit führenden Psychotherapeuten wie Heinrich Meng in Basel, Viktor Frankl in Wien, Jacob Levi Moreno in den USA, und teilweise auch Weiterbildungen bei ihnen, hatten eine nachhaltige Wirkung. Der Schulenstreit zwischen verschiedenen Methoden – Nossrat Peseschkian beschreibt in seinen Büchern häufig den (Nicht)-Umgang einiger Psychoanalytiker und Verhaltenstherapeuten in Frankfurt am Main miteinander – und der damals noch starke Einfluss der Psychoanalyse und ihrer Weiterentwicklungen, hatten bei Nossrat Peseschkian Spuren hinterlassen. Er hoffte, eine Brücke zwischen Methoden zu schaffen (Metatheorie). In diese Jahre fiel auch die intensive Auseinandersetzung mit dem Schrifttum des Bahá'í-Glaubens. Die im 19. Jahrhundert im damaligen Persien entstandene Bahá'í-Religion stellt eine unabhängige Offenbarungsreligion dar und stimmt in ihren ethischen Kernaussagen mit den anderen Hochreligionen überein. Sie geht davon aus, dass Religionsstifter wie Abraham, Zoroaster, Moses, Buddha, Krishna, Christus und Mohammed jeweils entscheidend zur ethischen und kulturellen Entwicklung der Menschen beigetragen haben. Bahá'u'lláh (1817–1892) ist der Stifter der Bahá'í-Religion. Er erkennt die ihm vorausgegangenen Religionsstifter als Gottesgesandte an und beansprucht gleichzeitig jüngstes Glied in einer Kette der Gottesboten zu sein und die Verheißungen der früheren Religionen zu erfüllen. Das Hauptziel der Bahá'í ist die Errichtung des Weltfriedens und der Welteinheit. Prinzipien, die dies ermöglichen sollen, sind Grundsätze wie die Gleichberechtigung von Frauen und Männern, universale Erziehung, demokratische religiöse Verwaltungsstrukturen, die Abschaffung von Vorurteilen, die Abschaffung der Extreme von Armut und Reichtum, und die selbstständige Suche nach Wahrheit. Bahá'ís leben heute in über 200 Staaten der Welt. Das Weltzentrum liegt in Haifa in Israel. Weitere Bahá'í-Prinzipien, die Nossrat Peseschkian zeitlebens faszinierten und inspirierten, waren beispielsweise das Prinzip der Harmonie zwischen Religion und Wissenschaft; das Bahá'í-Menschenbild des Menschen als Bergwerk voller Edelsteine von unschätzbarem Wert; die Vision einer „Einheit in der Vielfalt"; die Notwendigkeit, „eine fortschreitende Kultur voranzutragen" und andere Darlegungen über die wahre Natur des Menschen (Bahá'u'lláh 1999).

In der Positiven Psychotherapie sind das positive Menschenbild, das Balance-Modell mit den vier Lebensbereichen des Menschen und die Aktualfähigkeiten sicherlich auf die Inspiration durch den Bahá'í-Glauben zurückzuführen. Auf dieser Basis – fachärztliche Weiterbildung, täglicher Austausch mit hilfesuchenden Patienten, Kontakt mit Menschen verschiedenster Kulturen, religiöse Werte und Ziele, zunehmende Vielfalt und Heterogenität der Psychotherapie-Methoden – entstand allmählich die Positive Psychotherapie. Die bis 1977 geführte Bezeichnung „Differenzierungsanalyse", der Titel des ersten Taschenbuchs „Psychotherapie des Alltagslebens" (1977a) und der Titel des Buches „Auf der Suche nach Sinn"

(1983) zeigen den Einfluss der psychoanalytischen und existenztherapeutischen Schulen auf Nossrat Peseschkian und seine Bemühung, sich einerseits abzugrenzen und gleichzeitig das analytische Konzept weiterzuentwickeln.

Die Entwicklungsgeschichte der Positiven Psychotherapie kann man systematisch in vier Abschnitte unterteilen, die jeweils ungefähr ein Jahrzehnt umfassten.

Die 1970er Jahre waren rückblickend die entscheidenden Jahre für die Entwicklung der Positiven Psychotherapie und ihrer heutigen Strukturen; es entstanden die Grundzüge dieser Methode. Sie wurde in der alltäglichen Praxis mit vielen Patienten und ihren Familien angewandt und überprüft und auf internationalen Vorträgen im In- und Ausland vorgestellt. Vier der insgesamt fünf Grundlagenwerke der Positiven Psychotherapie wurden veröffentlicht: „Schatten auf der Sonnenuhr" (1974) bzw. „Psychotherapie des Alltagslebens" (spätere Umbenennung des Buches); „Positive Psychotherapie" (1977b); „Der Kaufmann und der Papagei" (1979a); „Positive Familientherapie" (1980). Diese Bücher entwickelten sich im Gedankenaustausch und mit der Unterstützung der Diplom-Psychologen Dieter Schön und Hans Deidenbach, den ersten Mitarbeitern der Wiesbadener Praxis. Probleme, Konflikte und Besonderheiten der deutschen Patienten müssen sehr prägend gewesen sein, so dass sich das erste Buch „Schatten auf der Sonnenuhr" (1974) schwerpunktmäßig mit Sozialisationsnormen (Aktualfähigkeiten genannt) auseinandersetzte.

Daneben entstanden die ersten Strukturen für eine Weiterbildung. Der 1977 gegründete Wiesbadener Weiterbildungskreis für Psychotherapie und Familientherapie besteht bis heute. Die Landesärztekammer Hessen erteilte die Ermächtigung für die psychotherapeutische Weiterbildung von Ärzten, und schließlich erfolgte ebenfalls 1977 die Gründung der Deutschen Gesellschaft für Positive Psychotherapie e.V. (DGPP), der ersten nationalen Gesellschaft für Positive Psychotherapie weltweit.

In den 1980er Jahren setzte sich die Entwicklung fort, weitere Bücher entstanden, z. B. im Jahr 1983 „Auf der Suche nach Sinn", und in der Auseinandersetzung mit (jungen) Kollegen wurde die Methode zunehmend systematisiert. Die von Hamid Peseschkian vorgelegte Dissertation (1988) war die erste Promotionsarbeit über Positive Psychotherapie. In ihr wurde das Erstinterview der PPT strukturiert, ein Fragebogen dazu erstellt und in einer psychosomatischen Studie angewandt. Kurz darauf erfolgte die Veröffentlichung dieses Erstinterviewbogens (mit geringfügigen Modifikationen), zusammen mit dem Fragebogen zur Positiven Psychotherapie WIPPF (Wiesbadener Inventar für Positive Psychotherapie und Familientherapie, 1988). Diese Vorlage für das halbstrukturierte psychodynamische Erstinterview stellt bis heute eine der ersten und wenigen ihrer Art in der Psychodynamischen Psychotherapie dar. Der Fragebogen WIPPF entstand in Zusammenarbeit mit Hans Deidenbach, einem langjährigen Begleiter Nossrat Peseschkians mit verhaltenstherapeutischer Ausbildung. Aus dieser Phase ging auch das letzte Grundlagenwerk Nossrat Peseschkians hervor: „Psychosomatik und Positive Psychotherapie" (1991). Es beschreibt u. a. ein strukturiertes psychosomatisches Krankheitsmodell.

Neben diesen wissenschaftlichen Publikationen unternahm Nossrat Peseschkian in den 1980er Jahren die ersten internationalen Seminar- und Vortragsreisen – vorwiegend in sich entwickelnde Länder Asiens und Südamerikas. Flankiert wurden diese Reisen durch die Übersetzung der wichtigsten Bücher über die Positive Psychotherapie in die englische Sprache. Außerdem führte Nossrat Peseschkian damals Seminare und Trainings für Management und Personalführung ein, da die Verständlichkeit und Anwendbarkeit der Positiven Psychotherapie bei gleichzeitiger inhaltlicher Tiefe auf großes Interesse in diesen Bereichen stieß.

Die internationale Verbreitung der Positiven Psychotherapie seit den 1980er Jahren erhielt in den 1990ern einen starken Impuls durch die politischen Umwälzungen in Mittel- und Osteuropa. In diesen Kulturen, die nicht nur geographisch, sondern oft auch psychologisch zwischen Ost und West liegen, stieß die Positive Psychotherapie auf sehr großes Interesse. Die planvolle Arbeitsweise und der Wissensdurst der osteuropäischen Kollegen führten zur Systematisierung von Auslandsseminaren. Über 30 Zentren (beginnend 1990 in Kazan, Russland) und erste osteuropäische nationale Gesellschaften für Positive Psychotherapie etablierten sich.

Mehrjährige Aufenthalte der beiden Autoren dieses Buches in Osteuropa unterstützten diese Entwicklung: Hamid Peseschkian von 1991–1999 in Russland und Arno Remmers von 1992–1995 in Bulgarien. Der zunehmenden Internationalisierung der Positiven Psychotherapie wurde 1993 durch die Gründung des „Internationalen Zentrums für Positive Psychotherapie", dem Vorläufer des heutigen Weltverbandes für Positive Psychotherapie, Rechnung getragen. 1997 konnte der erste Weltkongress für Positive Psychotherapie im russischen St. Petersburg stattfinden. Es bildeten sich weitere nationale Gesellschaften für Positive Psychotherapie, beispielsweise in Russland, der Ukraine, Bulgarien und Rumänien, und ein erstes internationales Curriculum für die Ausbildung in Positiver Psychotherapie wurde erstellt. Zeitlich fiel diese Entwicklung mit der Gründung des Europäischen Verbands für Psychotherapie (EAP) 1990 in Wien zusammen, der sich für die Etablierung des Psychotherapeutenberufs und die entsprechende Gesetzgebung einsetzt. In diesem Verband haben sich die Vertreter der Positiven Psychotherapie von Beginn an engagiert.

Im deutschsprachigen Raum war unter anderem durch die Publikation von Klaus Grawe (1994) und die Debatte über das Psychotherapeutengesetz eine breite Diskussion über die Wirksamkeit von Psychotherapie (-Methoden) entstanden. Nossrat Peseschkian nahm diesen Zeitgeist auf und führte mit seinen Kolleginnen und Kollegen eine aufwendige „Wirksamkeitsstudie der Positiven Psychotherapie" (1997) durch, die neben weiteren mit dem Richard-Merten-Preis ausgezeichnet wurde. Diese Studie konnte die Wirksamkeit der PPT in der Praxis nachweisen (siehe Kapitel 5/Wirksamkeitsstudie).

Während bis etwa 1990 vorwiegend der Gründer seine Methode lehrte, und die Positive Psychotherapie so in einen engen Zusammenhang mit seiner Persönlichkeit und seinem Auftreten gebracht wurde, wurde in der Mitte der 1990er Jahre und vor allem im ersten Jahrzehnt des 21. Jahrhunderts der zunehmende Einfluss der nun selbst lehrenden Schülergeneration deutlich. Die Weiterentwicklung nahm Formen an. Mit dem deutschen Psychotherapeutengesetz erhielt die Wiesbadener Akademie für Psychotherapie (WIAP) die staatliche Anerkennung für die Ausbildung von Psychologischen Psychotherapeuten sowie Kinder- und Jugendpsychotherapeuten. Dies löste aufgrund der engen methodischen Begrenzung auf die wenigen sogenannten Richtlinienverfahren eine intensive Auseinandersetzung darüber aus, ob die Positive Psychotherapie eher tiefenpsychologisch-psychodynamisch oder humanistisch-existentiell ausgerichtet ist. Daraus resultiert die Besonderheit der im Kapitel 1/Methodische Einordnung dargelegten methodischen Einordnung in Deutschland als tiefenpsychologisch fundierter Methode, in Bulgarien und Rumänien als psychodynamischer, in anderen Ländern als humanistischer Methode mit psychodynamischen und verhaltenstherapeutischen Ansätzen. Das deutsche Psychotherapeutengesetz führte auch zu einer zunehmend curricularen und systematischen Aus- und Fortbildung im Rahmen der Positive Psychotherapie – auch außerhalb Deutschlands. Im (osteuropäischen) Ausland wurden und werden mehrjährige Ausbildungsseminare durchgeführt, neue Konzepte entwickelt und insbesondere die Anwendung der Positiven Psychotherapie im nicht-medizinischen Bereich forciert, vor allem in der Erziehung, der Pädagogik, dem Managementtraining und dem Coaching.

Verbreitung und heutige Organisationsstruktur

„Gib deinem Nachbarn von deinem besten Mais,
dann bestäubt seiner auch deinen und ihr beide habt den besten Mais."
(nach einer Idee von Anthony de Mello 1989)

1994 wurde der Weltverband für Positive Psychotherapie e.V. gegründet (World Association for Positive Psychotherapy WAPP); von 1994–2008 hieß dieser „International Center of Positive Psychotherapy". Alle Psychotherapeuten mit einer Grundausbildung in Positiver Psychotherapie können Mitglieder werden. Im zweijährigen Rhythmus wird der Vorstand (Board) gewählt, der aus mindestens sieben Personen besteht. Dieser Vorstand ist das höchste Leitungsgremium der Organisationen rund um die Positive Psychotherapie. Die Organisationsstrukturen für Therapeutinnen und Therapeuten, die die Methode anwenden, sind auf diese Weise schlank, transparent und dezentral gestaltet. Das internationale Sekretariat des Weltverbandes befindet sich derzeit in Wiesbaden.

Sobald es in einem Land eine ausreichende Zahl funktionierender lokaler oder regionaler Zentren gibt, gründen diese meist eine nationale Gesellschaft für Positive Psychotherapie. Im Jahr 2012 gab es solche nationalen Gesellschaften in Deutschland, Russland, Rumänien, dem Baltikum, dem Kosovo, der Ukraine, der Türkei, Bulgarien und Österreich. Außerdem ist die Positive Psychotherapie in Albanien, Nordzypern, der Tschechischen Republik, Polen, den Niederlanden, Mazedonien, der VR China, Äthiopien und neuerdings auch in Australien aktiv mit Zentren vertreten. Da Trainingsseminare, Fortbildungen und Vorträge in über 80 Staaten mit über 100.000 Teilnehmern stattgefunden haben, ist es schwer einzuschätzen, wie verbreitet die Methode außerhalb dieser Zentren ist. In Santa Cruz/Bolivien wurde 2005 an der Universität UTEPSA ein erster universitärer Master-Studiengang für Positive Psychotherapie abgeschlossen. An anderen Universitäten zum Beispiel der Türkei, Bulgariens oder Russlands ist die Positive Psychotherapie in Curricula psychologischer/psychotherapeutischer Studiengänge eingebunden.

Im deutschsprachigen Raum ist die Methode vor allem durch die Bücher und zahlreichen Vorträge Nossrat Peseschkians bekannt. Außerhalb Deutschlands ist die Positive Psychotherapie vor allem in Russland, der Ukraine, der Türkei, Rumänien und Bulgarien gut etabliert und verbreitet.

Der Weltverband hat international gültige Standards und Richtlinien für die vierstufige Ausbildung in Positiver Psychotherapie erstellt (Basic- und Mastertraining, Basic- und Mastertrainer), die auf der Internetseite www.positum.org eingesehen werden können.

Seit 1997 treffen sich die Trainer und Dozenten der Positiven Psychotherapie auf jährlichen Tagungen („International Trainer Seminar"), um Erfahrungen mit der Theorie, Supervision und Selbsterfahrung auszutauschen. Seither findet auch alle drei bis vier Jahre ein World Congress of Positive Psychotherapy statt (1997 in St. Petersburg, Russland; 2000 in Wiesbaden, Deutschland; 2003 in Varna, Bulgarien; 2007 in Famagusta, Zypern; 2010 in Istanbul, Türkei).

Die Professor-Peseschkian-Stiftung (International Academy of Positive and Transcultural Psychotherapy IAPP) wurde 2005 von Nossrat Peseschkian und seiner Frau Manije gegründet. Sie fördert internationale Aktivitäten und verwaltet das internationale Archiv rund um die Positive Psychotherapie. Die Stiftung unterstützt Publikationen, gemeinnützige und wissenschaftliche Projekte und besitzt die Rechte an den Büchern Nossrat Peseschkians.

Beziehung zu anderen Methoden und Verfahren

Ähnlich wie andere tiefenpsychologisch fundierte Methoden besitzt die Positive Psychotherapie ein psychodynamisches Konfliktmodell. Dieses ist allerdings inhaltlich stärker differenziert und um die Mikrotraumentheorie sowie ein erweitertes Beziehungsmodell mit drei Stadien der Interaktion und vier Vorbilddimensionen der Frühentwicklung ergänzt. Das Balancemodell erweitert die „Libido" Freuds, ähnlich wie bei Adler, um vier Bereiche einer allgemeinen und prosozialen Lebensenergie. Konfliktreaktion, Abwehrmechanismen und Widerstand werden als Fähigkeiten und in ihrer Funktion gesehen. Der salutogenetische Ansatz durchzieht einen Therapieprozess, der in Erstinterview und fünfstufig strukturierte Therapiesitzungen gegliedert ist.

Störungen bzw. Krankheiten und ihre Behandlung werden in der Positiven Psychotherapie unter folgenden Dimensionen betrachtet:

- Die individuelle Leidensgeschichte mit Symptomen, Störungen oder Krankheiten wird in ihrer Funktion und ihren Auswirkungen auf Körper, Tätigkeit, soziales Umfeld und Motivation gesehen.
- Die dahinter stehende innerseelische Konfliktdynamik, die Konfliktinhalte und die darin enthaltenen Fähigkeiten werden den Ressourcen gegenübergestellt.
- Die kulturell geprägte Entwicklung von Werten in einem sozialen Umfeld – die Soziodynamik und die Soziogenese – werden in ihrer Geschichte und ihren heutigen Auswirkungen verstanden.
- Affekte und Emotionen werden als Ausdruck eines Inhaltes gesehen, hinter dem Werte und Wertekonflikte stehen (Aktualfähigkeiten).
- Beziehungsmuster werden in drei Stadien der Interaktion miteinander beschrieben und auf Einseitigkeit hin untersucht.
- Der besondere Typus der Persönlichkeit wird mit seinen überdauernden Charakterzügen und Konzepten sowie betonten Aktualfähigkeiten skizziert.
- Persönliche Ressourcen (Fähigkeiten) und die der Umgebung bilden die Grundlage für die Lösung von Konflikten und die Bearbeitung von Störungen.

Die „Krankheit" – das erkennbare Symptom, das Problem mit Wahrnehmungs- und Verhaltenseinfluss, seine Beseitigung, die Wiederherstellung der Funktionsfähigkeit, die Minderung des Leidens – steht im Vordergrund der medizinischen Behandlung sowie psychotherapeutischer, manualisierter, auf bestimmte Störungsbilder fokussierter Methoden der klassischen Verhaltenstherapie und der kognitiven Therapie, welche problem-, ziel- und handlungsorientiert vorgehen. Die Psychoanalytische Therapie (Freud und Nachfolger) versucht dagegen vor allem, über eine Umstrukturierung der Persönlichkeit und das Neuerleben in einer längerfristig Halt gebenden therapeutischen Beziehung auf die Gesamtpersönlichkeit Einfluss zu nehmen. Direkt störungs- oder symptombezogene Interventionen fehlen. Die klientenzentrierte Gesprächstherapie (Rogers) stellt die Beziehung selbst als das wirksame Element heraus, um eine Reifung der Gesamtpersönlichkeit und damit einen leichteren Umgang mit Konflikten und interpersonellen Problemen zu erreichen. Symptome spielen demgegenüber eine eher sekundäre Rolle. Andere Verfahren, wie die wissenschaftlich ebenfalls gut fundierte Familientherapie und die Systemische Therapie, gehen von einem systemisch wirksamen Ansatz aus, der das Symptom in einen Funktionszusammenhang innerhalb eines sozialen Systems stellt.

Die heutigen tiefenpsychologisch fundierten Psychotherapien im deutschsprachigen Raum, wie sie zum Beispiel von Wöller und Kruse (2010) oder von Reimer (2006; 2012) beschrieben werden, berücksichtigen in der Therapie mehrere der genannten Dimensionen. Mit Hilfe einer reflektierten therapeutischen Beziehung werden die vorwiegend unbewusst wirksamen Konflikte in dieser erkennbar, welche auf der Basis einer sich lebenslang entwickelnden Persönlichkeitsstruktur in wiederkehrenden Beziehungsmustern interpersonell und intrapsychisch wirken. Symptome werden als eine individuelle Antwort auf innere Konflikte verstanden und in ihrer „Funktion der Dysfunktionalität" (Mentzos 2009) bewusst. Dies ist mit der positiven Deutung in der Positiven Psychotherapie vergleichbar, so dass Wahrnehmungsänderungen und andere Verhaltensweisen durch Einsicht und Einstellungsänderung möglich sind und in der therapeutischen Beziehung erprobt werden können. Auf Konfliktinhalte und Konfliktdynamik bezogene Interventionen und seit 2004 auch spezifisch strukturbezogene Psychotherapieformen (Rudolf 2004; Wöller 2006) erhielten in der Tiefenpsychologie in den letzten 15 Jahren eine breitere wissenschaftliche Fundierung, nutzen jedoch für den Konfliktbereich noch die ältere Terminologie der Psychoanalyse. Moderne Schulen der Tiefenpsychologie (W. Wöller; S. Mentzos; G. Rudolf; S. O. Hoffmann) stellen die patienteneigenen Ressourcen und die der Umgebung neben die Bearbeitung der Konflikte und Symptome.

Darüber hinaus werden in der Positiven Psychotherapie bei den Konfliktinhalten, der Konfliktreaktion, der Störung und den vom Patienten genutzten Sprachbildern die darin enthaltenen Fähigkeiten benannt. Mit diesem salutogenetischen, die Ressourcen entwickelnden Ansatz steht ein Modell zur Verfügung, das sich nicht nur mit dem kranken und „kränkenden" Anteil des Leidens befasst, sondern in dem auch die tragfähigen, resilienzfördernden Bereiche entwickelt und die sozialen Ressourcen einbezogen werden. Die psychodynamische Bearbeitung der Pathogenese geschieht gleichzeitig mit der Entwicklung gesundheitsfördernder Faktoren im Sinne der Salutogenese (Antonovsky 1979; 1987; Jork/Peseschkian 2003). Wie in der Verhaltenstherapie werden die Patienten zur Selbsthilfe angeregt und dabei begleitet, Erkenntnisse aus der Therapie im Alltag zu erproben – in der Positiven Psychotherapie möglichst schon vom Erstinterview an, um über eigene Aktivität den Optimismus zu entwickeln, die Therapie für sich selbst und die betroffene Umgebung in die Hand zu nehmen, also selbstwirksam zu sein.

Die Dynamische Psychotherapie nach Annemarie Dührssen (1988; 1995), die durch ihre Vorarbeit die tiefenpsychologisch fundierte Richtlinienpsychotherapie in Deutschland als von den Krankenkassen finanzierte Behandlung ermöglichte, und die Positive Psychotherapie nach Nossrat Peseschkian berücksichtigen beide explizit die latente Anthroposophie des Therapeuten, das „geheime und oft nicht reflektierte Menschenbild" (Dührssen 1995, 280), in der Wirkung auf die Therapie und die Patienten. Annemarie Dührssen sieht diese latente Anthroposophie des Therapeuten als einen wesentlichen und spezifisch wirkenden Faktor in der Psychotherapie an. Dies ließ sich später zum Beispiel durch Grawes Metaanalysen bestätigen. Nossrat Peseschkian stellt das Menschenbild des Therapeuten insbesondere in der Ausbildung, aber auch in Veröffentlichungen stets über die Bedeutung der Methodik und Technik.

Freuds Menschenbild betont das tragische Element im menschlichen Schicksal, z. B. im Beschreibungsmodell der ödipalen Konfliktsituation, und als weiteren wesentlichen Anteil der latenten Anthropologie der Psychoanalyse den Leitspruch „Erkenne dich selbst". In den humanistischen Psychotherapien (Maslow, Rogers, Perls) stehen Sinn- und Wertorientierung, sinnvolle Existenz sowie die Selbstheilungskräfte im Vordergrund, ebenso wie in der Positiven Psychotherapie, die den Blick zusätzlich auf vorhandene, einseitige oder entwicklungsfähige Fähigkeiten im Menschen, den Willen zur Entwicklung und die religiösen, lebensphilosophischen und existenziellen Fragen in der Therapie richtet.

Die Positive Psychotherapie nimmt die Existenz des Unbewussten wie in der Psychoanalyse beschrieben als gegeben an (Freud, Jung). Nossrat Peseschkian entwickelte keine eigenen Modelle zum Unbewussten, sondern füllte die vorhandenen Modelle der Struktur der Psyche – wie bei Freud die Instanzen des Es, Ich, Über-Ich und die Entwicklung des Selbst, sowie bei Jung die Ebenen Ich, Bewusstsein, persönliches Unbewusstes, kollektives Unbewusstes – in kompatibler Weise mit differenzierenden Inhalten, den Aktualfähigkeiten und den daraus entwickelten Konzepten. Die im Unbewussten vorhandenen Konzepte von Werten, Erfahrungen, Strukturen und Verhalten enthalten Eigenschaften aus den beiden Grundfähigkeiten des Menschen, zu erkennen und zu lieben. Der Schweizer Psychoanalytiker Raymond Battegay, ein langjähriger Begleiter und Freund Nossrat Peseschkians, beschreibt dazu in einer persönlichen Mitteilung die Positive Psychotherapie als

„ein tiefenpsychologisches Verfahren, das nicht nur das individuelle Unbewusste, sondern auch das kollektivtypische zur Erklärung der Psychodynamik heranzieht. Mehr noch als in der Jungschen analytischen oder komplexen Psychologie wird das Unbewusste im transkulturellen Vergleich verstanden. Es wird dabei, anhand von Märchen und Parabeln aus den orientalischen und anderen Kulturkreisen, das Selbsthilfepotenzial eines Menschen zu erkennen und zu fördern gesucht. Anhand der Symbolbedeutung von Sprichwörtern und alten, in verschiedenen Kulturen angesiedelten Lebensweisheiten werden die Angesprochenen in der Psychotherapie zu einer positiveren Sichtweise ihrer selbst geführt" (2003, 92).

Die Gegenwart und die Veränderung für die Zukunft stehen bei dieser Behandlung im Fokus, aktuelle Beziehungsmuster und Inhalte werden auf Basis früherer Erfahrungen in die Gestaltung der Zukunft eingebracht.

Die drei Typen von Persönlichkeiten – naiv-primärer, sekundärer und Doppelbindungs-Typ – und dazu gehörige Unterkategorien beziehen sich bei Nossrat Peseschkian (1977b, 161–181) auf Konzepte des Wahrnehmens, Denkens und Verhaltens und die dahinter stehenden Aktualfähigkeiten als Wertesystem von Einzelnen, Familien, Gruppen und Kulturen, beeinflusst durch die Entwicklungsbedingungen und den früheren Zeitgeist. Die Arbeit an der Persönlichkeit geschieht ressourcenorientiert im Rahmen des Balancemodells und über die Entwicklung von Fähigkeiten in den drei Schritten Verbundenheit – Unterscheidung – Ablösung, ähnlich dem bei Wöller (2006) und Rudolf (2004) ausführlicher beschriebenen Vorgehen. Unterschiede ergeben sich insbesondere dadurch, dass bei N. Peseschkian die individuellen Konzepte und Charakterzüge in Form der prägenden Grundfähigkeiten sowie der sekundären und primären Aktualfähigkeiten beschrieben werden, so dass ein eigenständiges Modell der Persönlichkeitsstruktur nicht erforderlich ist und die Therapie inhaltlich an den Aktualfähigkeiten entlang durchgeführt wird. Hier ähnelt das Typenmodell Nossrat Peseschkians dem „Modus" von Mentzos (2009), in dem die jeweilige spezifische Konfliktbereitschaft angelegt ist.

Dührssen mahnte für die Psychoanalyse nach der Analyse die Synthese an. Diese ist auch in der Methode der Positiven Psychotherapie das offensichtliche Ziel. Das Balancemodell der vier Bereiche der Lebensenergie (vergleichbar einer Erweiterung der Libidokonstruktion Freuds, den Lebenszielen nach Adler oder noch eher den vier Grundfunktionen bei C. G. Jung) stellt ein Strukturmodell der Persönlichkeit und ein Modell für eine neue Balance bisher defizitärer Bereiche dar, und damit eine neue Synthese, die im Rahmen der Therapie vom Patienten erreicht werden kann. In der Positiven Psychotherapie wird nach dem Erstinterview der spezielle Behandlungsplan für jeden Patienten mit den jeweils notwendigen Verfahren erarbeitet. Nicht nur das zeitliche Setting, sondern auch die Behandlungsmethoden sind an den Bedürfnissen der Patienten orientiert, im Rahmen des interaktiven, in Entwicklungsschritten verlaufenden fünfstufigen Vorgehens. Die deutliche Gliederung im Vorgehen der Positiven Psychotherapie in ein halbstrukturiertes Erstinterview, die Therapievorbereitung und eine fünfstufige Therapie ist heute als Erweiterung des Repertoires psychodynamischer Verfahren zu sehen.

Der Unterschied zur Positiven Psychologie nach Martin Seligman liegt bei der Positiven Psychotherapie in der Strukturierung des Behandlungsprozesses und der Orientierung an Salutogenese und Psychodynamik. In einer Studie zur Behandlung depressiver Stimmungen bei 40 Studenten und 46 Depressiven nutzte Seligman „Positive Psychotherapy" als einen von ihm und Tayyad Rashid eingeführten Begriff (2006). Darin wird das Verstärken positiver Emotionen (als Gegenstück zu seiner Theorie der erlernten Hilflosigkeit), des Engagements und des Sinnerlebens mit Techniken der Positiven Psychologie angestrebt, anstatt die depressiven Symptome direkt anzugehen. Seligman schlug vor, die Bedeutung von „happiness" in drei Termini zu zerlegen, die wissenschaftlich greifbarer sind: „Positive emotion (the pleasant life), engagement (the engaged life), and meaning (the meaningful life). Each exercise in [PPT] is designed to further one or more of these" (Seligman et al. 2006, 776). In der Positiven Psychologie werden vorwiegend verhaltenstherapeutische Übungen und Methoden verwendet sowie 24 Charakterstärken und Tugenden differenziert. Die Vermittlung von Orientierung, Engagement, Freude und das Aufzeigen positiver Ressourcen sind Schritte der Therapie.

Die Argumentation Seligmans ist der von Nossrat Peseschkian ähnlich: Nachdem lange die Reparatur von Negativem in den Vordergrund psychotherapeutischer Behandlung gestellt worden sei, ginge es jetzt um die positiven Seiten. Leider wird Nossrat Peseschkian mit seinem Buch „Positive Psychotherapy", welches bereits 1987 in englischer Sprache vorlag und in den Bibliotheken der amerikanischen Universitäten vorhanden war, in diesem Zusammenhang nicht zitiert. Der Begriff der „Positive Psychology" wurde darin erstmals benutzt (N. Peseschkian 1987b, 389).

Auf der 2. Weltkonferenz der Positiven Psychotherapie in Wiesbaden referierte ein Mitarbeiter Seligmans, C. R. Snyder, der das „Handbook of Hope" (2000) herausgab. Er erfuhr dort ausführlicher von der Theorie, Praxis und internationalen Verbreitung der Positiven Psychotherapie. Das Deutsche Ärzteblatt veröffentlichte einen Aufsatz, in dem die beiden Methoden gegenübergestellt wurden. Darin wird die Meinung vertreten:

„Die positive Psychologie nach Seligman […] ist vielmehr als ein Oberbegriff zu verstehen, der bisher isolierte Theorien und Befunde zusammenfasst und integriert. Möglicherweise bildet sie auch einen neuen Zweig innerhalb der akademischen Psychologie […] Seligman und seine Kollegen gehen davon aus, dass der Mangel an positiven Gefühlen, Engagement und Lebenssinn keine Begleiterscheinungen, sondern Ursachen für Depressionen sind. Mit dieser These offeriert die [PPT] nach Meinung der Begründer einen neuen Weg der Depressionsbehandlung und setzt entsprechend an den drei genannten Punkten an. Die Depressionssymptome werden hingegen nicht direkt behandelt" (Sonnenmoser 2007, 312ff.)

In einem Leserbrief kommentiert C. Henrichs:

„Beiden Ansätzen ist eine positive, d.h. ressourcen-, lösungs- und wachstumsorientierte Perspektive gemeinsam, die in eine ätiologisch begründbare und wissenschaftlich evaluierbare Behandlung mündet. Beide betonen dabei die Bedeutung von „Tugenden" (bei Peseschkian „Aktualfähigkeiten") wie Höflichkeit, Gerechtigkeit oder Hoffnung. Einen wichtigen Unterschied sehe ich zunächst in den jeweiligen Traditionen: Peseschkian entwickelte seine Methode aus der psychodynamischen Praxis heraus, die zu jener Zeit leider mitunter defizitorientiert und schwerfällig war. Er hat dabei – seiner Zeit weit voraus – besonders die Bedeutung der (trans-)kulturellen Aspekte eines positiven Menschenbilds vertreten. Seligmann dagegen begründete seinen Ansatz vor dem Hintergrund einer kognitionspsychologischen Forschungstradition. In ihrem mechanistischen Menschenbild war auch diese gelegentlich defizitorientiert und nicht immer integrationsfördernd. Ein weiterer Unterschied mag im pragmatischen Zeitgeist der jeweiligen Entstehung liegen: Peseschkian etablierte die Positive Psychotherapie als Therapieschule mit integriertem Behandlungskonzept und dem Anspruch, tiefenpsychologische, verhaltensorientierte und humanistische Ideen zusammenzuführen. Seligmann dagegen entwickelte die Positive Psychologie als ein offenes Programm für die empirische Psychologie. Auf diese Weise ergänzen sich die beiden Ansätze hervorragend" (2007, 421).

Kultur und Religion werden, ähnlich wie in der Logotherapie Viktor Frankls, einem der Lehrer Nossrat Peseschkians, oder in der Existenziellen Psychotherapie von Irvin Yalom, bewusster thematisiert als in vielen der in diesem Kapitel erwähnten Verfahren. Für C. G. Jung, Begründer der Analytischen Psychologie, und für Nossrat Peseschkian standen eigenes Erleben von transkulturellen und religiösen Konflikten und eine ganz persönliche Motivation, Lösungen zu finden, am Anfang ihres Wirkens. Am Ende transkultureller Beobachtungen und tiefer persönlicher Erfahrungen entstanden bei beiden Modelle zur Therapie ihrer Patienten, die deren persönliche Entwicklung ins Zentrum stellen. Durch ihre transkulturellen Sichtweisen haben beide auch die weltweit breite Akzeptanz ihrer Verfahren in verschiedenen Kulturen erreicht, international verbreitete Therapieschulen begründet und als Empiriker und transkulturelle Pragmatiker die Visualisierung in die Psychotherapie einbezogen: In überlieferten Geschichten, Konzepten oder Symbolen, Träumen oder Bildern schöpfen sie aus dem Schatz des Gemeinsamen in der Menschheit. Beide haben eine Typenlehre, vier Bereiche der Lebensenergie, zwei Formen des Ausdrucks und der Konfliktverarbeitung sowie den Einfluss des kollektiven Unbewussten bzw. der Kultur in der Entwicklung gefunden. Die Konsequenzen für Therapie und Entwicklungsmodelle sowie die abgeleiteten Theorien unterscheiden sich jedoch zum Teil erheblich.

Der Liebesfähigkeit entsprechen nach Nossrat Peseschkian emotionale Inhalte der Interaktion wie Geduld, Zeit, Liebe, Sexualität, Vorbild oder Vertrauen, der Erkenntnisfähigkeit die sozialen Normen wie Pünktlichkeit, Ordnung, Gehorsam, Fleiß, Treue oder Gerechtigkeit. Diese Eigenschaften als solche sind in allen Kulturen zu finden. Sie unterscheiden sich individuell und kulturell in ihrer Wertigkeit untereinander. Daneben gibt es Inhalte aus dem Stammbaum der menschlichen Geschichte, die bei Jung im Bereich des kollektiven Unbewussten ihren Ausdruck in symbolhaften Bildern finden, die Nossrat Peseschkian wiederum in der Therapie auf ihre Inhalte und soziokulturelle Wertigkeit untersucht. Wie eine Ergänzung klingt Jolande Jacobi in ihrer Synopsis der Lehre C. G. Jungs:

„[…] das kollektive Unbewusste (besteht) aus Inhalten, die den Niederschlag der typischen Reaktionsweisen der Menschheit seit ihren Uranfängen – ohne Rücksicht auf historische, ethnische oder anderer Differenzierung – in Situationen allgemein menschlicher Natur darstellen, also zum Beispiel Situationen wie Angst, Gefahr, Kampf gegen Übermacht, Beziehung der Geschlechter, der Kinder zu den Eltern, väterliche und mütterliche Gestalten, Haltungen zu Hass und Liebe, zu Geburt und Tod, die Macht des dunklen und des hellen Prinzips usw." (Jacobi 1959, 12).

Durch eine zunehmende Globalisierung aller Lebensbereiche und dem Entstehen multikultureller Gesellschaften stehen wir heute vor der Notwendigkeit und Herausforderung, kulturelle Aspekte in unsere Arbeit vermehrt einzubeziehen. Die Berücksichtigung des Faktors Kultur in Medizin und Psychotherapie erfordert allerdings ein Umdenken – von einer monokulturellen Betrachtungsweise hin zu einer multikulturellen. Der Rahmen, in dem nun die „therapeutische Begegnung" zwischen Therapeut und Patient stattfindet, hat sich verändert, so dass wir vom Ende der Ära monokultureller Psychotherapien sprechen möchten.

Es hat sich langsam innerhalb der Psychotherapie ein Zweig entwickelt, der sich mit kulturellen Aspekten von Entstehung, Häufigkeit, Form und Therapie der psychischen Erkrankungen in verschiedenen Kulturen befasst (N. Peseschkian 1991; 1998; Pfeiffer 1994; Triandis 1995; Pritz 2002). „Multicultural counseling" kann als „vierte Kraft" [fourth force] (Pedersen 1991) in der Psychologie angesehen werden, neben Psychoanalyse, Behaviourismus und humanistischer Psychologie. „Multikulturelle Kompetenz sollte so zentral für das Gebiet der Psychotherapie [Counseling] werden […], wie Empathie und andere grundlegende Kommunikationsfähigkeiten." (Reynolds 1995, 312ff.). Die Positive Psychotherapie legt hier eine neue Basis für interkulturelle therapeutische Kompetenzen.

3 Theorie

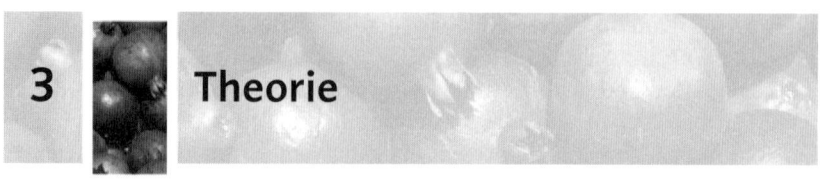

"Alles sollte erlernt werden, nicht, um damit anzugeben, sondern um es anzuwenden"
(G. C. Lichtenberg zit. in N. Peseschkian 2003, 92).

Die theoretischen Grundlagen der Positiven Psychotherapie sind in den Büchern und wissenschaftlichen Arbeiten von Nossrat Peseschkian ausführlich dargelegt und bilden das Fundament dieser Methode (1977b; 1980; 1991). Dieses Kapitel stellt einerseits die Besonderheiten, Charakteristika und die methodische Vorgehensweise der PPT heraus, andererseits erläutert es die Anwendung dieser Methode anhand von Fallbeispielen aus der alltäglichen Praxis. Die grundlegenden Darlegungen Nossrat Peseschkians wurden durch aktuelle Entwicklungen und moderne Auffassungen ergänzt. Zunächst wird das positive Menschenbild der PPT erläutert und wie es bei der positiven (Um-)Deutung von Erkrankungen eingesetzt wird. Danach erfolgt die Beschreibung des Balancemodells, und seiner Anwendungsmöglichkeiten in verschiedenen Lebens- und Arbeitsbereichen. Weiterhin wird das Konfliktverständnis der PPT erläutert, woraus sich das Gesundheits- und Krankheitsverständnis dieser Methode ergibt. Die Anwendung im transkulturellen Bereich und in der Psychosomatik zeigt schließlich die praktische Umsetzung. Die Darstellungen dieses Kapitels machen deutlich, warum die Positive Psychotherapie einerseits eine psychodynamische, andererseits eine humanistisch-transkulturelle Methode ist.

Das positive Menschenbild und die „positive Deutung"

„Der Begriff des Positiven in der Positiven Psychotherapie soll bedeuten, dass die Therapie nicht primär darauf gerichtet ist, eine bestehende Störung zu beseitigen, sondern zunächst versucht, die vorliegenden Fähigkeiten und Selbsthilfepotentiale zu mobilisieren. [...] Statt von den Störungen [wird] zunächst von den Entwicklungsmöglichkeiten und Fähigkeiten des Menschen ausgegangen" (N. Peseschkian 1977b, VII; 12).

Störungen und Krankheiten werden als Fähigkeiten gesehen, im Konflikt zu reagieren.

„Positiv heißt dieser therapeutische Ansatz, weil er vom Vorgegebenen, von der Ganzheit des Betroffenen ausgeht. Sein Gegenstand sind darum nicht nur die krankhaften Erscheinungen, Konflikte, Defizite und Leiden (Pathogenese), sondern auch die Freuden, Fähigkeiten, Ressourcen und Möglichkeiten (Salutogenese) des Betroffenen" (Jork/N. Peseschkian 2003/2006, 13).

Positiv ist hier (in Anlehnung an Max Weber 1988) im Sinne der „positiven Wissenschaften" zu verstehen, der werturteilsfreien Beschreibung des Beobachteten. „Positum" ist hergeleitet von „ponere" lat. in der Bedeutung von setzen, stellen, legen; „positum" hieße direkt übersetzt „um zu stellen" oder „um zu legen". Nossrat Peseschkian verwendete den Begriff „positum" wie oben beschrieben in einem weiteren Sinne als Ausdruck für das Vorhandene, das Gegebene, das Tatsächliche.

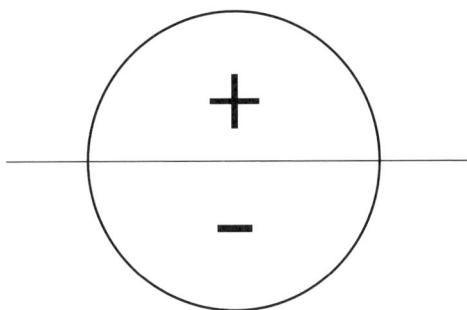

„**Positum**" (lat.)
≙ das Ganze, das Vorhandene

Existierende Qualitäten und Ressourcen

Qualitäten, die entwickelt werden können, und Herausforderungen

Abbildung 3.1: „Positum"

„Die positive Deutung setzt gewissermaßen das Wissen um die Leiden und Nöte, Schmerzen, Sorgen und Trauer bei einer Krankheit voraus und konfrontiert mit einer weniger bekannten, für das Verständnis und den praktischen Umgang mit dem Leiden umso wichtigeren Seite der

Krankheit: mit ihrer Funktion, ihrem Sinn und damit ihren positiven Aspekten" (N. Peseschkian 1991, 7).

Der positive Ansatz Nossrat Peseschkians entspringt einem in seinem Glauben als Bahá'í begründeten positiven Menschenbild: Der Mensch ist seinem Wesen nach gut; die Anlagen zu all seinen Fähigkeiten werden im Rahmen des biologisch Gegebenen durch Erziehung zu einer einzigartigen Persönlichkeit entwickelt. „Der Mensch ist ein Bergwerk reich an Edelsteinen von unschätzbarem Wert. Nur die Erziehung kann bewirken, dass es seine Schätze enthüllt und die Menschheit daraus Nutzen zu ziehen vermag" (Bahá'u'lláh 1980).

Dieses „positive Menschenbild" geht von der Entwicklung vorhandener Fähigkeiten durch die Erziehung aus. Eine Vielzahl unterscheidbarer Fähigkeiten bildet dabei Konzepte des Verhaltens und Denkens. Die innerhalb des materiellen Rahmens, also der körperlichen Bedingungen, angelegten Fähigkeiten werden durch Erziehung entwickelt, innerhalb eines in dieser Phase wirksamen „Zeitgeistes" und unter Bedingungen – das heißt: Begrenzungen und Möglichkeiten – der äußeren Umwelt. In diesem Sinne ist Erziehung ein lebenslanger Prozess der Reifung; Therapie wird als Möglichkeit der Nachreifung und erweiterten Erziehung des Patienten und seiner Familie gesehen.

Die positive Sichtweise betrachtet die Erkrankung auch als Mittel zur Entwicklung und Konfliktbewältigung im bis dahin gelernten Modus. Störungen werden als einseitige Reaktion auf das Dilemma zwischen vorhandenen Konzepten und „zu kurz gekommenen", noch nicht entwickelten Fähigkeiten gesehen. Durch eine Konzepterweiterung und die Entwicklung von Fähigkeiten zu Fertigkeiten wachsen neue innere Muster, die das bisherige, einseitige Wahrnehmen, Denken, Erwarten und Verhalten um neue Möglichkeiten erweitern.

So kann *Depression* als die Fähigkeit gesehen werden, mit tiefster Emotionalität auf Konflikte zu reagieren; *Angst vor Einsamkeit* als das Bedürfnis, mit anderen Menschen zusammen zu sein; *Alkoholismus* als Fähigkeit, sich selbst diejenige Wärme zuzuführen, die man von anderen nicht erhält; *Psychose* als die Fähigkeit, in zwei Welten zur gleichen Zeit zu leben, oder die Fähigkeit, sich in eine Phantasiewelt zu begeben; *Herzbeschwerden* als die Fähigkeit, sich etwas zu Herzen zu nehmen (N. Peseschkian 1980).

„Das positive Vorgehen führt somit zu einem Standortwechsel aller Beteiligten – des Patienten, der Familie und des Arztes –, und schafft dadurch eine Basis für die therapeutische Zusammenarbeit, so dass eine konsequente Auseinandersetzung mit bestehenden Problemen und Konflikten ermöglicht wird. Man kommt auf diese Weise vom Symptom zum Konflikt. Dieser Ansatz hilft uns, sich auf den „wahren" Patienten zu konzentrieren, der ja allzu häufig nicht unser Patient ist – dieser fungiert nur als Symptomträger und kann als ‚schwächstes Glied' der (Familien-) Kette bezeichnet werden; der ‚wahre' oder ‚wirkliche' Patient ‚sitzt' häufig zu Hause" (H. Peseschkian 1993).

Das Balancemodell: Vier Bereiche der Gesundheit, Energieverteilung und Konfliktreaktion

„Die wirkliche Herausforderung liegt nicht darin, unsere Zeit zu managen, sondern uns selbst."
(Stephen R. Covey 2004)

Das „Balancemodell" von Nossrat Peseschkian (1980, 91f.) ist als „Herzstück" der Positiven Psychotherapie bekannt und wird in unterschiedlichen Settings eingesetzt. Es wird auch als „Rautenmodell", „vier Qualitäten des Lebens", „vier Wege der Konfliktverarbeitung" oder als „die vier Wege oder Medien der Erkenntnisfähigkeit" bezeichnet (siehe Abb. 3.2).

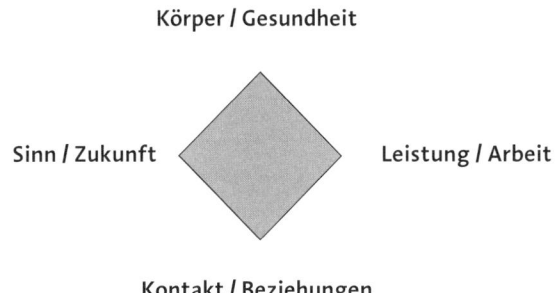

Abbildung 3.2: Balancemodell nach Nossrat Peseschkian

Dem Balancemodell liegt die Auffassung zugrunde, dass es im Wesentlichen vier große Lebensbereiche gibt, in denen der Mensch lebt und wirkt. Diese Bereiche beeinflussen seine Lebenszufriedenheit, sein Selbstwertgefühl, seinen Umgang mit Konflikten und Herausforderungen und prägen seine Persönlichkeit im Hier und Jetzt. Das Modell basiert auf dem ganzheitlichen Menschenbild der Positiven Psychotherapie. Wir sprechen in diesem Zusammenhang von biologisch-körperlichen, rational-intellektuellen, sozio-emotionalen und geistig-spirituellen Sphären und Fähigkeiten des Menschen. Obwohl das Potential zu allen vier Fähigkeiten in jedem

Menschen angelegt ist, werden durch Erziehung, Umwelt und Sozialisation einige besonders betont und andere vernachlässigt. Zu diesen vier Lebensbereichen der Lebensenergie, Aktivitäten und Reaktionen gehören:

- körperliche Aktivität und Wahrnehmung, wie Essen, Trinken, Zärtlichkeit, Sexualität, Schlaf, Entspannung, Sport, Aussehen und Kleidung,
- berufliche Leistungsfähigkeit und Tätigkeiten, wie Beruf, Haushalt, Garten, Ausbildung, Fortbildung und Umgang mit Geld,
- Beziehung und Kontaktgestaltung in der Partnerschaft und Familie, mit Freunden, Bekannten und Fremden, soziales Engagement und Aktivitäten,
- Sinn, Zukunft und Religionsausübung, Meditation, Nachdenken, Glauben, Ideen und Visionen entwickeln oder Imagination/Phantasie.

Eine Balance der Lebensenergie, verteilt auf die vier Bereiche Körper – Leistung – Kontakt – Sinn, sieht Nossrat Peseschkian als günstige Bedingung für Gesundheit und Widerstandsfähigkeit.

„Nach dem Konzept der Positiven Psychotherapie ist nicht derjenige Mensch gesund, der keine Konflikte hat, sondern derjenige, der gelernt hat, mit den auftretenden Konflikten angemessen umzugehen. Angemessen bedeutet dabei, keinen der vier Lebensbereiche zu vernachlässigen, sondern seine Energie (nicht unbedingt die Zeit!) annähernd gleichmäßig auf die vier Bereiche zu verteilen (Salutogenese)" (Jork/Peseschkian 2006, 99).

Das Ziel ist die Wiederherstellung von Ausgewogenheit in den vier Bereichen. Ein Ziel der psychotherapeutischen Behandlung ist es, dem Patienten zu helfen, seine eigenen Ressourcen zu erkennen und zu mobilisieren mit dem Ziel, die vier Bereiche in ein dynamisches Gleichgewicht zu bringen. Hierbei wird besonderer Wert auf eine balancierte Energieverteilung (von 25% auf jeden Bereich) gelegt und nicht auf eine gleichmäßige Zeitverteilung. Eine länger andauernde Einseitigkeit kann neben anderen Folgen zu Konflikten und Krankheiten führen.

„Die vier Bereiche entsprechen einem Reiter, der leistungsmotiviert (Leistung) einem Ziel zustrebt (Phantasie). Er braucht dazu ein gutes und gepflegtes Pferd (Körper) und für den Fall, dass dieses ihn einmal abwerfen sollte, Helfer, die ihm beim Aufsteigen unterstützen (Kontakt). Dies bedeutet, dass eine Therapie sich nicht nur mit einem Bereich, zum Beispiel dem Reiter, beschäftigen kann, sondern alle beteiligten Bereiche berücksichtigen muss" (N. Peseschkian 1980, 93).

Wichtig ist die Berücksichtigung der Einzigartigkeit des Patienten, so dass er das für ihn stimmige individuelle Gleichgewicht im Rahmen der „Vier Bereiche" erreichen kann. Einfach ausgedrückt: Jeder Mensch sollte in Balance sein, das heißt, keinen Lebensbereich über eine längere Zeit vernachlässigen. Aber die Art und Weise der Balance ist individuell und auch familien- und kulturspezifisch. Während in individualistischen Kulturen, wie in Westeuropa und Nordamerika, vorwiegend die Bereiche körperliche Gesundheit/Sport (Körper) und Beruf (Leistung) eine Rolle spielen, sind es in den kollektivistischen Kulturen, beispielsweise im Nahen Osten, vorwiegend die Bereiche Familie/Freunde/Gäste (Kontakt) und Fragen nach der Zukunft, dem Sinn des Lebens und weltanschauliche Fragen (Bereich Zukunft/Sinn) (siehe Abb. 3.3).

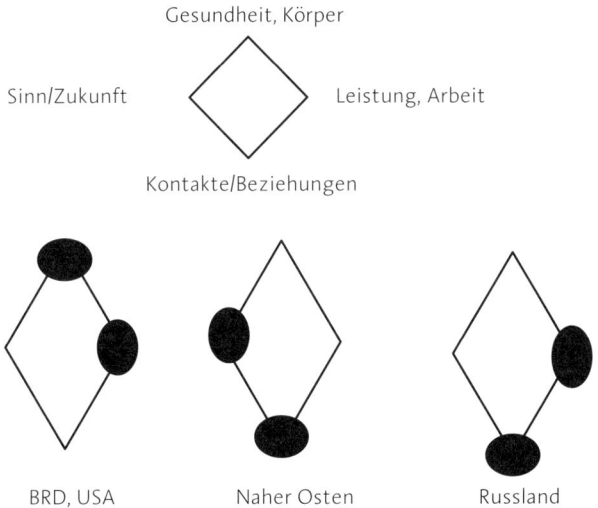

Abbildung 3.3: Balancemodell – Kulturelle Unterschiede

Das positive Menschenbild wird insbesondere bei der Interpretation der individuellen Lebensbalance ersichtlich: Anstatt den Patienten oder seine Angehörigen auf Defizite hinzuweisen und ihnen den Rat-„Schlag" zu geben, kürzer zu treten etc., werden zunächst die positiven Aspekte der Einseitigkeit betont. Der Patient wird ermutigt und sein meist schwaches Selbstwertgefühl gestärkt, um eine Basis für die Auseinandersetzung mit den defizitären Bereichen zu bilden. Zum Beispiel wird ein Mann, der sehr leistungsbetont ist und täglich viele Stunden arbeitet, nicht sofort mit der Tatsache konfrontiert, dass er mehr Zeit für die Familie aufbringen sollte; zunächst wird seine Leistungsbereitschaft und Arbeitsmotivation als Fähigkeit gesehen und gedeutet. Dies wird vom Patienten als konstruktiv erlebt und ist für den Beziehungsaufbau zwischen Therapeut und Patient wichtig und gewinnbringend. Gleichzeitig wird dem Patienten und seinen Angehörigen schon zu Beginn der Therapie erläutert, dass er nicht krank ist oder die Familie nicht leidet, weil er so viel arbeitet, sondern dass er andere Lebensbereiche vernachlässigt und nicht entwickelt hat.

Ein „positives Menschenbild" bedeutet in diesem Zusammenhang ressourcenorientiertes Vorgehen, das heißt, dieser Patient hat die Fähigkeit zur Balance, aber aufgrund der Sozialisation und Lebensumstände hat er bestimmte Bereiche bisher (noch) nicht entwickelt. Dieses Vorgehen beugt auch dem Phänomen vor, das wir im psychiatrischen Bereich „Entlastungsdepression" nennen: Dank der therapeutischen Intervention reduziert der Patient zum Beispiel sein Arbeitspensum, fährt dann in den verordneten Urlaub mit Frau und Kindern, tigert dort aber den ganzen Tag am Strand auf und ab und ist ständig mit Handy und PC beschäftigt – bis die Frau ihn vorzeitig nach Hause schickt, da er kaum mehr zu ertragen ist. Bereiche, in die wir viel Energie investieren, sind auch meist unsere größten Quellen für Selbstwertgefühl und Bestätigung. Wenn nun ein solcher Bereich eingeschränkt wird, ohne dass zuvor ein anderer Bereich positiv besetzt wurde, fällt der Patient in ein tiefes Loch. Da ist dann zu viel Energie, die er nicht investieren kann, was zu ausgeprägter innerer Unruhe führt. Ein niedriges Selbstwertgefühl („keiner braucht mich") ist nur eine, aber oft die wichtigste der diversen Folgen.

In der Positiven Psychotherapie weist der Therapeut den Patienten auf seine Stärken und noch nicht entwickelten Bereiche hin. Während der Patient sein bisheriges Leben fortführt, werden mit ihm die Hintergründe seiner Einseitigkeit bearbeitet und langsam neue Bereiche mit Lust besetzt, so dass sie seinen Selbstwert bestätigen können. Als Folge vermindert sich meist beispielsweise die bisherige Leistungsorientierung.

Ein ähnliches Vorgehen wäre zum Beispiel bei einer Mutter sinnvoll, die sich nur auf die Kinder konzentriert; bei Jugendlichen, die nur mit Freunden unterwegs sind und andere Bereiche, wie zum Beispiel die Schule (Leistung), vernachlässigen; oder bei jemandem, der kurz vor der Pensionierung steht und immer nur einseitig gelebt hat.

Folgende Fragen sind für den Leser geeignet, um über die eigene Balance nachzudenken:

1. Wie viel Energie wenden Sie für Ihren Körper auf, z. B. für Sport, Ernährung, Kleidung, Entspannung, Ruhe, Sexualität? Wie wichtig ist Ihnen dieser Lebensbereich und wie viel Selbstwertgefühl erhalten Sie hierdurch?
2. Wie viel Energie verwenden Sie täglich für Ausbildung, Beruf, Hausarbeit oder andere Tätigkeiten? Könnten Sie sich ein Leben ohne Arbeit

vorstellen (wenn Sie finanziell abgesichert wären)? Wie viel Selbstwertbestätigung erhalten Sie durch Ihren Beruf?
3. Welche Bedeutung haben Familie, Bekannte und Freunde in Ihrem Leben? Wie groß ist Ihr Kontaktbedürfnis? Geben Ihnen Partner/-in und Kinder Selbstwertbestätigung oder ziehen Sie Ihre Bestätigung aus anderen Lebensbereichen?
4. Wie viel Raum nimmt die Phantasie ein, zum Beispiel Lesen, Musik oder Malen oder das Nachdenken über das Leben, den Glauben, Ihre Zukunft oder die der Menschheit? Beschäftigen Sie sich mit diesen Fragen oder nur bei bestimmten Ereignissen? Denken Sie häufiger über den Sinn Ihres Lebens nach?

Die beiden Grundfähigkeiten des Menschen, Erkenntnisfähigkeit und Liebesfähigkeit, bilden die theoretische Grundlage des Balancemodells. Die Erkenntnisfähigkeit hat nach Nossrat Peseschkian vier Medien oder Mittel für ihre Entwicklung (N. Peseschkian 1977b, 108f.); sie sind in Abb. 3.4 dargestellt.

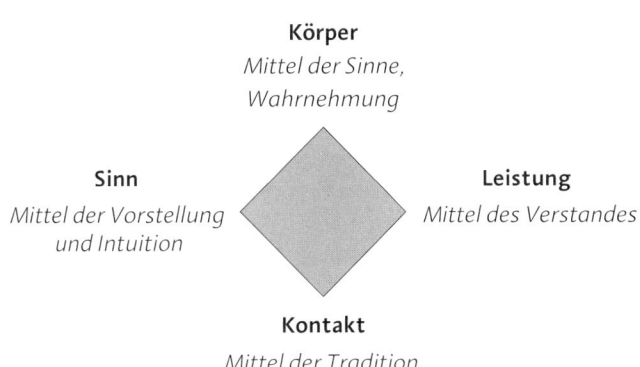

Abbildung 3.4: Mittel der Erkenntnisfähigkeit

- Mittel der Sinne bilden die Fähigkeit des Körpers zur Wahrnehmung von sich selbst und anderen. Reaktionen und Zustände des Körpers sowie die Außenwelt werden über die Sinne wahrgenommen, abhängig von der persönlichen Färbung, Wertung und Aufmerksamkeit.
- Mittel des Verstandes nutzen wir für den Bereich der Leistung. Sie ermöglichen uns das logische Verstehen des Wahrgenommenen, darauf angemessen zu reagieren, und die Steuerung unserer Aktivität.
- Mittel der Tradition (tradire lat. weitergeben, vermitteln) nennt Nossrat Peseschkian die für den Bereich des Kontaktes benötigten Instrumente,

die zu Fähigkeiten der Kommunikation werden. Diese ermöglichen den emotionalen Ausdruck in der Interaktion, kulturell modifizierte Interaktionsmuster, das verstehende Eingehen auf die Persönlichkeit und Bedürfnisse des Gegenübers. Sie werden in früher Interaktion mit den Eltern, über Erfahrungen, traditionelles Verhalten in der Familie und in der Anwendung sozialer Regeln erlernt.

■ Imagination und Intuition ermöglichen Sinnerleben, Phantasie, Glauben, Zukunftsplanung und probeweise Zukunftsgestaltung, Kunst, Träume oder Poesie. Hier ist auch die Fähigkeit eingeschlossen, innere Bilder von bedeutsamen Menschen und Idealen zu entwickeln, sich mit ihnen zu identifizieren und sich an sie gebunden zu fühlen.

Den philosophischen Ursprung dieses Konzeptes fand Nossrat Peseschkian in den Bahá'í-Schriften (Abdúl-Bahá 1977, 285f.). Auch hier zeigt sich erneut der Einfluss des positiven Menschenbildes, das ein Konzept des gesunden Menschen aufweist und Wege zeigt, wie Gesundheit erlangt werden kann. Statt von einem pathogenetischen wird von einem salutogenetischen, das heißt, einem gesundheitsorientierten Konzept ausgegangen. Nossrat Peseschkian war es wichtig, den Patienten nicht nur zu sagen, was bisher einseitig war, sondern ihnen vor allem ein Lebenskonzept zur Orientierung anzubieten.

Vier Wege der Konfliktverarbeitung

Trotz aller kultureller und sozialer Unterschiede und der Einzigartigkeit eines jeden können wir beobachten, dass alle Menschen bei der Bewältigung ihrer Probleme auf typische Formen der Konfliktverarbeitung zurückgreifen. Wenn wir ein Problem haben, uns ärgern, uns belastet oder unverstanden fühlen, ständig angespannt sind oder in unserem Leben keinen Sinn sehen, können wir diese Schwierigkeiten in vier Formen der Konfliktverarbeitung zum Ausdruck bringen, wie sie im Balancemodell abgebildet sind. Sie lassen erkennen, wie man sich und seine Umwelt wahrnimmt, und auf welchem Weg der Erkenntnis die Realitätsprüfung erfolgt.

Jeder Mensch entwickelt – bewusst, meist aber unbewusst – seine eigenen Präferenzen, wie er auftretende Konflikte verarbeitet.

„Das Modell der vier Qualitäten des Lebens stellt auch die Basis zur Erfassung von typischen Konfliktmustern dar: Man flieht in die Krankheit (Somatisierung) oder in exzessive Körperertüchtigung, in die Aktivität und in die Leistung (Rationalisierung im Sinne von Belastungs- und Anpassungsstörungen) bzw. in die Leistungsverweigerung, in die Einsamkeit oder die Geselligkeit (begleitet von Idealisierung oder Herabsetzung, die zu affektiven Störungen und Veränderungen des Sozialverhaltens führen) und in die Phantasie und Gedankenwelt (Verleugnung im Sinne von Ängsten, Phobien, Panikattacken und wahnhaften Störungen, Suchtverhalten) bzw. in die Phantasielosigkeit" (Jork/N. Peseschkian 2006, 99ff.).

Welche Formen der Konfliktverarbeitung bevorzugt werden, hängt zu einem wesentlichen Teil von den Erfahrungen ab, vor allem von denen der eigenen Kindheit. Das Balancemodell wird so zur Darstellung und Differenzierung von vier Bereichen der Konfliktreaktion genutzt, innerhalb derer krankhafte Störungen und Symptome beschrieben werden. Nossrat Peseschkian unterscheidet dabei die Bereiche, die durch die Konfliktverarbeitung überbetont und überdifferenziert wurden von denen, die in der Konfliktbewältigung in den Schatten geraten sind.

Ein Vergleich des Balancemodells mit den Modellen anderer Autoren zeigt Ähnlichkeiten zwischen diesem anthropologischen Ansatz und anderen therapeutischen Richtungen: Was Nossrat Peseschkian „Lebensenergie" nennt, entspricht in etwa der „Libido" als einer allgemeinen Energie, wie sie von C. G. Jung oder Alfred Adler beschrieben wurde. Auch Jung strebt als Ziel der Therapie und des Lebensweges eine Balance in den vier Bereichen der „Funktionstypen" (Denken, Fühlen, Empfinden, Intuition) an: „Wenn alle vier Funktionen ins Bewusstsein gehoben werden könnten, dann stünde der ganze Kreis im Licht und wir könnten dann von einem ‚runden' Menschen, d. h. vollkommenen Menschen sprechen" (Jacobi 1959, 21).

Die Operationalisierte Psychodynamische Diagnostik (OPD-2 2006) spricht von vier beobachtbaren Basis-Fähigkeiten der Persönlichkeits-Struktur, die den vier Medien der Erkenntnisfähigkeit (N. Peseschkian 1977) ähneln:

- „Mittel der Sinne" sind vergleichbar der strukturellen Fähigkeit zur Wahrnehmung von sich und anderen, wie sie in der OPD-2 beschrieben ist. „Im Vordergrund steht das Körper-Ich-Gefühl" (N. Peseschkian 1980, 94).
- „Mittel des Verstandes" dienen in Nossrat Peseschkians Balancemodell zur Realitätsprüfung, dazu „systematisch und gezielt Probleme zu lösen" (N. Peseschkian 1980, 96) und zur Steuerung der Aktivität. Verwandt ist in der OPD-2 die strukturelle Fähigkeit zur Steuerung innerer und äußerer Impulse.
- „Mittel der Tradition" dienen der Fähigkeit, „Beziehungen aufzunehmen und zu pflegen" (N. Peseschkian 1980, 97). Die OPD-2 sieht analog die emotionale Kommunikation mit sich selbst (innerer Dialog) und anderen als strukturelle Fähigkeit zur Empathie und der Antizipation des Verhaltens und Denkens anderer an.

■ „Mittel der Intuition" beschreibt Nossrat Peseschkian für den vierten Bereich Sinn, Zukunft und Phantasie. Er umreißt sie als die Fähigkeit, sich in Gedanken etwas vorzustellen, „[…] sie kann eine schmerzliche Trennung von einem Partner ungeschehen erscheinen lassen […] Intuition und Phantasie reichen über die unmittelbare Wirklichkeit hinaus und können all das beinhalten, was wir als Sinn einer Tätigkeit, Sinn des Lebens, Wunsch, Zukunftsmalerei oder Utopie bezeichnen" (N. Peseschkian 1980, 99). In der OPD-2 wird als vierte Fähigkeit der Persönlichkeitsstruktur die „Fähigkeit zur Bindung" angegeben – darin eingeschlossen ist die Vorstellung von Halt gebenden Objekten, die Bindung an Ideale und die äußere Bindung an Personen. Dies verstehen wir als Imaginationsfähigkeit im Sinne Nossrat Peseschkians, mit deren Hilfe sich schon das kleine Kind die Mutter vorstellen kann, so dass nach einiger Zeit allein die Vorstellung von ihr beruhigen kann, im Unterschied zu Personen mit strukturellen Störungen, denen eine solche Sicherheit vermittelnde Vorstellung oft fehlt. In diesem Sinne stellen die vier Bereiche des Balancemodells in ihrer Aufteilung einen Vorläufer des Strukturmodells der OPD-2 von 2006 dar.

Das Balancemodell in der Praxis

Die Anwendungsmöglichkeiten und -felder des Balancemodells sind sehr vielseitig: in der Psychotherapie, im Coaching, in der Beratung, in der Mediation, bei der Personalauswahl und -beurteilung, in der Vorbeugung, für persönliche und berufliche Zielsetzungen, im Managementtraining und Stressmanagement, in der Psychotherapieausbildung sowie in der Partnerwahl und Ehevorbereitung. In den letzten Jahren wird es auch mit großem Erfolg bei der Selbstwertthematik eingesetzt (H. Peseschkian 2009). Hier

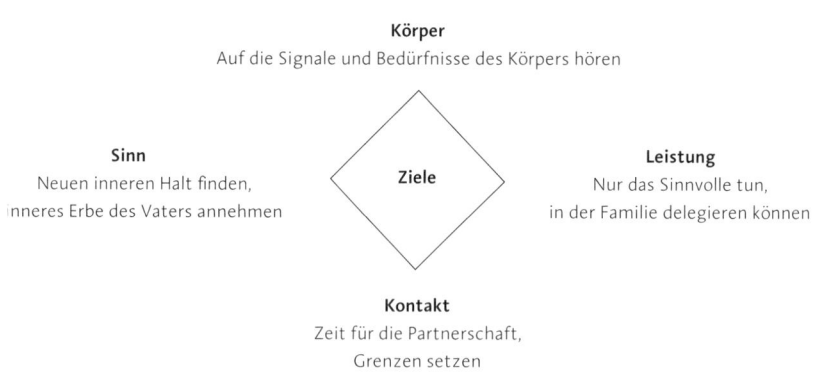

Abbildung 3.5: Ziele in den vier Bereichen

Das Balancemodell **49**

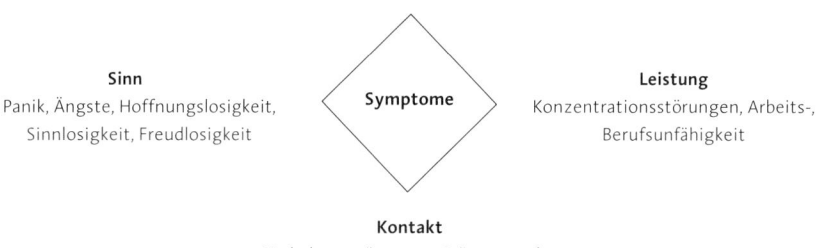

Abbildung 3.6: Beispielhafte Darstellung der vier Symptombereiche

ein Beispiel, wie die Symptome, Konfliktreaktionen und Ressourcen während des Gespräches dokumentiert werden können:

Individuelle Ziele des Patienten, verfügbare Ressourcen und entwicklungsfähige Bereiche können gemeinsam den Bereichen des Balancemodells zugeordnet und dabei mit den Patienten beraten werden. Hiermit wird auch die Einsicht in Zusammenhänge und die Motivation zur Veränderung gefördert. Aus „negativen" Zielen wie „keine Angst mehr haben wollen" werden dabei positiv formulierte, realistische Zielsetzungen.

Nicht zuletzt dient das Balancemodell auch Therapeutinnen und Therapeuten zur Beschreibung ihrer Gegenübertragung: Fühlen, Denken, spezifische Interaktionserfahrung mit dem Gegenüber und die inneren Phantasien des Therapeuten können im Balancemodell dargestellt und für das Verständnis der Begegnungen genutzt werden.

Symptome, Konfliktreaktionen und Ressourcen können wir während der therapeutischen Begegnung in das Balancemodell eintragen, eventuell die Patienten daran beteiligen und damit gemeinsam ein Verständnis für die aktuelle Lebenssituation und die Auswirkungen der Störung erreichen. Hier das Beispiel einer Patientin in der ersten Begegnung:

50 Theorie

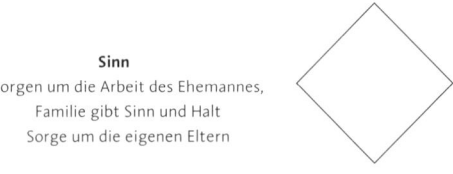

Abbildung 3.7: Symptome in den vier Bereichen

- An der Spitze der Raute (Körper) stehen jetzige und frühere Erkrankungen und Beschwerden sowie die körperlichen Ressourcen. Gezieltes Nachfragen nach Ernährung, Sport, Sexualität, Entspannung und Schlaf im Erstinterview vervollständigt die spontanen Angaben.
- An der rechten Seite (Leistung) tragen wir spontane und erfragte Angaben zu folgenden Aspekten ein: Beruf und Leistungsfähigkeit, andere Tätigkeiten, Hausarbeit, ggf. Zwangssymptome, Schwierigkeiten am Arbeitsplatz, Zeiten der Arbeitsunfähigkeit, Arbeitslosigkeit oder finanzielle Belastungen wie Hausbau.
- Unten steht für den Bereich Beziehung und Kontakte eine kurze Übersicht über spontan geschilderte Beziehungen und soziale Ressourcen. Enthalten können sein Probleme, Umzug, Freundschaften, Angaben zum sozialen Umfeld, Vereinen etc.
- Der Bereich der Zukunft (links) enthält Aussagen zur Lebensphilosophie, zu dem was im Leben Halt gibt, zu Ängsten, Träumen, Glaube, Religion, Politik, Wünschen und kreativer Aktivität, Zielen im Leben und für die Therapie.

Ergänzend können dann Fragen zur Funktionalität des Symptoms gestellt werden, die eine positive Deutung vorbereiten. Fragen zu den Auswirkungen der Beschwerden in den vier Bereichen können sein:

- Wie wirken sich Ihre Beschwerden auf Ihr körperliches Befinden aus?
- Wie haben sich seither Bewegung, Schlaf, Sexualität, Essen oder Genießen verändert?
- Wie wirken sich Ihre Beschwerden auf Ihre Leistungsfähigkeit aus?

- Was tun Sie heute anders als früher?
- Wie reagiert Ihr Partner (Ihre Familie) auf ihre Beschwerden?
- Wie haben sich Ihr Liebesleben sowie ihre Beziehungen in der Familie und mit Freunden durch die Beschwerden verändert, wer hat Verständnis für Ihr Leiden, wem begegnen Sie anders?
- Welche Kontakte haben unter Ihrer Krankheit am meisten gelitten?
- Wie sehen Sie Ihre eigene Zukunft und die Ihrer Familie durch die Krankheit beeinflusst?
- Was gibt Ihnen jetzt Halt und was macht Ihnen Angst?
- Welche Ziele oder Wünsche haben Sie, die Sie früher nicht hatten?

Das Balancemodell (Abb. 3.8) wurde in seiner Funktion, die Auswirkungen der Symptome zu beschreiben und Zusammenhänge zu klären, bereits am obigen Patientenbeispiel vorgestellt. Gerade die bisher unerwähnten Themen, Konfliktreaktionen, Erfahrungen und Ressourcen kommen durch gezielte Fragen zu diesen Bereichen zum Vorschein, vor allem in der zweiten Stufe der Therapie. Der Vergleich des Balancemodells der Patientin mit dem des Beziehungspartners bietet sich dabei an, um die sozialen Ressourcen, Konfliktreaktionen und Konfliktbereiche zu differenzieren.

Fragen zum 1. Bereich der Konfliktverarbeitung – Körper

- Wie beurteilen Sie Ihr Aussehen?
- Empfinden Sie Ihren Körper als Freund oder als Feind?
- Auf welches Organ schlägt sich bei Ihnen der Ärger, die Wut oder die Angst?
- Wie schlafen Sie?
- Wie empfinden Sie Ihr Sexualleben?
- Treiben Sie und Ihr Partner/Ihre Familie Sport? Welchen? Wie intensiv?

Fragen zum 2. Bereich der Konfliktverarbeitung – Leistung

- Sind Sie mit Ihrem Beruf zufrieden?
- Welche Tätigkeit würden Sie gerne ausüben?
- Welche Tätigkeiten bereiten Ihnen Schwierigkeiten?
- Wo liegen Ihre Interessenschwerpunkte (körperliche, intellektuelle, künstlerische Tätigkeiten, Organisation etc.)?
- Fühlen Sie sich auch wohl, wenn Sie einmal nichts zu tun haben?
- Wie reagieren Sie, wenn ein Vorgesetzter/Kollege Sie kritisiert?
- Wer von Ihren Eltern legte mehr Wert auf Leistung?

52 Theorie

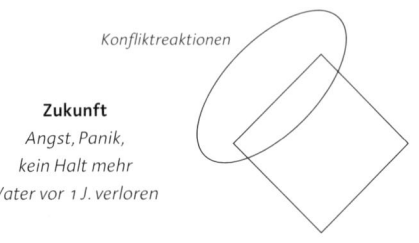

Körper
Kopfschmerz, häufige Infekte, Schlafstörungen

Konfliktreaktionen

Zukunft
Angst, Panik,
kein Halt mehr
Vater vor 1 J. verloren

Leistung +++
Beim Arbeiten
abschalten können,
in Hausarbeit Ruhe finden

Kontakt ++
2 gesunde Kinder, 13 und 15 J.,
beste Freundin, Verein

Ressourcen (+), Symptome und Konfliktreaktionen einer Patientin

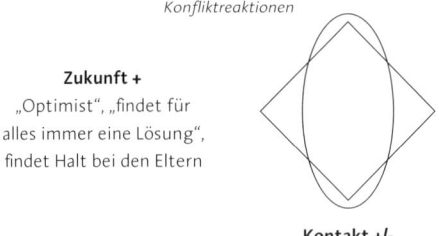

Körper
Sportstudio, vermehrt Alkohol und Rauchen

Konfliktreaktionen

Zukunft +
„Optimist", „findet für
alles immer eine Lösung",
findet Halt bei den Eltern

Leistung ++
Rechte Hand des Chefs,
tut alles für beruflichen Aufstieg,
nach Feierabend Hausbau

Kontakt +/-
Geht fast jeden Abend mit Sportfreunden aus,
von Kindern „genervt"

Ressourcen (+), Symptome und Konfliktreaktionen ihres Ehemannes

Abbildung 3.8: Balancemodell

Fragen zum 3. Bereich der Konfliktverarbeitung – Kontakt

- Wie fühlen Sie sich, wenn Sie in einer Gesellschaft unter vielen Menschen sind?
- Laden Sie gerne Gäste ein (Familie, Freunde, Kollegen)?
- Wie oft gehen Sie ins Kino/Theater/Konzert/ in andere kulturelle Veranstaltungen? Mit wem?
- Sind Sie Mitglied in einem Verein? Beteiligen Sie sich aktiv?
- Halten Sie an familiären (religiösen, politischen) Traditionen fest?

- Wer von Ihren Eltern war kontaktfreudiger?
- An wen konnten Sie sich wenden, wenn Sie Probleme hatten?

Fragen zum 4. Bereich der Konfliktverarbeitung – Sinn

- Halten Sie sich selbst für optimistisch oder pessimistisch?
- Machen Sie sich Gedanken über die Zukunft allgemein, für sich, Ihre Familie, Ihre Mitmenschen, die Welt?
- Glauben Sie an ein Leben nach dem Tod?
- Was gibt Ihnen Halt im Leben?
- Was ist Ihr Lebensziel?

Die Frage: „Wie sehen Sie Ihre eigene Balance zwischen diesen vier Bereichen?" können die Patienten anhand der Energieverteilung im folgenden Diagramm für sich selbst beantworten.

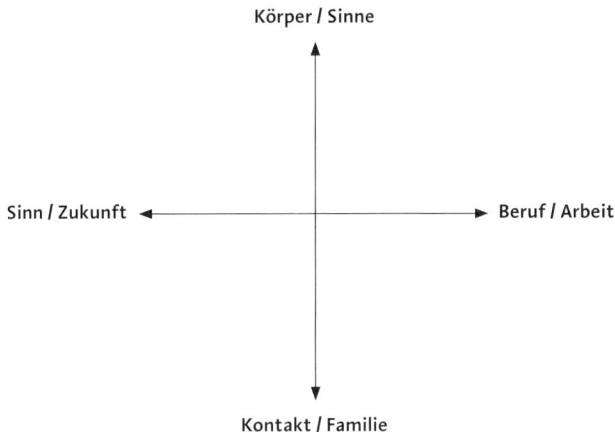

Abbildung 3.9: Energieverteilung

Die Arbeit mit dem Balancemodell leitet die weiteren Stufen der Therapie ein, oft werden im Gespräch darüber sowohl die Inhalte von Konflikten als auch die typische Konfliktreaktion, die Grundkonzepte, Mottos und Vorbilddimensionen deutlich.

Die Aktualfähigkeiten und das Differenzierungsanalytische Inventar

„Bemerkenswert ist, dass nahezu jeder Mensch mit den Aktualfähigkeiten umgeht, ohne dass ihm in allen Fällen bewusst wäre, was sie bedeuten" (Christian Leven 2012).

Von der Krähe und dem Pfau
Im Park des Palastes ließ sich eine schwarze Krähe auf den Ästen des Orangenbaumes nieder. Auf dem gepflegten Rasen stolzierte ein Pfau. Die Krähe krächzte: „Wie kann man überhaupt einem solch merkwürdigen Vogel gestatten, diesen Park zu betreten. Er schreitet so arrogant, als wäre er der Sultan persönlich, und dabei hat er doch ausgesprochen hässliche Füße. Und sein Gefieder, in was für einem hässlichen Blau! Eine solche Farbe würde ich nie tragen. Seinen Schweif zieht er hinter sich her, als wäre er ein Fuchs." Die Krähe hielt inne und schwieg abwartend. Der Pfau sagte eine zeitlang gar nichts, dann begann er wehmütig lächelnd: „Ich glaube, deine Aussagen entsprechen nicht der Wirklichkeit. Was du an Schlechtem über mich sagst, beruht auf Missverständnissen. Du sagst, ich bin arrogant, weil ich meinen Kopf aufrecht trage, so dass meine Schulterfedern sich sträuben und ein Doppelkinn meinen Hals verunziert. In Wirklichkeit bin ich alles andere als arrogant. Ich kenne meine Hässlichkeiten, und ich weiß, dass meine Füße ledern und faltig sind. Gerade dies macht mir so viel Kummer, dass ich meinen Kopf hoch trage, um meine hässlichen Füße nicht zu sehen. Du siehst nur meine Hässlichkeiten. Vor meinen Vorzügen und meiner Schönheit verschließt du die Augen. Ist dir das nicht schon aufgefallen? Was du hässlich nennst, bewundern die Menschen an mir." (nach P. Etessami in N. Peseschkian 1979a, 115)

Konflikte des täglichen Lebens und innere Konflikte, die zu seelischen Störungen und Krankheiten führen können, beziehen sich wie in dieser Geschichte oft auf aktuelle Wertungen. Hinter diesen stecken Konzepte von Liebe und Annahme oder auch Lieblosigkeit, Erwartungen von Ordnung, Vertrauen oder Geduld – Eigenschaften, die in der Positiven Psychotherapie Aktualfähigkeiten genannt werden. Verhaltensweisen, Werte, Tugenden und Konfliktthemen beziehen sich auf spezifische Inhalte der Aktualfähigkeiten, die in allen Kulturen vorkommen: Jeder Mensch reagiert einzigartig nach einem im Laufe seines Lebens erlernten und entwickelten

Konzept, vorgeprägt durch individuelle Erfahrung und in der Kultur und Erziehung erworbene Muster. Pünktlichkeit oder Vertrauen werden von einem Menschen in einer vergleichbaren Situation anders gehandhabt als von einem anderen. In alltäglichen Konflikten resultiert daraus beispielsweise die Aufregung und körperliche Reaktion auf abweichende Konzepte anderer zu Pünktlichkeit oder Vertrauen. Die unterschiedliche Bewertung dieser Normen entsteht aus kulturell und familiär verschiedenen Konzepten. Die Wichtigkeit von Pünktlichkeit oder Vertrauen im Vergleich zu Kontakt, Leistung oder Gerechtigkeit wird individuell unterschiedlich gesehen, was zu Konflikten, aber auch zum Austausch und damit Lernen von Konzepterweiterungen führt. Nossrat Peseschkian führte 1977 den Begriff der „Aktualfähigkeiten" ein:

> „[...] ein Begriff, den ich deshalb für notwendig halte, weil diese Normen als Fähigkeiten in der Entwicklung des Menschen vorgegeben sind; sie sind Entwicklungsdimensionen, deren Ausprägung durch günstige oder hemmende Umwelteinflüsse gefördert oder unterdrückt wird. Aktualfähigkeiten deshalb, weil sie im täglichen Leben auf die verschiedenste Weise aktuell angesprochen werden"(N. Peseschkian 1977b, 53).

Aktualfähigkeiten werden aktuell im Hier und Jetzt im Verhalten und in der Reaktion sowie im Denken verwendet. Fähigkeiten werden als angelegt gesehen, ihre Ausprägung und ihr Zusammenwirken in einem Konzept sind von der Erfahrung und der Erziehung abhängig.

Nach Nossrat Peseschkian besitzt jeder Mensch zwei Grundfähigkeiten: Die Liebesfähigkeit, ausgedrückt in den primären Aktualfähigkeiten als emotionale Bedürfnisse, und die Erkenntnisfähigkeit, ausgestaltet mit den sekundären Aktualfähigkeiten, den sozialen Normen. „Die Hypothese der Grundfähigkeiten fand ich in ähnlicher Form bereits in der Bahá'í-Religion vorgezeichnet [...] Ihr Prinzip zeigt sich in vielfacher Gestalt. Freud benutzt die Zweiteilungen von Lustprinzip und Realitätsprinzip." (N. Peseschkian 1980, 75) „Die Liebesfähigkeit ist der Bereich der Emotionalität, Gefühle und Triebe. Als Ausdruck der zwischenmenschlichen Beziehungen umfasst sie die Fähigkeiten zu lieben (aktive emotionale Beziehungen aufzunehmen) und geliebt zu werden (emotionale Zuwendung zu ertragen)" (N. Peseschkian 1980, 72). Ihren Ausdruck findet die Liebesfähigkeit über die primären Aktualfähigkeiten wie Geduld, Zeit, Vertrauen, geprägt durch die Eltern, ihre Beziehung zum Kind, miteinander, mit anderen und mit ihren Idealen in den vier Vorbilddimensionen. „Mit Hilfe der Erkenntnisfähigkeit strukturieren wir unsere Erlebnisse [...] Sie beinhaltet die Fähigkeit zu lernen (Erfahrungen zu sammeln) und zu lehren (Erfahrungen weiterzugeben)" (N. Peseschkian 1980, 72).

Tabelle 3.1: Aktualfähigkeiten

Primäre Fähigkeiten (Liebesfähigkeiten)	Sekundäre Fähigkeiten (Erkenntnisfähigkeiten)
Liebe/Annahme	Pünktlichkeit
Vorbild	Sauberkeit
Geduld	Ordnung
Zeit	Gehorsam/Disziplin
Kontakt	Höflichkeit/Anpassung
Sexualität/Zärtlichkeit	Offenheit/Ehrlichkeit
Vertrauen	Treue
Zutrauen	Gerechtigkeit
Hoffnung	Fleiß/Leistung
Glaube	Sparsamkeit
Zweifel	Zuverlässigkeit
Gewissheit	Genauigkeit
Einheit	Gewissenhaftigkeit
Emotionale Bedürfnisse und Mittel der Beziehungsfähigkeit (vermittelt durch Vorbild)	**Soziale Normen und Mittel der Beziehungsgestaltung** (vermittelt durch Erziehung)

Nossrat Peseschkian entwickelte die „Differenzierungsanalytische Theorie" (N. Peseschkian 1974, 25) als Ergänzung zur Psychoanalyse der damaligen Zeit, die sich eher mit psychosexuellen Entwicklungsphasen (zum Beispiel oral, anal, ödipal), Autonomieentwicklung, Es- und Über-Ich-Konflikten beschäftigte. Die Differenzierungsanalyse fragt, welche spezifischen *Inhalte* in den jeweiligen Phasen auftauchen: Die Geduld der Eltern, die Entwicklung von Vertrauen, die Erfahrung der Liebe in vorbehaltloser Annahme ist entwicklungspsychologisch Voraussetzung für eine gelingende Entwicklung in der oralen Phase. Diese „*primär*" genannten Fähigkeiten werden durch das unmittelbare Verhalten der Eltern, durch ihr *Vorbild* im Kind geprägt. Primäre Fähigkeiten wie Geduld (mit sich oder anderen) zu haben, Vertrauen (in sich selbst, in andere oder das Schicksal) zu haben, Zeit zu haben und zu geben, sind zunächst auch Bedürfnisse des neugeborenen Kindes in seiner Entwicklungsaufgabe. Es braucht Geborgenheit, Zeit, Geduld und einfühlende vorbehaltlose Annahme, um eine eigene altersentsprechende innere Balance zu entwickeln.

Die primären Beziehungsqualitäten der nächsten Bezugspersonen vermitteln die Fähigkeit, zu sich selbst in Beziehung zu treten, in sich ruhen zu können, sich zu spüren, ein Bewusstsein von sich und der Welt zu entwickeln, zu spielen, zu lernen, und schließlich, innere und äußere Konflikte angemessen zu beantworten. Die Fähigkeit „Geduld" ist Voraussetzung für eine angemessene Impulssteuerung; die Fähigkeit „Vertrauen" ist Voraussetzung für inneren Halt, Geborgenheit und Sicherheitsgefühl. Wie wichtig werden so unbewusst die liebende Annahme durch die Mutter, die Oma, die immer Zeit und Geduld hatte, oder das innere Abbild eines Vaters, dem das Kind so vertrauen konnte, dass es sich in seine Arme fallen lassen konnte, und der dem Kind etwas zutraute, was es sich noch nicht traute!

Die sekundären Aktualfähigkeiten wie Pünktlichkeit, Höflichkeit, Offenheit, Gerechtigkeit oder Treue spielen als soziale Normen häufig eine Rolle in der Auslösung von Konflikten und Missverständnissen. „Die brauchen wir nicht mehr einzuladen, eine Stunde zu spät kamen sie, und das Essen war schon richtig unansehnlich, als sie endlich am Tisch waren!" – so ein Ehepaar, das die neuen Nachbarn aus Brasilien eingeladen hatte. Wie konnte das deutsche Paar wissen, wie anders Zeit, Pünktlichkeit, Gastlichkeit und Kontakte in Südamerika gelebt werden, wo es gerade als unhöflich gilt, genau wie vereinbart um acht Uhr zu kommen, weil dann die Gastgeber noch gar nicht bereit sind. Dass Bulgaren ihr Essen lieber abgekühlt auf dem Tisch haben, Deutsche dagegen Heißes vorziehen, kann ebenso zu Missverständnissen führen, wenn darüber nicht gesprochen werden kann, weil kulturelle Höflichkeit wie beispielsweise das Höflichkeitsritual der Iraner, Tarof, es verhindert. Nossrat Peseschkian erlebte dies selbst als frisch in Deutschland eingetroffener Student, als er bei den Eltern eines Studienkollegen zu einem leckeren Eis eingeladen war. Wie im Iran üblich lehnte er höflich ab, so dass sein Kommilitone ein Eis bekam, er selbst jedoch trotz des heißen Sommers keines!

Ebenso ist „Ordnung" einer der häufigsten sekundären Konfliktinhalte zwischen Eltern und Kindern abendländischer Kulturen, aber auch zwischen Ehepartnern. „Gerechtigkeit" und das Erleben von Ungerechtigkeit stehen wiederum den ausgleichenden primären Fähigkeiten gegenüber, liebend anzunehmen, sich Zeit für das Verstehen zu nehmen und geduldig zu sein. „Gehorsam", eine sekundäre Aktualfähigkeit als Ausdruck von Disziplin, ist im demokratischen Deutschland aus historischen Gründen ungeliebt und dennoch im Straßenverkehr akzeptiert, in der Schule für eine konstruktive Arbeit nötig, die darin enthaltene Freiheit der

Entscheidung, sich an Regeln zu halten, ist einer der häufigen Konfliktfaktoren in der Erziehung. In der Psychotherapie fallen die „Über-Ich-Konflikte" gerade im religiös geprägten Umfeld als Auslöser von Schuldkonflikten auf.

Aus transkultureller Sicht ist anzumerken, dass die primären Fähigkeiten der Emotionalität, wie Liebe, Vertrauen und Kontakt, eher in orientalischen Kulturen und sekundäre Fähigkeiten, wie Ordnung, Pünktlichkeit und Sauberkeit, stärker in westlichen Kulturen ausgeprägt sind. Bereits in der frühen Kindheit wird der Schwerpunkt durch Eltern und Gesellschaft festgelegt, zum Beispiel durch festgelegte Fütterungszeiten des Säuglings, klare Mittagsessenzeiten und andere Regeln etc. Diese Unterschiede führen häufig zu Missverständnissen, aber auch zu Konflikten und Vorurteilen: „Die Orientalen kommen immer unpünktlich und sind beim Essen so laut." „Die Deutschen sind immer so genau und pingelig." Die Positive Psychotherapie schaut somit „hinter die Kulissen", das heißt, was sind die Konfliktinhalte, und gibt sich nicht mit bloßen Missverständnissen oder kulturellen Unterschieden zufrieden. Dieses Konzept lässt sich auch sehr gut im partnerschaftlichen Bereich anwenden. Bei der Partnerwahl ziehen sich zunächst bekanntlich „Gegensätze an" – und „stoßen sich später wieder ab". Dies kann man sehr gut bei interkulturellen Partnerschaften beobachten, wenn zum Beispiel eine südländische Frau einen deutschen Mann heiratet. Im Sinne der Positiven Psychotherapie steht der Mann für sekundäre Aktualfähigkeiten, wie Verlässlichkeit, Ordnung und Pünktlichkeit, was die Frau (zunächst) als sehr anziehend und auch entlastend erlebt. „Endlich jemand, der klar sagt, was er denkt und nicht um den heißen Brei herumredet." Die Frau in diesem Beispiel würde für die primären Aktualfähigkeiten, wie Liebe, Geduld, Vertrauen und Kontakt stehen. Der eher rationale Mann bekommt durch diese Partnerschaft jemanden, der die primären Fähigkeiten verinnerlicht hat, was ihm zum Beispiel für die Kindererziehung, Kontaktaufnahme zu Gästen etc. sehr entgegenkommt. Die Erfahrung zeigt, dass unreflektiert diese einseitige Partnerwahl manchmal später zu größeren Konflikten führt und dass gerade das, was uns zunächst angezogen hat, später abstößt. Der Mann in diesem Beispiel ist dann eben immer sehr genau und unflexibel, was die Kinder spüren und die Frau in eine Vermittlerrolle drängt. Die Frau auf der anderen Seite würde vielleicht ständig mit Freundinnen telefonieren oder sich mit ihrer Familie treffen wollen („Wir waren doch erst vergangene Woche bei deinen Eltern, warum müssen wir denn schon wieder hingehen?"). Die Positive Psychotherapie analysiert die spezifischen Inhalte der Konflikte als Auslöser der Emotionen und fokussiert in der Beratung oder Therapie auf innere und äußere Wertekonflikte und die darin enthaltenen Fähigkeiten. Die zum Leiden führenden Emotionen oder die körperliche Symptomatik können dann in ihrer wertenden Funktion im Konflikt von gegensätzlichen Konzepten verstanden werden. In diesem Zusammenhang bedeutet konfliktzentriertes Vorgehen, weniger auf einen Auslöser, sondern auf den ursächlichen Konflikt zu achten, diesen zu identifizieren und dann therapeutisch zu bearbeiten.

Das Konfliktmodell und die Mikrotraumentheorie

Wenn zwei Feuersteine aufeinander prallen,
entsteht ein zündender Funke.

Nossrat Peseschkians psychodynamisches Konfliktmodell stellt die Differenzierung der Inhalte, die im Konflikt ausgetragen werden, und deren Wertung in den Mittelpunkt. Es unterscheidet zwischen dem in einer Belastungssituation auftretenden Aktualkonflikt, dem früher entstandenen Grundkonflikt und dem jetzt dadurch ausgelösten inneren Konflikt, der psychische und körperliche Symptome hervorrufen kann. „Konflikt" (confligere lat. zusammentreffen, kämpfen) bezeichnet dabei die scheinbare Unvereinbarkeit von inneren und äußeren Erwartungen und Konzepten oder eine innere Ambivalenz. Emotionen, Affekte und körperliche Reaktionen können dabei wie eine Signallampe verstanden werden, die auf einen inneren Wertekonflikt und die Beteiligung von Aktualfähigkeiten hinweist. Deshalb wird in der Positiven Psychotherapie die Frage nach dem Inhalt gestellt: Was genau löst diese Emotion aus?

Als Beispiel zur Übersetzung von Emotionen in Konfliktinhalte können Sie sich die fast sprichwörtliche Zahnpastatube vorstellen, die allmorgendlich zerknautscht neben dem Becher auf der Ablage liegt, oder eine vergleichbare Alltagssituation. So etwas löst vielleicht in dem einen Partner ein Gefühl von Unmut aus, ein anderer Mensch mag mit Enttäuschung, Anspannung oder sogar Neid auf die gleiche Situation reagieren – je nachdem, welche Konfliktinhalte dem jeweiligen Menschen bewusst oder unbewusst wichtig sind. Ist es das gestörte Ordnungsgefühl („In meinem Bad will ich keine solche Unordnung!"); ist es Sparsamkeit („So kann man die Tube nicht mehr vollständig ausdrücken und wir müssen vorzeitig eine neue kaufen!"); Gerechtigkeitsempfinden („Ich sorge jeden Tag dafür, dass ihr es gut habt, soll ich euch jetzt auch noch hinterher räumen?"); oder es geht um Leistung, mit dem heimlichen Wunsch, einmal selbst alles liegen lassen zu wollen, aber daran gewöhnt zu sein, alles Mögliche zu leisten („So gut möchte ich es auch mal haben, dass jemand für mich sorgt …"). Immer wieder strapazierte Geduld („Jetzt langt es mir aber!"), fehlendes Zutrauen und zerstörte Hoffnung („Jetzt haben wir doch schon so oft darüber geredet, aber nie ändert sich etwas!") sind Beispiele für subjektive Wertungen, die so lange im Alltag auftreten, bis sie als ungelöste innere Konflikte die Gesundheit unterhöhlen, wie der stete Tropfen den Stein.

Die Wiederholung der vielen kleinen Verletzungen, das „Immer-Wieder" mit dem daraus resultierenden Mikro-Stress, nennt Nossrat Peseschkian Mikrotraumen, „die sogenannten Kleinigkeiten" (N. Peseschkian 1977b, 90), im Unterschied zu einzelnen, großen „life events", den Makrotraumen. Die den Mikrotraumen innewohnenden Konfliktinhalte beschreibt Nossrat Peseschkian mit den Aktualfähigkeiten – Fähigkeiten, die einerseits Beziehungen ermöglichen und gestalten, andererseits in einer aktuellen Situation bei entsprechender Bereitschaft zum Konfliktinhalt werden können. Bedeutung bekommen sie in einem Aktualkonflikt, einer auslösenden Situation, die die bisherigen Bewältigungsmöglichkeiten überfordert.

Grundkonflikt	Aktualkonflikt	Innerer Konflikt
Früheres Erleben der Eltern, der Umwelt, sich und der Interaktion in den Vorbilddimensionen	Auslösende Belastungssituation (akutes oder chronisches Ereignis), Enttäuschung	Unbewusste, scheinbar unlösbare Situation, Dekompensation der bisherigen Strategie
Primäre Bedürfnisse werden durch Erfüllen von sekundären sozialen Normen genährt, es entwickeln sich Konzepte von Aktualfähigkeiten als Anpassungs-, Kompensations-, Schutz- und Abwehrmechanismen.	Belastung durch Mikrotraumen (wiederholte kleine Verletzungen) oder Makrotraumen (Life Events)	Hoffnungslosigkeit, Ausweglosigkeit, primäre Bedürfnisse bleiben trotz sozialer Normen unbefriedigt
Entwicklung des Stils der Persönlichkeit in den vier Bereichen des Balancemodells und der Beziehungsfähigkeiten	Die Inhalte des Aktualkonfliktes reaktivieren den ruhenden Grundkonflikt.	Der Konflikt manifestiert sich symbolhaft in Körper oder Psyche.

Abbildung 3.10: Konfliktmodell

Dabei kann der Inhalt eines alten, unbewussten Grundkonfliktes wieder aufleben, in dem der Patient zwischen seinen emotionalen Bedürfnissen, also den primären Fähigkeiten einerseits, und Erwartungen im Sinne sekundärer Fähigkeiten als sozialer Normen andererseits steht. Der früher erfolgreiche Kompromiss gelingt in der aktuellen Situation nicht mehr, ein *innerer Konflikt* bleibt wirksam und ruft Symptome hervor, die als Lösungsversuch gesehen werden können; dies sind die im Balancemodell darstellbaren Konfliktreaktionen. Da sie keine Lösung bewirken, behalten sie ihren Einfluss. „Was man besonders gerne tut, ist selten ganz besonders gut" – so lautet Wilhelm Buschs Beschreibung der darin enthaltenen Einseitigkeit.

„Der Aktualkonflikt ist wie eine Blütenknospe, der Grundkonflikt wie die verborgene Wurzel." (Maxim Goncharov, persönliche Mitteilung). Der Aktualkonflikt ist vielen Menschen bewusst, die belastende oder auslösende Situation kann meist benannt werden. Oft entsteht er aus einem vergleichsweise „kleinen" Anlass, der gerade diesen Menschen aus der Balance wirft, weil er auf diesen Anlass noch keine innere Antwort hat. Menschen mit psychosomatischen Störungen können oft keinen Zusammenhang der Symptome mit einer äußeren Belastung oder inneren Konfliktsituation sehen; gerade deshalb betonen sie bei medizinischer Untersuchung die somatische Seite.

„Die aktuelle Konfliktsituation kommt nicht zufällig wie ein Blitz aus heiterem Himmel. Sie entwickelt sich teilweise sehr langsam und erreicht schließlich einen Schwellenwert, an dem eine sonst weniger problematische Konfliktsituation in eine psychische oder psychosomatische Störung umschlägt. Um dies verständlich zu machen: Es verhält sich bei der Entwicklung seelischer Störungen ähnlich wie beim Wasser, das langsam erhitzt wird und schließlich, wenn eine gewisse Temperatur erreicht ist, zu kochen beginnt. Aus diesem Grunde wird über den Aktualkonflikt hinaus die Frage nach der Entwicklung der inneren und äußeren Konfliktsituation gestellt und die Kindheit und das Erziehungsmilieu in den Mittelpunkt der psychotherapeutischen Fragestellung gerückt. Wir gelangen hier in Bereiche, in denen wir zu tun haben mit relativ konstanten, also gleichbleibenden Eigenschaften und Einstellungen, die als Persönlichkeitszüge bezeichnet werden.
Die Konfliktsituation, die sich auf dieser Ebene der Analyse zeigt, wird als Grundkonflikt bezeichnet. In den Grundkonflikt gehen Bewertungen und Gewichtungen sowie das Maß der individuellen Entwicklung hinsichtlich der Medien von Erkenntnisfähigkeit und der Liebesfähigkeit mit ein. Sie sind ebenso grundkonflikthafte Voraussetzungen wie das im Laufe der Lebensgeschichte erworbene Muster an Aktualfähigkeiten. Der Grundkonflikt braucht kein einmaliges Ereignis zu sein, wie

etwa der Tod einer Bezugsperson. Vielmehr fließen in das, was wir als Grundkonflikt zusammenfassen, alle unsere Erlebnisse ein, die wir bezüglich der Aktualfähigkeiten und Medien der Grundfähigkeiten gemacht haben und die an der Ausprägung der aktuellen Konfliktsituation beteiligt sind" (N. Peseschkian 1977b, 137f.)

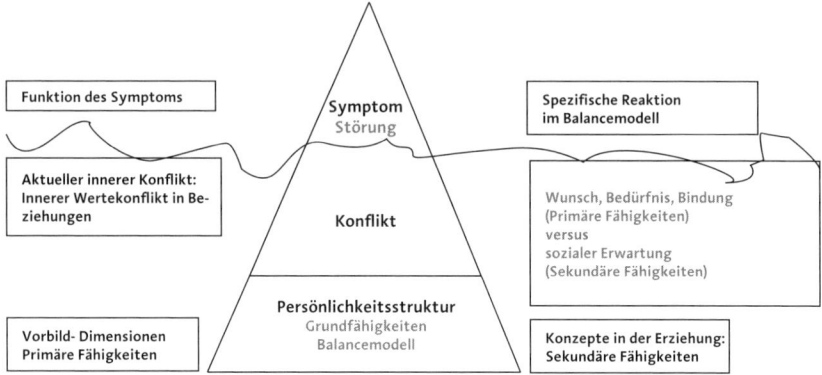

Abbildung 3.11: Bewusste (Symptom) und unbewusste Ebenen (Konflikt, Persönlichkeitsstruktur)

Je nach Persönlichkeit werden der Konflikt und das Symptom im Sinne der „Höflichkeit/Anpassung" mehr nach innen (Angst, nach innen wirksame psychosomatische Störungen, Depression) oder im Sinne der „Offenheit/Direktheit/Ehrlichkeit" mehr nach außen kommuniziert (Aggression, Zwang) – diesen Höflichkeit-Ehrlichkeit-Konflikt nennt Nossrat Peseschkian deshalb Schlüsselkonflikt, weil in ihm alle Formen der Konfliktinhalte ausgedrückt werden, verborgen oder nach außen sichtbar, passiv oder aktiv. Deshalb kommt dem Bewusstwerden des Schlüsselkonfliktes in der Therapie eine besondere Bedeutung zu. Der Bereich der Konfliktentstehung und sein Austragungsort sind dabei zu unterscheiden: Ein Schüler kann einen Konflikt der Familie in der Schule austragen, ein körperlich reagierender Patient eine Trauer nicht bewältigt haben.

Ein Lebensereignis (Makrotrauma, life-event) kann mit einem Pfeil verglichen werden, der einen Menschen unerwartet irgendwo am Körper trifft. Der Pfeil, also das Ereignis, ist zunächst wertneutral. Nicht jeder Tod ist schrecklich und nicht jede Hochzeit wunderbar. Dies wäre auch unsere konstruktive Kritik am ansonsten hervorragenden und wegweisenden Life-Event-Konzept von Holmes und Rahe (1967). Der Pfeil, das Ereignis, erhält eine ganz individuelle, einzigartige und nur für mich gültige Bedeutung, je nach meiner Lebenssituation und Persönlichkeit. Das heißt, das gleiche Ereignis löst bei jedem Menschen etwas anderes aus. Das Lebensereignis ist zunächst einfach nur ein aktuelles Ereignis. Es kann zu einem Aktualkonflikt führen beziehungsweise werden, wenn das Ereignis den Menschen an einem wunden Punkt trifft oder ihn einfach überfordert, weil das Ereignis zum Beispiel sehr belastend ist.

Das zunächst wertneutrale Ereignis trifft, wenn wir bei dem Bild des Pfeils bleiben, auf einen einzigartigen Menschen. Die einzigartige Bedeutung erlangt es aufgrund der Lebenssituation und der „Persönlichkeit", die in der Positiven Psychotherapie durch drei Modelle beschrieben werden kann:

1. Balancemodell
   – Wie balanciert bin ich derzeit? Gibt es Einseitigkeiten, Belastungen, Defizite, Stress etc.?
   – Trifft der Pfeil, also das Ereignis, einen Bereich, der mir besonders wichtig ist und von dem mein Selbstwert abhängt?
   – Oder trifft der Pfeil einen vernachlässigten Bereich, mit dem ich mich noch nie beschäftigt habe, das jetzt aber tun muss und kein Repertoire habe?
2. Vorbilddimensionen
   – Wie sind die einzelnen emotionalen Bereiche bei mir entwickelt? Gibt es Defizite, z. B. mangelndes Selbstwertgefühl etc.?
   – In welchem der vier emotionalen Bereiche spielt das aktuelle Ereignis eine Rolle? Ist dies gerade mein Defizitbereich (z. B. Trennung und mein Bereich „DU" ist schlecht besetzt, da sich Eltern getrennt hatten und ich von Partnern nicht viel halte)?
3. Aktualfähigkeiten
   – Welche Aktualfähigkeiten spielen bei diesem aktuellen Ereignis eine Rolle (z. B. Sparsamkeit bei Todesfall wegen Erbschaft, die verteilt werden muss)?
   – Und sind dies meine vulnerablen, sensiblen, neuralgischen Aktualfähigkeiten?

Der Pfeil geht sozusagen durch diesen „3-er Filter" von oben nach unten hindurch. Was herauskommt, ist ein individueller, einzigartiger Pfeil, der nur für mich gilt und für niemand anderen (daher auch unterschiedliche Reaktionen auf das gleiche Ereignis unter den Mitgliedern einer Familie). Dies entscheidet, ob das anfänglich wertneutrale Ereignis zum Aktualkonflikt wird, einen bestehenden und ruhenden Grundkonflikt reaktiviert und schließlich zu einem unbewussten inneren Konflikt führt, der sich dann manifestiert. Aktual- und Grundkonflikt müssen, wie Schlüssel und Schloss, zueinander passen und erst dann „öffnet" sich etwas – der innere Konflikt kommt heraus.

Nachfolgender anonymisierter Fall mag zum Verständnis des Konfliktmodells der Positiven Psychotherapie hilfreich sein. Es ist ein besonders positiver Fall, d. h. es war letztlich keine Therapie nötig, da die Person ihre Situation selbst weitestgehend klären konnte. Der 73-jährige Vater eines Managers (45 Jahre, verheiratet, drei schulpflichtige Kinder) verstirbt recht unerwartet. Der Tod des Vaters, wenn auch unerwartet, führt bei dem Manager zunächst nicht zu einem Aktualkonflikt, da er 1.) eine gute Beziehung zum Vater gehabt hatte, 2.) keine Schuldgefühle größerer Art verspürt, 3.) in einer früheren Psychotherapie seine Beziehung zum Vater aufgearbeitet und bewusst gemacht hatte, und sich 4.) mit dem Thema Tod intensiv beschäftigt hat, da dies im Familienkreis aufgrund der Religiosität immer ein Thema war und ist.

Seine derzeitige Lebenssituation im Balancemodell ist recht ausgeglichen – nur der Bereich Sport/Bewegung kommt etwas zu kurz. Die Ehe ist zufriedenstellend, aber er findet wenig Verständnis für seine Probleme bei seiner Ehefrau. Die Vorbilddimensionen sind in Bezug auf emotionale Beziehungen grundsätzlich gut entwickelt. Ein Problem stellen der erste und zweite Bereich dar. Im Bereich „Beziehung zum Ich" hat sich der Manager von seinen zwei älteren Geschwistern immer benachteiligt gefühlt, dadurch dass die Brüder ihm vorgezogen wurden, und ist heute im Selbstwert kränkbar. Im Bereich „Beziehung zum Du" hat er sich immer mit der Mutter gegen den Vater verbündet und hatte in der Kindheit das Gefühl, dass der Vater die Mutter vernachlässigen würde. Der Tod des (rivalisierenden) Vaters ist für ihn weniger schmerzhaft, als wenn es die Mutter getroffen hätte. Er verbringt nach dem Tod des Vaters viel Zeit mit der Mutter und beide „genießen" ihre neue Beziehungsebene.

Bei den sekundären Aktualfähigkeiten spielt zunächst Sparsamkeit eine wichtige Rolle, als es um das Erbe des Vaters geht. Da dieser aber im Vorfeld einiges geklärt hatte und auch auf Gerechtigkeit aus war, erhalten alle drei Brüder gleich viel, so dass dieses für den Manager sensible Thema nicht eskaliert. Potentiell ist dies ein vulnerabler Bereich, da für ihn Geld immer sehr wichtig war und dass alle gleich gerecht behandelt werden. Bei den primären Aktualfähigkeiten ist die Höflichkeit hervorzuheben, die ihm immer sehr wichtig war. Nach dem Tod des Vaters ist er zunehmend offener und direkter, insbesondere den Geschwistern gegenüber, da er den Vater nicht mehr zu „fürchten" hat.

Zusammenfassend hat das Ereignis „Tod des Vaters" bei diesem Menschen zu keinerlei körperlicher oder krankhafter Symptomatik geführt. Das aktuelle Ereignis hat keinen Grundkonflikt reaktiviert und somit ist kein innerer Konflikt entstanden. Es ist jedoch zu befürchten beziehungsweise zu erwarten, dass der Tod der Mutter eine viel größere Belastung darstellen und auch die Beziehung zum Vater nochmals reaktivieren wird.

Ein weiteres Fallbeispiel zum Verständnis des Konfliktmodells.

Frau N., eine 24-jährige Wirtschaftsstudentin, litt nach dem plötzlichen Tod des Vaters, einem Hochschullehrer, zunehmend unter Panikattacken mit herzorientierten vegetativen Symptomen. Die bereits zuvor vorhandene Angst vor weiten Reisen verstärkte sich bis hin zur völligen Unfähigkeit, das Haus alleine zu verlassen oder sich in Begleitung eines Angehörigen mehr als 400 m davon zu entfernen. Sie unterbrach deshalb das Studium für fast ein Jahr und musste ihre Arbeitsstelle als Büroangestellte aufgeben, mit der sie das Studium finanzierte. Alle medizinischen Untersuchungen verliefen ohne krankhaften Befund. Es bestand eine Agoraphobie mit Panikstörung (F 40.01 nach ICD 10). Die Patientin suchte den Therapeuten auf Veranlassung ihrer Mutter und ihres Freundes gemeinsam mit ihnen auf.

Die Patientin war mit ihrem Vater aufgewachsen, den sie alles hatte fragen können. Er vermittelte ihr über genaue rationale Erklärungen Vertrauen, Liebe und Hoffnung. Er war ihr Vorbild, als fleißiger, gewissenhafter, fast pedantischer Mann, der ihr sein Weltverständnis sinngebend durch Ordnungsprinzipien nahebringen konnte. Das Konzept der Mutter war, Schutz und Vertrauen über besonders freundliches, gehorsames, treues und mütterlich-zärtliches Verhalten zu vermitteln. Durch den Gehorsam und die Treue, die sie ihrem Ehemann erwies, blieb sie in der Verbundenheit und verließ sich in allem auf ihn. Die Tochter erlebte das Modell einer harmonischen Partnerschaft mit gegenseitiger Abhängigkeit als Hort gegenüber der Außenwelt und die väterlichen Erklärungen, seine Genauigkeit und Zuverlässigkeit als Grundlage von Sicherheit und Vertrauen.

Der unvorbereitete Verlust des Vaters ist ein *Aktualkonflikt* gesehen werden. Sie stand nun unbewusst zwischen zwei Polen: Einerseits hatten die rationalen Erklärungen des Vaters sowie die vorgelebten Fähigkeiten wie Zuverlässigkeit, Treue und Gehorsam in ihr Vertrauen, Gewissheit und Hoffnung angelegt; andererseits erfuhr sie jetzt den Verlust des klar geordneten, Halt gebenden, partnerschaftlichen Modells der Eltern. Als *Grundkonflikt* stellte sich in der Therapie heraus, dass emotionale Geborgenheit und Urvertrauen (primäre Fähigkeiten) durch rationale Erklärung und Zuverlässigkeit (sekundäre Fähigkeiten) bedingt waren und nicht als eigenständige Fähigkeiten von ihr verinnerlicht wurden. In der Selbstständigkeitsentwicklung entstand das Konzept: „Ich will intellektuell selbständig sein, deshalb frage ich den, der es am besten weiß: Vati!" Das Selbstständigsein hieß damit für die Patientin, dem Vater blind zu vertrauen. Eigenes Denken war für sie gleichbedeutend mit dem Verlust des intellektuellen Halts. Die unbewusste, innere Ambivalenz der Patientin und ein wesentlicher Teil ihres Grundkonfliktes beruhten darauf, dass die Erfüllung primärer Bedürfnisse innerhalb der Familie abhängig von der Anpassung an sekundäre Fähigkeiten war.

Es entstand ein *innerer Konflikt:* Sinn, Halt und Vertrauen fehlten, wenn etwas nicht mittels der intellektuellen Leistung eines verlässlichen Partners erklärt wurde. Die Patientin entwickelte eine Agoraphobie und Panikattacken beim Alleinsein und beim Verlassen des Heims als Symptome ihrer existenziellen Angst und Haltlosigkeit, da sie Vertrauen zu sich selbst sowie Hoffnung und Sinnerleben außerhalb einer Dreier- und Zweierbeziehung noch nicht als tragfähig erlebt hatte. Der Kompromiss des Grundkonfliktes gelang nicht mehr: Niemand stand so wie der Vater zur Verfügung, alles zuverlässig zu erklären. Durch die Symptomatik blieb sie auf die Begleitung durch Mutter und Freund angewiesen, mit denen sie sich zu Hause symptomfrei fühlte.

Die Psychotherapie von Frau N. wurde von der ersten Sitzung an mit der Bearbeitung der Konfliktinhalte Sinnerleben, Vertrauen, Hoffnung, Gerechtigkeit, Fleiß/intellektuelle Fähigkeiten begonnen. Gleichzeitig wurde von der Patientin, nach positiver Deutung der Störung als „Suche nach Sicherheit zu Hause", am Thema Vertrauen entlang zunehmend Selbstvertrauen aufgebaut; dazu dienten selbstgestellte Aufgaben und eine vorbereitete Konfrontation mit der angstbesetzten Situation sowie mit der paradoxen Intention. Der Schlüsselkonflikt Höflichkeit – Offenheit wurde von der Patientin mit der Mutter anhand von Geschichten und Familienerlebnissen reflektiert, so dass beide immer direkter und gleichzeitig wertschätzend miteinander umgehen konnten. Die Patientin wagte nach etwa drei Monaten zunehmend eigene selbstständige Schritte, nahm ihr Studium und ihre Berufstätigkeit wieder auf und konnte nach sechs Monaten weitere Reisen unternehmen. Durch die Einbeziehung von Freund und Mutter konnten viele Themen, die sonst innerhalb der Therapiesitzungen verbalisiert worden wären, auch außerhalb des Therapieraumes von der Patientin und ihrer Familie neu verstanden werden. Diese Entwicklung war durch etwa zwölf niederfrequent durchgeführte Begegnungen mit dem Therapeuten möglich; die Behandlung fand in einem südosteuropäischen Land statt.

Bei einem Vergleich mit einem psychoanalytischen Konfliktmodell ließe sich die Agoraphobie und Panikstörung der Patientin als Folge der nicht überwundenen ödipalen Konfliktsituation, als Autonomiekonflikt und als Objektverlustangst beschreiben, aktualisiert nach dem jetzt aufgetretenen Verlust des liebevollen und geliebten, mit seinen intellektuellen Fähigkeiten aber streng herrschenden Vaters. Die mit ihm um die Gunst der Tochter rivalisierende Mutter verwöhnte die einzige Tochter aufopfernd und verkehrte damit die Rivalitätsgefühle ihr gegenüber ins Gegenteil. Die Mutter behinderte dadurch aus psychoanalytischer Sicht die Entwicklung der Tochter zu einer – für die Mutter als Ehefrau – „gefährlich erwachsenen", unabhängigen Rivalin. Beide konkurrierten um die Liebe des Vaters, der seine Stärke über seinen Intellekt ausdrückte und so in der Tochter ein idealisiertes Über-Ich hervorrief. Der Verlust des Vaters nahm ihr jeden Halt und setzte sie umso mehr der Mutter aus. Die Patientin konvertierte unbewusst die tabuisierten aggressiven Impulse gegenüber der Mutter in eine Panikstörung mit herzbetonter Symptomatik.

Die Differenzierungsanalyse in der Positiven Psychotherapie erweitert die hier benutzten analytischen Begriffe „Strenge" oder „Rivalität" wie oben beschrieben um die jeweils spezifischen Inhalte, sozialen Normen und emotionalen Fähigkeiten. Die inhaltlich auf den Grundkonflikt bezogene partielle Regression, die Einbeziehung der Mutter und des Freundes der Patientin, ersetzen dabei die psychoanalytische Regression, in der der Therapeut die Übertragung auf ihn hätte nutzen können.

Ein Vergleich mit weiteren psychodynamischen Sichtweisen lässt Gemeinsamkeiten und Unterschiede deutlich werden: „Werden diese Fähigkeiten in ihrer Entwicklung gehemmt, vernachlässigt oder nur einseitig ausgeformt, entstehen, verdeckt oder offen, Konfliktbereitschaften", schreibt Nossrat Peseschkian (1977b, 12). Dies erinnert an Schultz-Henckes Konflikttheorie von „Hemmung versus Antrieb" (1951, 42) und an die OPD-Definition von „Fähigkeiten" der Persönlichkeitsstruktur von 1996. Nossrat Peseschkian ergänzte die bisherige, am Mangel oder der defizitären Entwicklung orientierte psychodynamische Sichtweise um die „einseitige Ausformung" bzw. „zu kurz gekommene Bereiche", und definiert „Konfliktbereitschaften", wie sie auch bei Stavros Mentzos (2009) als Modus der Konfliktverarbeitung, bei Oldham (1995) als Stile oder bei Boessmann als Neurosendisposition beschrieben sind (Boessmann/Remmers 2011). Nossrat Peseschkian vermied, wo immer möglich, an der Pathologie orientierte Begriffe. Der Terminus der Fähigkeit steht stets im Mittelpunkt des Konfliktverständnisses.

Dem Dualismus *Höflichkeit – Offenheit*, also dem Schlüsselkonflikt, entspricht bei C. G. Jung der Einstellungstypus oder Reaktionshabitus *Introversion – Extraversion*, der schon von Geburt an vorgegeben ist und sich im Laufe des Alterns in typischer Weise verändert.

„Diesen Habitus nennt Jung die zentrale Umschaltstelle, von der aus einerseits das äußere Handeln reguliert und andererseits die spezifische Erfahrung geformt wird. Die Extraversion ist gekennzeichnet durch ein positives Verhältnis zum Objekt, die Introversion durch ein eher negatives" (Jacobi 1959, 25).

Nossrat Peseschkian würde hier vielleicht eher sagen, Introversion sei eine positive vertrauensvolle Beziehung zur eigenen Person und dem eigenen inneren Erleben, mit der Auswirkung, nach außen höflich und zurückhaltend zu sein, Rücksicht auf andere zu nehmen. Extraversion dagegen ließe sich in der Positiven Psychotherapie beschreiben als eine Offenheit nach außen, die andere mit der eigenen Aussage oder Handlung konfrontiert, unter erhöhter Erwartung der Berücksichtigung durch das Gegenüber.

Der transkulturelle Ansatz

„Die Probleme, die es in der Welt gibt, können nicht mit den gleichen Denkweisen gelöst werden, die sie verursacht haben."
(Albert Einstein)

„Der transkulturelle Ansatz durchzieht wie ein roter Faden die gesamte Positive Psychotherapie und Psychosomatik. Wir berücksichtigen ihn deshalb gesondert, weil der transkulturelle Gesichtspunkt auch Material zum Verständnis individueller Konflikte bietet. Darüber hinaus besitzt dieser Aspekt eine außerordentliche soziale Bedeutung: Gastarbeiterprobleme, Probleme der Entwicklungshilfe, Schwierigkeiten, die sich im Umgang mit Mitgliedern anderer kultureller Systeme ergeben, Probleme transkultureller Ehen, Vorurteile und ihre Bewältigung, Alternativmodelle, die einem anderen kulturellen Rahmen entstammen. In diesem Zusammenhang können auch politische Probleme angesprochen werden, die sich aus der transkulturellen Situation ergeben."
(N. Peseschkian 1977c)

Die Einbeziehung einer transkulturellen Sichtweise in die alltägliche psychotherapeutische Arbeit war nicht nur von Beginn an ein zentrales Anliegen Nossrat Peseschkians, sondern die transkulturellen Fragen hatten für ihn eine politisch-gesellschaftliche Dimension. Bevor auf den transkulturellen Ansatz in der Positiven Psychotherapie eingegangen wird, nachfolgend zunächst eine kurze Auseinandersetzung mit dem Begriff, dem Anliegen und den Aufgaben der transkulturellen Psychotherapie.

Es gibt eine noch immer anhaltende Diskussion, wie die spezielle Richtung der Psychiatrie und Psychotherapie, die uns hier beschäftigt, zu benennen sei (vergleiche Pfeiffer 1994; gute Übersicht über die Entwicklung der Transkulturellen Psychotherapie auch bei Heise 1998). Der Begriff „Vergleichende Psychiatrie" stammt von Kraepelin (1904a; b) und wurde später von anderen wieder aufgegriffen (Petrilowitsch 1967; Yap 1974; Murphy 1982). Der von Wittkower geprägte Begriff „Transkulturelle Psychiatrie" hat international die größte Verbreitung erfahren, sowohl in Publikationen als auch in Fachorganisationen, wie z.B. der World Psychiatric Association durch die Errichtung einer Sektion „transkulturelle Psychiatrie". Nach Wittkower und Rin (1965) stellt die transkulturelle Psychiatrie den Zweig der Sozialpsychiatrie dar, der sich mit dem kulturellen Aspekt der Entstehung, Häufigkeit, Form und Therapie der psychischen Störungen in verschiedenen Kulturen befasst. Die Vorsilbe „trans" (lat.: durch, hinüber, nach, darüber hinaus, jenseits) (Duden 2006) verweist auf einen kulturübergreifenden Standpunkt, obwohl es zunächst wichtig ist, den Patienten und sein Krankheitsbild aus der eigenen Kultur heraus zu verstehen. Im Amerikanischen hat sich vorwiegend der Begriff „cross-cultural" etabliert, der uns jedoch sprachlich nicht weit genug gefasst ist, obwohl möglicherweise das gleiche gemeint ist. In diesem Zusammenhang wurden auch Begriffe wie „Ethnopsychiatrie" und „Ethnopsychoanalyse" (Devereux 1961; Wulff 1978), „Kulturpsychiatrie", „kulturbezogene" beziehungsweise „kulturorientierte Psychiatrie" und „Anthropologische Psychiatrie" eingeführt (vergleiche Pfeiffer, 1994). Wichtige Gemeinsamkeiten verbinden die transkulturelle Psychiatrie mit der transkulturellen Psychologie; letztere wurde umfassend von Triandis und Lambert (1980) und van Quekelberghe (1991) dargestellt. Die „kulturelle Psychologie" (Price-Williams 1980) erweitert das Verständnis der kulturvergleichenden Psychologie und beschäftigt sich mit dem sozio-kulturellen Kontext eines beliebigen psychologischen Prozesses. Auch wurde der Begriff des „Multicultural Counseling" von amerikanischen Psychologen geprägt (siehe Ponterotto et al. 1995), definiert als eine Beratung, die entweder zwischen oder mit Personen verschiedener kultureller Hintergründe stattfindet (Jackson 1995). Zunehmend werden auch Arbeiten über die Anwendung der Psychoanalyse im interkulturellen Feld publiziert (vgl. Möhring/Apsel 1995). In der deutschsprachigen Psychotherapie haben Wissenschaftler wie Pfeiffer, Kluge, Boroffka, Schmidt, Parin, Morgenthaler (alle aufgeführt in Wulff 2011), Nossrat Peseschkian (1974) und andere den Begriff der „Transkulturellen Psychotherapie" verwendet und verbreitet. Sie etabliert sich jedoch erst langsam als Subspezialität und stellt noch kein eigenständiges Fach dar, zumindest nicht im deutschsprachigen Raum. In Deutschland etabliert sich in den letzten Jahren im Sinne einer Migrantenpsychotherapie der Begriff der interkulturellen Psychotherapie (Machleidt/Heinz 2011).

Inhaltlich lässt sich feststellen, dass alle verwendeten Begriffe im Wesentlichen das gleiche beschreiben wollen: Die Beobachtung, Anerkennung, Erfassung, Berücksichtigung und den Einfluss kultureller Faktoren auf den Patienten, den Therapeuten und die therapeutische Beziehung. Wir verwenden in dieser Arbeit den Begriff der „Transkulturellen Psychotherapie", sind uns jedoch der Tatsache bewusst, dass dies solange ein Übergangsbegriff ist, bis jeder psychotherapeutische Ansatz kulturelle Faktoren berücksichtigt und jede Form von Psychotherapie transkulturell sein wird. Das gleiche gilt für andere Disziplinen, insbesondere für die Psychiatrie. Polozhy (1997) kommt zu dem Schluss, dass „klinische Psychiatrie immer kulturelle Psychiatrie darstellt". Transkulturelle Psychotherapie muss in diesem Sinne als übergreifender Begriff verstanden werden und nicht nur als ein Vergleich zwischen verschiedenen Kulturen. Im Grunde geht es um die kulturelle Dimension menschlichen Verhaltens. Nach Kagitcibasi und Berry (1989) können die Ziele und Inhalte der transkulturellen Psychologie wie folgt beschrieben werden: „[...] Die transkulturelle Psychologie zielt auf die Erforschung der Ähnlichkeiten und Unterschiede des individuellen psychosozialen Handelns in verschiedenen Kulturen und ethnischen Gruppen. Sie versucht, systematische Beziehungen zwischen a) psychologischen Variablen des Individuums und b) kulturellen, sozialen, ökonomischen und soziologischen Variablen der Bevölkerung zu entdecken [...]." Nach Van Quekelberghe (1991) macht diese Zielbeschreibung deutlich, dass sich die transkulturellen Psychologen nicht mehr allein mit Korrelationsstudien zwischen individuellem Verhalten und einzelnen soziokulturellen Merkmalen begnügen wollen, sondern auch dynamische Interaktionen zwischen Individuen und einer Vielfalt soziokultureller Einflussfaktoren in verstärktem Maße angehen möchten.

Die Rede von einer transkulturellen oder kulturorientierten Psychotherapie wird nur sinnvoll, wenn zugleich gesagt wird, was unter dem Wort „Kultur" zu verstehen ist. Interessanterweise ist der Kulturbegriff selbst auch kulturabhängig. In diesem Zusammenhang wollen wir nur zwei Definitionen anführen: Nach Pfeiffer (1994) „ist mit Kultur ein Komplex gemeint, der überlieferte Erfahrungen, Vorstellungen und Werte umfasst sowie gesellschaftliche Ordnungen und Verhaltensregeln. Es geht um die Kategorien und Regeln, mit denen die Menschen ihre Welt interpretieren und woran sie ihr Handeln ausrichten." Kleinmann (1996) spricht davon, dass Kultur aus lokalen Welten der tagtäglichen Erfahrungen besteht. Kultur wird durch die alltäglichen Muster der Alltagshandlungen erkannt. Wir verwenden hier einen umfassenden Kulturbegriff, der neben kulturellen, auch ethnische, geistige, nationale und rassische Aspekte umfasst.

Wir verstehen unter dem Begriff transkulturelle Psychotherapie mehr als die Anwendung von Psychotherapie in verschiedenen Kulturen oder bei Migranten. Im zunehmenden Maße sind menschliche Konflikte kulturell bedingt, d.h. sie sind auf kulturell bedingte Missverständnisse zurückzuführen. Diese haben im Zeitalter der Globalisierung und Technologisierung auch eine sozio-politische Dimension. Auch geht es darum, Gemeinsamkeiten und Unterschiede in der Arbeit mit Menschen aus unterschiedlichen Kulturen herauszuarbeiten und diese bewusst zu machen. Wie diese Veränderungen für die bisher stark westlich geprägte Psychotherapie aussehen werden, vor allem wenn Kulturen, wie die Russlands oder Chinas, sich verstärkt einbringen werden, kann heute nicht einmal erahnt werden. Gleichzeitig bedeutet transkulturelle Psychotherapie eine Vorgehensweise zu entwickeln, die kulturübergreifend bei Menschen eingesetzt werden kann und trotzdem ihrer Individualität gerecht wird (eine Art „Einheit in der Vielfalt"). Aus der Sicht der Positiven Psychotherapie bedeutet Transkulturelle Psychotherapie zunächst eine Antwort auf die beiden Grundfragen: *Was haben alle Menschen gemeinsam? Wodurch unterscheiden sie sich?* Weiterhin werden dem Patienten Beispiele aus anderen Kulturen nahe gebracht, um ihm zu helfen, seinen eigenen Standpunkt zu relativieren und sein Verhaltensrepertoire zu erweitern.

In der Positiven Psychotherapie fand der transkulturelle Ansatz beziehungsweise die transkulturelle Sichtweise besonders Eingang durch die Verwendung von orientalischen Geschichten und Märchen, der Sozialisationsnormen (Aktualfähigkeiten) und des Balance-Modells. In einer frühen Arbeit (1979b) beschreibt Nossrat Peseschkian „Beispiele für eine transkulturelle Analyse" anhand von mehreren Fallbeispielen. Spätestens 1979 verwendete Nossrat Peseschkian den Begriff der „transkulturellen Psychotherapie", der er ein Kapitel in seinem Werk „Der Kaufmann und der Papagei – Orientalische Geschichten in der Positiven Psychotherapie" widmete. Über die Dimension der transkulturellen Psychotherapie führt er a.o.O. aus:

„Die transkulturelle Problematik – in der Privatsphäre, Arbeitswelt und Politik – gewinnt heute immer mehr an Bedeutung. Bei der sich andeutenden Entwicklungslinie ist zu erwarten, dass die transkulturelle Problematik eine der wesentlichen Aufgaben der Zukunft sein wird [...] Beim transkulturellen Vorgehen beschäftigen wir uns mit den in einer Kultur gültigen Konzepten, Normen, Wertvorstellungen, Verhaltensstilen, Interessen und Perspektiven [...] Das Prinzip der transkulturellen Probleme wird somit auch zum Prinzip der zwischenmenschlichen Beziehungen und der inneren seelischen Konfliktverarbeitung. Es wird zum Gegenstand der Psychotherapie" (N. Peseschkian 1979a, 26–27).

Zusammenfassend bedeutet der transkulturelle Ansatz in der Positiven Psychotherapie zum einen die Berücksichtigung der Einzigartigkeit des Patienten im Sinne einer „Migrantenpsychotherapie", zum anderen die Berücksichtigung kultureller Faktoren im Sinne einer Erweiterung des persönlichen Handlungsrepertoires und somit eine gesellschaftlich-politische Dimension unseres Denkens und Handels. Diese Berücksichtigung der Einzigartigkeit des Menschen, der Relativität menschlichen Verhaltens und einer „Einheit in der Vielfalt" ist ein wesentlicher Grund, weshalb die Positive Psychotherapie nicht als „westliche" Methode im Sinne einer „psychologischen Kolonisierung" (Moghaddam/Harre 1995) erlebt wird, sondern als eine kultursensible Methode, die modifiziert auf die jeweilige Kultur und Lebensumstände angewandt werden kann. Über den gesellschaftlichen Anspruch der Positiven Psychotherapie schreibt Nossrat Peseschkian in seinem Gründungswerk:

„Wenn wir diese Überlegungen auf den gesamten Bereich der sozialen Beziehungen übertragen, zu denen auch die Beziehungen von Gruppen, Völkern, Nationen und Kulturkreisen zueinander gehören, ließe sich im Sinne der Positiven Psychotherapie mit viel Mut eine Gesellschaftstheorie entwickeln, die neben den ökonomischen Bedingungen die Interaktionsschwierigkeiten, aber auch die Fähigkeiten des Menschen in den Vordergrund rückt" (1977b, 17).

Psychosomatik in der Positiven Psychotherapie – Salutogenese und Pathogenese

„Kränkung macht krank und Krankheit kränkt."
(Volksweisheit)

In der Allgemeinarztpraxis lassen sich Patienten mit rein körperlich begründeten Schmerzen manchmal gerade dadurch erkennen, dass sie der Möglichkeit eines seelischen Zusammenhangs oder auslösenden Ereignisses eher zustimmen, weil sie der körperlichen Erkrankung möglichst entfliehen möchten und nach einem Erklärungsmodell suchen. Umgekehrt sind Patienten mit somatoformen Schmerz- und Funktionsstörungen oft dadurch erkennbar, dass sie jeden Zusammenhang mit psychischen Auslösern zunächst von sich weisen; die Störung hat hier eine andere Funktion, sie soll auf ein Leid aufmerksam machen, indem der Körper beachtet wird. Der wirksame Abwehrmechanismus der Somatisierung ist in der psychosomatischen Medizin in seiner regressiven Funktion geläufig, in der Sprache der Positiven Psychotherapie eine Suche nach Zuwendung mit den primären Fähigkeiten, so wie sie das kleine Kind in der Phase der Verbundenheit existenziell benötigte.

Wenn der Körper versucht, einen inneren Konflikt durch funktionelle körperliche Symptome zu lösen, ist ein anderer Zugang erforderlich, als bei der Behandlung von Depression oder Angst. Der körperliche Schmerz der somatoformen Schmerzstörung spricht für einen seelischen Schmerz, eine Kränkung, eine Verletzung oder einen Mangel. Die Funktionsstörung eines Organs ohne krankhaften Befund, wie Juckreiz der Haut, trockene Augen, Magendruck oder Kloßgefühl im Hals – unangenehme, nicht erklärbare, nicht gewollte Symptome – können Ängste und Unwohlsein hervorrufen. Der Körper drückt auf diese Weise symbolisch offen etwas aus, was nicht gesagt werden kann, weil es nicht bewusst ist, oder weil es durch Hemmung (Höflichkeit) nicht ausgesprochen werden kann. Es gehört zu unserem Alltag, emotionale Inhalte über körperliche Symbole, Körpersprache, Mimik und Berührung als Mittel der Interaktion oder als Ausdruck eines Konfliktes zu vermitteln. Im Falle der Funktionsstörungen von Organen jedoch setzt eine Eigenständigkeit ein, die nicht mehr unmittelbar verstanden werden kann. Die Symptome können für die Umgebung belastend werden, wenn auch anfangs Verständnis gezeigt wurde.

Das kennen Schmerztherapeuten gut: Der seelische Schmerz wird im Nervensystem gebahnt und ist nach einigen Wochen körperlich fixiert. Er führt zu ständigem Schmerz auch ohne erkennbare Ursache, als ob eine körperliche Ursache vorläge, zu Schonhaltungen, Schlafstörungen, unregelmäßigen und gesteigerten Medikamenteneinnahmen. Die Schmerzintensität kann bei Chronifizierung sogar eine vorübergehende Basis-Dauermedikation mit Schmerzmitteln erfordern, als ob es sich um ein körperliches Leiden handele, da der Schmerz auch in der Hirnuntersuchung dem einer körperlichen Ursache gleicht. Damit wieder Bewegung, Lebensbalance, Alltagsstruktur und Rückbildung der hirnphysiologischen Bahnung möglich sind, ist eine körperliche Behandlung neben der psychoedukativen und psychotherapeutischen nötig.

Die eben genannten Störungen gehen nach der Theorie der Positiven Psychotherapie vorwiegend auf Mikrotraumen zurück, wie sie im Kapitel 3/Aktualfähigkeiten beschrieben werden. Der Mensch vergleicht eine immer wiederkehrende belastende Situation mit seinen Erfahrungen und Konzepten. Was er wahrnimmt, ist wesentlich geprägt durch seine Persönlichkeit. Die spontane motorische und affektive Reaktion auf einen Aktualkonflikt wird in kürzester Zeit vom Hirnstamm auf der Basis früherer Erfahrungen gesteuert, sie kann allenfalls in gewissem Umfang verhindert werden. Diese Reaktionsmuster sind zwar biologisch angelegt (Flucht, Kampf und Starre), doch ist die Wertung sehr stark von der Persönlichkeit und den Lebenskonzepten des betroffenen Menschen abhängig. Auf ein Ereignis reagiert jeder Mensch je nach Erfahrungen und Persönlichkeit individuell, zum Beispiel gelassen, überschießend aktiv oder depressiv, im Vertrauen erschüttert oder wie versteinert, je nach seiner Vorgeschichte.

Wenn das Erlebte oder erlebte Kleinigkeiten mit emotionalen Folgen zu einem inneren Konflikt anstatt zu einer Lösung mit emotionaler Entspannung führen, kann das unterschiedliche Folgen haben: je nach Ausprägung und Integration von primären und sekundären Aktualfähigkeiten länger andauernde Zustände von Ärger, Aggression, Ängstlichkeit oder Depression. Zusätzlich oder bei Verdrängung des Konfliktthemas können sich vegetativ-funktionelle Störungen von Organen einstellen, die vom autonomen Nervensystem gesteuert werden, beispielsweise Magenbeschwerden, Hautjucken, Verspannungen oder Kopfschmerzen.

Die Veränderung der Gesamtstimmung wirkt sich psychoneuroimmunologisch aus. Neuropeptide als Vermittler zwischen Immunsystem und Hirnaktivitäten reagieren auf Gefühlszustände und beeinflussen das Immunsystem, zum Beispiel bei belastendem Stress im negativen Sinne oder in hochmotivierten Zuständen im positiven Sinne. So können Verliebtheit, Optimismus oder Ehrgeiz über längere Zeit eher salutogenetisch, dagegen Depression oder Trauer eher pathogenetisch wirken. Die davon abhängige Steuerung der Abwehr gegen Krankheiten kann Organmanifestationen zur Folge haben, wie Ekzeme, Neurodermitis, Verstärkung allergischer Reaktionen, Autoimmunstörungen, oder eine Verstärkung somatischer Krankheiten, wie etwa der rheumatoiden Arthritis vom schubförmigen Typ.

Der unten dargestellte Bogen wurde 1988 von Nossrat Peseschkian in Seminaren vorgestellt und dient dazu, psychosomatisch erkrankten Patienten ihr Leiden zu erklären. Später zeigte sich, dass wesentliche Abschnitte dieses Ablaufes heute gut belegt sind (Ahrens 1997; Uexkuell 1996; Schiepek 2003). Die oben beschriebenen Zusammenhänge können in der folgenden, 2008 ergänzten Grafik nachvollzogen werden.

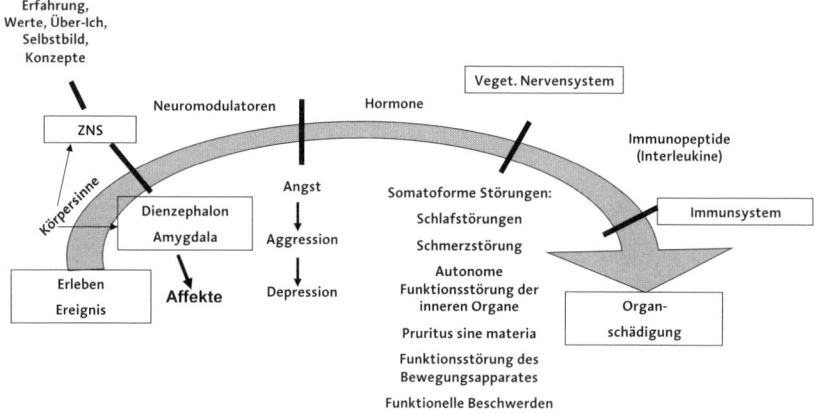

Abbildung 3.12: Der „Psychosomatische Bogen" (nach N. Peseschkian 1988; Remmers 2008)

Somatoforme, autonome Funktionsstörungen, also das Empfinden von Atem-, Herz-, Magen-, Blasen oder Darmstörungen ohne krankhaften medizinischen Befund (ICD F45.3) und Somatisierungsstörungen (ICD F45.0), also der ständige Wechsel von Symptomen ohne medizinisch krankhaften Befund, werden von den Patienten erlebt wie die körperliche Krankheit eines Organs, das vom vegetativen Nervensystem gesteuert wird. Hier setzt in der psychosomatischen Therapie die positive Deutung im Sinne der Körpersprache und die bewusste Verwendung von Sprachbildern an, später die Aufarbeitung des dahinter liegenden Konfliktes. Parallel dazu werden die salutogenetischen Prinzipien angewandt. Mit der positiven Deutung der Symptomfunktion kann der Patient einen Sinn erkennen und seine Krankheit verstehen. Das Balancemodell hilft, wieder Handlungsfähigkeit in bisher vernachlässigten Bereichen zu erlangen. Der Bogen zeigt den Ort der therapeutischen Einwirkung. Die Therapie wirkt auf die Konzepte ein, mit denen Erlebtes wahrgenommen, verglichen und bewertet wird.

Hier einige Beispiele für positive Deutungen, die im Gespräch mit einzelnen Patienten entwickelt wurden: Adipositas als die Fähigkeit des Menschen, sich hier und heute etwas Gutes zukommen zu lassen; Erkältungskrankheiten und Schnupfen als Fähigkeit, die „Kleinigkeiten" des Alltags mit den oberen Luftwegen zu verarbeiten und sich dadurch vorübergehend Schonung zu verschaffen oder als die Fähigkeit, zu zeigen, dass man „die Nase voll hat"; Haarausfall als die Fähigkeit, sich von etwas Eigenem zu trennen und auf sichtbare Weise seinen Empfindungen (in einer Trauer) Ausdruck zu geben. Positive Deutungen dieser Art sind nicht verallgemeinerbar, da sie die individuelle Situation und Funktion der Störung berücksichtigen sollen; nur dann werden sie in der Therapie zu einem wirksamen Agens.

Zugehörige Sprachbilder machen die Organsprache verständlich: Die Sätze „Mir stockt der Atem" oder „Mir wird's um die Brust zu eng" können bestimmten Patienten dabei helfen, sich existenziellen Themen zu nähern, die nach der Beschäftigung mit diesen Sätzen assoziiert werden können. Wir fragen in der Psychosomatik sehr genau nach der subjektiven Empfindung, fragen nach den Gefühlen, einem bildhaften Vergleich („es ist wie …") oder nach dem zugehörigen Sprachbild in der Schilderung, um dem Organ damit eine verständlichere, bildhafte Sprache zuzuordnen.

In jeder Sprache gibt es Redewendungen, deren unbewusste psychosomatische Bedeutung erst klar wird, wenn wir die kulturell geprägten Begriffe hinterfragen: „Ich ärgere mich krank", „Das bricht mir das Kreuz", „Das geht mir unter die Haut", „Ich kann es nicht mehr er-*tragen*", „Das schlägt mir auf den Magen", „Das verschlägt mir den Atem", „Da bekomm ich Schiss" oder „weiche Knie", „Da muss ich schlucken" – in diesen Aussagen sind Affekte und Handlungsentwürfe enthalten, die innere Bilder körperlich ausdrücken. Selbst in gewöhnlichen Verben sind die psycho-somatische Sprachverknüpfung und dazugehörige symbolische Körperbewegung enthalten: Etwas „geht nicht", ich kann ein Gefühl „ausdrücken", ich „halte" aus. Redewendungen und Analogien finden breite Verwendung in der Positiven Psychotherapie, da sie die Funktion der Störung schneller verständlich machen und eine Brücke vom körperlichen Ausdruck zum Inhalt bauen.

Emotionalität und Akzeptanz (Primärfähigkeiten) sind in der Therapie erforderlich, um tatsächlichen Veränderungen einen Weg zu bahnen. Die engen Verbindungen zwischen Emotion und Kognition sind in der Zwischenzeit für den therapeutischen Zusammenhang gut belegt, so wie Schiepek beschreibt:

„Eine davon besteht in der mit Emotionen verbundenen Aktivierung von Substrukturen des limbischen Systems sowie unterschiedlicher Assoziationsbahnen zwischen limbischen und kortikalen Strukturen. Die Bewertung von Information, an der Amygdala und Hippokampusformation (Hippokampus, Gyrus dentatus und Subiculum) wesentlich beteiligt sind, bestimmt sowohl die Aktivierung wie auch die Neuorganisation von Gedächtnisinhalten, also die Aktivierung und Umstrukturierung neuronaler Netze" (Schiepek 2003, 3f.).

Aus der Schilderung der Symptome können zwischen den Zeilen und in den Sprachbildern die emotionalen Aussagen herausgehört und anschließend genauer nach ihnen gefragt werden. Sie stehen für die Emotionalität, mit deren Hilfe die Veränderung in der Therapie möglich wird. Ein therapeutischer Ablauf von Labilisierung durch Standortwechsel in der ersten Stufe, klärender Strukturierung in der zweiten, salutogenetischen Ansätzen mit Ressourcenentwicklung in der dritten, Entwicklung neuer Konzepte, Interaktionsmuster und Konfliktverständnis in der vierten und Integration in den Alltag in der fünften Stufe strukturiert die Begegnung, wie in Kapitel 4/5-Stufen-Modell beschrieben.

Orientiert am Balancemodell ist die Frage bedeutsam „Was ändert sich durch Ihre Beschwerden in Ihrem Leben?". Die Störungen haben gewöhnlich deutliche negative, aber auch positive Veränderungen zur Folge. Diese Vorgehensweise ist auch bei Patienten mit körperlichen Erkrankungen sinnvoll, die in ihrer Krankheitsbewältigung begleitet werden. Dazu der Bericht eines Therapeuten (Fallbeispiel aus der psychotherapeutischen Praxis).

> Eine Patientin Mitte 50 kam nach einer Brustkrebserkrankung mit einseitiger Brustamputation nach der ersten Chemotherapie in die psychotherapeutische Krisenintervention. Es war die erste ernstere Erkrankung ihres Lebens. Ihr war in der Klinik vom Arzt mitgeteilt worden, dass ihre Haare ausfallen würden und sie sich schon um eine Perücke kümmern sollte. Sie hatte die Operation gut überstanden, doch die Mitteilung, dass die Haare ausfallen würden, ließ sie derart dekompensieren, dass sie eine agitierte Depression entwickelte; sie war völlig verzweifelt.
> Nach der ersten Stufe, der Annahme, fragte ich die Patientin, was die Haare für sie bedeuteten. „Das ist das einzige, was ich an mir verändern kann, das bin ich. Und das soll mir nun genommen werden."
> „So erleben Sie Ihre Haare wie einen Ausdruck Ihres Eigenen, Ihrer Persönlichkeit?" (Es war ein Versuch, das für die Patientin Besondere zu verstehen und anzunehmen und eine positive Deutung einzuleiten.) „Ja und erst jetzt wird mir das klar, dass ich so wenig für mich mache."
> „Was hat sich sonst durch diese Mitteilung, diesen Tumor, die Operation, in Ihrem Leben jetzt alles verändert?"

Es brach aus ihr heraus: „So viele Jahre hab ich nur für die Firma gearbeitet (Chefsekretärin), mir nie Zeit für uns genommen. Ich will nicht mehr dort hin! So etwas habe ich nie gedacht, dass ich das mal sagen würde. Im Leben ist so viel zu kurz gekommen (Bereich Leistung). Immer schon wollte ich einen Malkurs besuchen und Klavier lernen, nie war die Zeit dazu da (Bereich Phantasie)."

„Wie hat sich das Ganze auf Ihre Beziehung zu anderen Menschen ausgewirkt?"

„Mit meiner Freundin hab ich Schluss gemacht. Als ich sie anrief und ihr schilderte, dass meine Haare nun ausgehen würden, sagte sie nur, dann kauf dir eine schöne Perücke. Da hab ich verstanden, dass sie mich gar nicht kennt. Mein Mann dagegen hat sich Urlaub genommen, kommt jetzt immer früh aus der Firma, so kannte ich ihn nie, immer haben wir beide viel gearbeitet, er war immer unterwegs, er ist jetzt so liebevoll. Das Gegenteil hatte ich befürchtet. Auch meine Schwester ist mir nun viel näher als früher. Da hab ich gemerkt, dass man einen Streit auch gut zur Seite legen kann, wenn es ernst wird (Kontakt)."

Die weitere Therapie betraf die nachträgliche Entwicklung der so lange zu kurz gekommenen Bereiche wie Kreativität und Musik, neue Wege zu erproben und dabei das wirklich Eigene zu finden, nachdem vorher das Konzept der Eltern aus der Kriegsgeneration gelebt worden war: ein Haus zu bauen, erfolgreich zu sein und für das Alter zu sparen. Die Geschichte „Noch ein langes Programm" (N. Peseschkian 1979, 125) regte die Patientin an, auch ihren Mann mehr in die Veränderungen einzubeziehen, weil er dem Protagonisten sehr ähnelte: Die Geschichte erzählt von einem Kaufmann, der sich zur Ruhe setzen wollte, aber mit Begeisterung den ganzen langen Abend erzählt, was er bis dahin noch alles tun wolle.

Das Gesundheitsverständnis der Positiven Psychotherapie bezieht die kulturelle Perspektive ein. Was mit Gesundheit gemeint ist, hängt davon ab, wie man den lebenden Organismus und seine Beziehung zu seiner Umwelt sieht. Da sich diese Anschauung von Kultur zu Kultur und von einer Ära zur nächsten wandelt, wandeln sich auch die Vorstellungen von Gesundheit. Der umfassende Gesundheitsbegriff erfordert ein „bio-sozio-psycho-spirituelles Menschenbild" (Heise 1998). Für den Anfang könnte die von der Weltgesundheitsorganisation in der Präambel zu ihrer Charta aufgestellte Definition nützlich sein: „Gesundheit ist ein Zustand vollkommenen physischen, geistigen und sozialen Wohlergehens und nicht nur das Fehlen von Krankheit und Behinderung." Wirkt sie auch idealistisch und unrealistisch, vermittelt sie doch den Gedanken des ganzheitlichen Wesens der Gesundheit, den man begreifen muss, wenn man das Phänomen des Heilens und vor allem der Gesunderhaltung, der Salutogenese, verstehen will.

Nossrat Peseschkian stellte zu 40 Störungsbildern die Ansätze der Positiven Psychotherapie in „Psychosomatik und Positive Psychotherapie" vor (1991) und veröffentlichte gemeinsam mit Klaus Jork, Professor für Allgemeinmedizin, ein Buch zur Salutogenese und Positiven Psychotherapie (2003/2006). Ferner gehören Ratgeber für Patienten mit Diabetes (2001), Stress (2003) und Herzerkrankungen (2005) zur Bibliothek der Positiven Psychotherapie.

Die vier Vorbilddimensionen

Ein Kind wird im Zirkus vom Vater auf die Schultern genommen. Es kann nun besser sehen als alle Umstehenden. Vor lauter Freude trommelt es mit den Fäustchen auf den Kopf des Vaters. Ein hinter ihm stehender Mann tippt es an und sagt: „Vergiss nicht, auf wessen Schultern du sitzt." (nach N. Peseschkian)

Erziehung und frühkindliche Umweltsituation führen zu einer bestimmten einzigartigen Entwicklung und Ausprägung der von Nossrat Peseschkian Grundfähigkeiten genannten Liebesfähigkeiten und Erkenntnisfähigkeiten. Die Medien der Erkenntnisfähigkeit werden mit dem Balance-Modell (siehe Kapitel 3/Balancemodell) beschrieben; die Medien der Liebesfähigkeit mit den vier Vorbilddimensionen (siehe Abb. 3.13).

Die Positive Psychotherapie geht von vier typischen Grundbeziehungen aus, die jeder Mensch in irgendeiner Form eingeht bzw. eingehen kann. Man kann auch von vier Ebenen oder Arten emotionaler Beziehung sprechen. Diese Grundbeziehungen sind: die Beziehung zum Ich, zum Du, zum Wir und zum Ur-Wir. Auf die Entwicklung jeder dieser Beziehungen nimmt eine charakteristische Vorbild-Dimension Einfluss:

„Für die Beziehung zum ‚Ich', also für das Selbstbild, den Selbstwert und das Selbstvertrauen, ist das Verhältnis der Eltern beziehungsweise primärer Bezugspersonen zu dem Kind und seinen Geschwistern von zentraler Bedeutung. Das Kind lernt hier, eine Beziehung zu sich selbst aufzunehmen, die besonders davon abhängt, wie seine Wünsche und Bedürfnisse befriedigt werden. Zur Entscheidung steht die grundsätzliche Frage: Werde ich akzeptiert, oder werde ich zurückgewiesen? Die

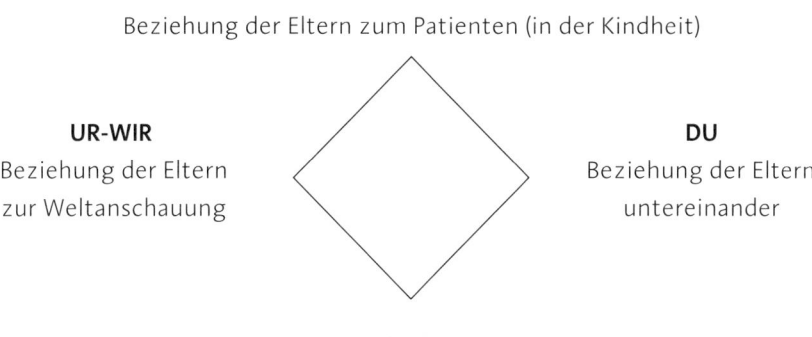

Abbildung 3.13: Vorbilddimensionen

Antwort auf diese Frage ergibt sich unmittelbar aus der Bezugsperson-Kind-Beziehung und mittelbar aus dem Vergleich mit der Behandlung etwa der Geschwister. Damit wird eine Primärerfahrung gemacht, die gewissermaßen Bezugssystem für spätere Entwicklungen werden kann. Es ist anzunehmen, dass diese Primärerfahrung Einfluss auf die späteren Techniken der Selbstwertbestätigung nehmen: Werde ich aufgrund meiner Persönlichkeit oder meiner Leistung akzeptiert? (N. Peseschkian 1977b, 124f.)

Hier liegen die Ursachen für die Entstehung des Grundkonfliktes. Spätere Selbstwertproblematik ist im Wesentlichen auf eine konflikthafte, defizitäre Entwicklung in diesem Bereich des „Ich" zurückzuführen. Bindungs- und Beziehungsfähigkeit, Ur-Vertrauen versus Ur-Misstrauen, grundsätzliche Lebenseinstellung, Identität und das Selbstbild als Mann oder Frau. Die primären Aktualfähigkeiten werden vor allem in diesem Bereich im interaktiven Miteinander durch die Vorbildfunktion der primären Bezugspersonen entwickelt. Dies entspricht der Selbstobjekt-Erfahrung (Kohut 1973) und der Entwicklung von Selbst- und Objektrepräsentanzen in der psychoanalytischen Theorie (Fonagy et al. 1993). Hinzu treten die Großeltern in ihrer eigenständigen Rolle transgenerationaler Vermittlung von Traditionen, bevorzugt primären Fähigkeiten und in der erweiterten Triangulation, sie haben eine große Bedeutung für die Selbstwertentwicklung über die besondere Form der Akzeptanz der Enkel.

„Für die Beziehung eines Menschen zum ‚Du' dient als bevorzugtes Modell das Vorbild der Eltern, also die Beziehung der Eltern untereinander [es kann auch durchaus das erlebte Partnerverhalten naher Bezugspersonen als Vorbild dienen]. Über dieses Vorbild der Eltern werden die in einer Partnerschaft möglichen Verhaltensweisen nahegebracht. Vor allem werden dadurch Verhaltensweisen der Zärtlichkeit vorgeprägt" (N. Peseschkian 1977b, 126f.).

Themen und Konflikte wie Treue, Beziehungsfähigkeit, Beratungsfähigkeit, Intimität, Zweisamkeit, Geben und Nehmen, Partnerfähigkeit, Partnerwahl, Männer- und Frauenbilder oder Konfliktfähigkeit haben ihre Ursache meistens in der gesunden oder defizitären Entwicklung dieses Bereiches. Die Dreiecksbeziehung von Vater, Mutter und Kind hat einen besonderen Einfluss auf die Identität als Mann oder Frau, auf die Dualität Liebe versus Gerechtigkeit und auf die Empfindung von Solidarität und Rivalität.

„Die Beziehung eines Menschen zum ‚Wir' wird weitgehend durch das Verhältnis seiner Eltern zur sozialen Umgebung vorgeprägt […] Die Einstellungen und Erwartungen beziehen sich auf soziale Bezüge außerhalb der primären Familie. Sie umfassen das Verhältnis zu Verwandten, Kollegen, zu sozialen Bezugsgruppen, Interessengemeinschaften, Landsleuten und auch das Verhältnis zur Menschheit insgesamt. Man entwickelt hier weniger ein Verhältnis zu einem personalen Du als vielmehr Beziehungen zu sozialen Gruppen […] Träger von sozialen Gruppen, die das ‚Wir' ausmachen, sind Institutionen, also gesellschaftliche Einrichtungen wie Vereine, berufliche Verbände, Kirchen, sportliche Veranstaltungen, politische Parteien […]" (N. Peseschkian 1977b, 128).

Themen und Konflikte wie soziale Beziehungsfähigkeit, Gruppenfähigkeit, Annahme von Gruppenkonventionen, Kontaktbedürfnis, Gastfreundschaft, emotionale Bedürftigkeit, Ruhebedürftigkeit, Beziehung zu Menschen anderer Herkunft, sozialer Rückzug versus Geselligkeit haben ihre Ursache meistens in der gesunden oder defizitären Entwicklung dieses Bereichs. Rollenbilder in Gruppen werden geprägt und die Gruppenidentität verleiht Halt, wenn bestimmte Regeln der Gruppe akzeptiert werden, deren Wertung im Bereich „Wir" vorgeprägt wurde.

„Die Beziehung eines Menschen zum Ur-Wir hängt zunächst von dem Verhältnis ab, das seine Eltern gegenüber Religion und Weltanschauung haben. Vor dem Hintergrund eines religiös-weltanschaulichen Bezugsystems erhält die Sinnfrage ihre Antwort. Damit bezieht sich das Ur-Wir nicht nur auf die formale Zugehörigkeit zu einer religiösen oder weltanschaulichen Gruppierung, sondern ist Fundament für die später gestellte Sinnfrage. Selbst wenn die Religion abgelehnt wird, bleibt das Ur-Wir Basis für andere Orientierungssysteme, die Sinngehalte liefern sollen. Als solche Systeme haben wir die Gesellschaft, häufiger noch eine bestimmte Gesellschaftsform, eine bestimmte Lebensweise, die Familie, ein gewähltes Vorbild oder das Leistungs- oder Lustprinzip. Diese Vorstellungsinhalte können zum Idol oder zur Ersatzreligion werden. Mehr noch als die überlieferten Inhalte scheinen Überzeugung und Konsequenz auszumachen, mit denen die Eltern diese Inhalte vertreten" (N. Peseschkian 1977b, 129f.).

Themen und Konflikte wie Zweifel, Hoffnung, Materialismus, moralische Einstellungen, Fanatismus, Glaubenskrise, Leben nach dem Tode, Sinnhaftigkeit versus Sinnlosigkeit, Grundwerte haben ihre Ursache meistens in einer gesunden oder defizitären Entwicklung dieser Sphäre. Von Bedeutung sind auch das Verhältnis der Eltern zueinander und die Einstellung der weiteren Verwandten im Hinblick auf lebensphilosophische Fragen und z. B. religiöse Normen. Die spätere Wertung von Aktualfähigkeiten als moralische Norm, als Motto oder Ideal und damit auch die Gewissensbildung nehmen hauptsächlich im ‚Ur-Wir' ihren Ausgangspunkt.

Objektrepräsentanzen und Selbstrepräsentanzen entstehen unter dem Einfluss der primären Bezugspersonen aus der Erfahrung innerhalb der vier Vorbilddimensionen. Die gleichen Dimensionen spielen eine Rolle in der Gegenwart des Patienten als Dimensionen seiner Beziehungen und Interaktionen in der Beziehung zu sich selbst, zum Partner, zu Familie, Freunden und anderen Menschen, zur Welt, Kultur und Religion. In der Therapie kann die Beziehungsgestaltung in diesen vier Bereichen anschaulich erfragt und dargestellt werden.

Ein Beispiel der Anwendung in der Beratung und Pädagogik ist in Abb. 3.14 dargestellt.

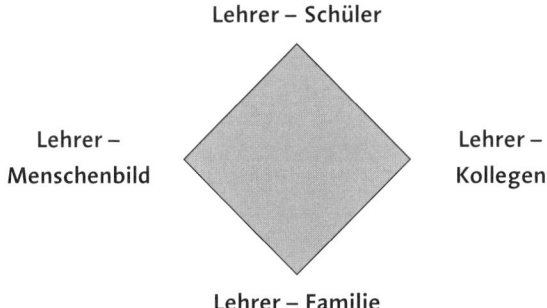

Abbildung 3.14: Beziehungs- und Vorbilddimensionen in der Pädagogik

Die pädagogische Beziehung zum Schüler und zur Klasse wird wesentlich beeinflusst von der Beziehung der Kollegen untereinander, ob in der gemeinsamen Klasse, auf dem Schulhof, im Lehrerzimmer oder in den Beziehungen zur Schulleitung. Das Erfahrungsmuster der eigenen Familie, in die der Pädagoge nach dem Unterricht seine Erfahrungen und Gefühle hineinträgt und aus der er Einstellungen und Beziehungsmuster mitnimmt, und die jeweiligen kulturellen Prägungen nehmen wesentlichen Einfluss auf die Qualität der Beziehung zu Schülern. Das Weltbild, der persönliche Glaube oder die Weltanschauung sind mitverantwortlich für die verbale, körpersprachliche oder entscheidungsorientierte Bewertung des Kindes in der Klasse.

Für die Zukunft sind diese vier Bereiche auch als Dimensionen von Verantwortung und zukünftiger Beziehungsgestaltung für sich, die Nächsten, die Familie und Freunde ebenso wie für die Menschheit in der Beratung und Therapie verwendbar.

Im Erstinterview werden die Erfahrungen des Patienten mit den wichtigsten Bezugspersonen in der Vergangenheit und Gegenwart bezogen auf die Vorbilddimensionen erfragt, was assoziativ recht rasch zum Verständnis von familiären Grundkonzepten und Grundkonflikten leitet. Auch der WIPPF erfasst die Vorbilddimensionen. Hier einige Fragen:

1. Zu wem hatten Sie als Kind eine stärkere Beziehung (Vater, Mutter, Großeltern)?
2. Wer von Ihren Eltern hatte mehr Zeit für Sie?
3. Wer von Ihren Eltern war geduldiger?
4. Wer war eher Ihr Vorbild?
5. Haben Sie das Gefühl, als Kind gerecht behandelt worden zu sein (wurden z. B. Geschwister bevorzugt)?
6. Wie haben Sie Ihre Eltern miteinander erlebt?
7. Wer von Ihren Eltern war kontaktfreudiger, hatten sie Gäste?
8. Wer von Ihren Eltern beschäftigte sich mehr mit religiösen und weltanschaulichen Fragen? Welche Mottos erinnern Sie?

Die ausführlichen Fragen (ca. 15 pro Sphäre) sind in dem Buch der Positiven Familientherapie dargestellt (N. Peseschkian 1980, 109–117).

Die drei Interaktionsstadien

„Zwei Igel wollen sich im Winter wärmen. Kommen sie sich zu nahe, stechen sie sich, gehen sie auseinander, frieren sie – so lange, bis sie den richtigen Abstand zueinander gefunden haben."
(N. Peseschkian)

Natürliche Stadien menschlicher Interaktion zeigen sich in den Traditionen der Begrüßung, Begegnung und Verabschiedung: „Guten Tag!" zeigt die Verbundenheit. Die häufig angeschlossene Frage „Wie geht's?" leitet die Unterscheidung ein, also den Austausch über das noch Unbekannte. „Auf Wiedersehen!" ist schließlich das Zeichen der Ablösung, verbunden mit dem Wunsch, sich wieder zu sehen. So sind auch die drei Interaktionsstadien der Positiven Psychotherapie als drei Phasen der Begegnung zu verstehen, in denen die Einstellung zum Gegenüber und die zukünftige Erwartung eine Rolle spielen.

„In der individuellen Entwicklung sowie in der partnerschaftlichen Situation durchläuft jeder Mensch fortwährend verschiedene Stadien, die durch folgende drei Prinzipien charakterisiert sind: Das Prinzip der Entwicklung – das Prinzip der Unterscheidung – das Prinzip der Einheit." (N. Peseschkian 1977b, 139ff.)

In den zwischenmenschlichen Beziehungen entsprechen diese Prinzipien den drei Interaktionsstadien *Verbundenheit, Unterscheidung* und *Ablösung*, die in jedem Konflikt und in jeder Begegnung zu beobachten sind. „Sie strukturieren das zwischenmenschliche Zusammenleben" (N. Peseschkian 1980, 140).

Im Stadium der Verbundenheit ist das Kind auf die Bezugspersonen angewiesen, es braucht die primären Fähigkeiten der Eltern. „Das Bedürfnis nach Verbundenheit begleitet einen Menschen sein ganzes Leben lang" (N. Peseschkian 1980, 140f.). Im Stadium der Unterscheidung steht das Fragen, Lernen, Wissen im Vordergrund, um zwischen Triebbedürfnissen und der Umwelt zu vermitteln. Es ist durch die Entwicklung sekundärer Fähigkeiten, der sozialen Normen, geprägt. Im Stadium der Ablösung „bedeutet „Einheit" letztlich die Realisierung und Integration von Fähigkeiten einer individuellen Persönlichkeit. Damit ist eine gewisse Autonomie verbunden" (N. Peseschkian 1977b, 142). „Ablösung bedeutet nicht nur, dass man sich von einem Objekt oder einer Person abwendet. Sie ist zugleich Zuwendung zu einem anderen Objekt, zu einer anderen Person" (N. Peseschkian 1980, 142).

Den drei Stadien der Interaktion entsprechen auch die verschiedenen methodischen Ansätze und der Verlauf der Therapie (s. Abb. 3.15):

Verbundenheit	Unterscheidung	Ablösung
„Guten Tag"	„Wie geht's?"	„Auf Wiedersehen"
Gemeinsamkeiten erkennen	Unterschiede austauschen	Erkenntnisse im eigenen Alltag einsetzen
Die Fähigkeit zur Nähe – Bindung –	Die Fähigkeit, Neues aufzunehmen – Differenzierung –	Die Bereitschaft zu neuer Verbundenheit – Autonomie –
Positiver Ansatz: Positive und transkulturelle Deutung	Inhaltliches Vorgehen Vier Bereiche DAI	5-stufige Konfliktlösung Beratung, Selbsthilfe Familientherapie

Abbildung 3.15: Drei Stadien der Interaktion und Therapie

„Wird das Bedürfnis nach Verbundenheit zum dominierenden Verhalten eines Menschen, [...] sprechen wir von eine einem primär-naiven Verhalten. Dieser Reaktionstyp entspringt in der Regel einer überbeschützenden Erziehung, in der die primären Fähigkeiten Vorrang hatten. Der naiv-primäre Typ entspricht der depressiven Neurosenstruktur [...] „Ich kann es nicht alleine" [...] Gewinnt die Differenzierung einseitig die Oberhand, sprechen wir von dem sekundären Reaktionstypus. Im Umfeld dieses sekundären Typs [...] ist die zwanghafte Neurosenstruktur angesiedelt [...] Den sachlichen Beziehungen wird Vorrang vor der emotionalen Beteiligung eingeräumt. Charakteristisch für den sekundären Typ ist die Flucht in die Aktivität [...] Viele Menschen schwanken zwischen Ablösung und Verbundenheit, möchten selbständig sein, können jedoch diese Selbständigkeit nicht ertragen oder wünschen sich die Zuneigung eines Partners, der sie jedoch in dem Wunsch nach Freiheit wieder entfliehen. Wir sprechen hier vom Doppel-Bindungs-Typ. In groben Zügen entspricht der Doppel-Bindungs-Typ der hysterischen Neurosenstruktur" (N. Peseschkian 1980, 140ff.).

Letzteres entspricht der Aussage „Ich kann das alleine, hilf mir doch!" Therapeutisch steht nicht die Reduktion der Einseitigkeiten der jeweiligen Persönlichkeiten, sondern die Unterstützung der weniger ausgeprägten Stadien im Vordergrund. Aus den Interaktionsstadien lässt sich therapeutisch eine Interaktions- und Konfliktanalyse gestalten, denn „Erwartungsstadien" treffen aufeinander. In welchem Stadium, welcher Erwartung befindet sich der Beziehungs-Partner gerade?

Habe ich gerade das Bedürfnis nach

- Nähe und Zusammensein?
- Informationen, Beratung und Austausch?
- Eigenständigkeit, persönlicher Freiheit?
- Und welches dieser Bedürfnisse hat mein Partner gerade?

Dazu im Folgenden ein Beispiel aus der Beratungssituation.

> Eine junge Frau sucht die Nähe ihres Freundes, sie fühlt sich nur mit ihm wohl, alleine geht sie nicht aus, am wichtigsten sind ihr die gemeinsamen Unternehmungen (Verbundenheit). Er geht zunächst gerne darauf ein, zieht sich jedoch nach einiger Zeit zurück, als er seine Freunde vermisst (Ablösung). Sie sorgt noch mehr für ihn, verwöhnt ihn, er weist sie immer häufiger zurück, bekommt dabei ein schlechtes Gewissen. Er liebt sie, da sei er sich sicher, könne sich aber nicht erklären, warum er manchmal so schroff zu ihr sei. Erst das Gespräch darüber, was ihr, und was ihm denn wichtig sei, was beide aneinander schätzen, was sie sich voneinander wünschen und was sie sich gerne geben würden, bringt diese unterschiedlichen Bedürfnisse zu Tage (Unterscheidung als Brücke zwischen Verbundenheit und Ablösung). Nun ist die tägliche Unterscheidung, das Paargespräch erforderlich, damit alte Muster nicht wieder zurückkehren.

Je nachdem, in welcher der denkbaren neun Kombinationen aus den möglichen drei Erwartungsstadien des einen und den drei Interaktionsstadien des anderen Partners die Bedürfnisse beider Partner aufeinander treffen, ergeben sich unterschiedliche Missverständnisse, mikrotraumatische Konfliktszenarien und schließlich eine Chronifizierung (nach N. Peseschkian 1977b, 144ff.). Die Verbundenheits-Erwartung „Ich wünsche mir gerade Nähe" kann auf Ablösungswünsche wie „Ich will jetzt meine Unabhängigkeit zeigen" treffen und damit zu Konflikten führen, oder das Bedürfnis nach Information oder Entscheidungshilfe (Unterscheidungsstadium) begegnet einer Erwartung der Bezugsperson nach emotionaler Nähe (Verbundenheit), so dass die unterschwelligen, nicht ausgedrückten Wünsche frustriert werden.

Die drei Interaktionsstadien sind für die psychodynamische Theorie eine Erweiterung der Dualität von Abhängigkeit und Autonomie um die Differenzierung. Sie sind auf den ersten Blick ähnlich den von Gebsattel beschriebenen drei Sinnstufen des ärztlichen Handelns, der Stufe des Angerufenseins in der Not, der Entfremdung mit der Diagnostik, und der personalen Begegnung als Partner in der Behandlung (Gebsattel 1959). Da Viktor Frankl und von Gebsattel in regem Kontakt standen und auch Nossrat Peseschkian ein Schüler Viktor Frankls war, ist es wahrscheinlich, dass die drei Phasen der ärztlichen Begegnung nach von Gebsattel auf die Überlegungen zu den Interaktionsstadien Einfluss nahmen. Nossrat Peseschkian begründete die Interaktionsstadien im Unterschied dazu aus der kindlichen Entwicklungsgeschichte heraus, übertrug diese auf den Therapieprozess, die allgemeinen menschlichen Interaktionsmuster und die oben beschriebene Interaktionsanalyse.

4 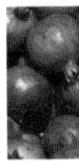 Der therapeutische Prozess

*„Wenn du eine hilfreiche Hand suchst,
so findest du sie am Ende deines eigenen Armes."*
(Orientalische Weisheit)

„Was soll ich dann mit dem Patienten machen?" Ausbildungsteilnehmer stellen immer wieder diese Frage und erhalten in psychodynamischen Verfahren häufig die Antwort: „Sie müssen den Konflikt mit dem Patienten durcharbeiten." Was denn Durcharbeiten konkret bedeutet, und vor allem, wie man das praktisch macht, wird ihnen aber nicht gesagt; manchmal hat es den Anschein, dass das „Durcharbeiten" etwas Mythisches sei und nur wer durch eine lange „Meisterschule" gegangen ist, beherrsche es. Das Erkennen, Bewusstmachen und Durcharbeiten ist jedoch zentral für die tiefenpsychologische Arbeit. Dieses Kapitel erläutert Strategie, Konzepte und Techniken der Positiven Psychotherapie, die Struktur in die therapeutische Begegnung bringen. Zunächst wird das halbstrukturierte Erstinterview der Positiven Psychotherapie vorgestellt. Daran schließt sich das fünfstufige therapeutische Vorgehen als Rahmen für die therapeutische Arbeit an. Die Beschreibung des Einsatzes der Positiven Psychotherapie bei verschiedenen Störungsbildern, der Arbeit mit Geschichten und Märchen und der Umsetzung in der Familientherapie konkretisieren die praktische Anwendung. Schließlich wird der Fragebogen der Positiven Psychotherapie (WIPPF) dargestellt, der mittlerweile in vielen Kulturen genutzt wird.

Das Erstinterview der Positiven Psychotherapie

Eine Besonderheit und ein Unterscheidungsmerkmal innerhalb der psychodynamischen Verfahren stellt das Erstinterview der Positiven Psychotherapie dar (siehe Anhang). Das semistrukturierte und halbstandardisierte Interview erfasst die psychodynamisch und biographisch für Gesundheit und Krankheitsentstehung wichtigen Besonderheiten und Ressourcen und dient als systematischer Einstieg in die Kurzzeittherapie. Es wurde von

Nossrat Peseschkian (1977b) beschrieben, von Hamid Peseschkian 1984 in seiner Dissertation systematisch dargelegt und ergänzt, und schließlich zusammen mit dem Fragebogen WIPPF, einem Handbuch sowie einem Patienten- und Therapeutenkalender leicht modifiziert als Erstinterviewbogen veröffentlicht (N. Peseschkian/Deidenbach 1988, 13–30). Das psychotherapeutische Erstinterview ist zentral für den Therapieerfolg und vergleichbar mit der Bedeutung der Anamnese und körperlichen Untersuchung in der somatischen Medizin. Umso erstaunlicher ist, dass es in der Psychotherapieliteratur relativ wenige Publikationen hierüber gibt. Bis heute wird im tiefenpsychologischen Bereich im Wesentlichen auf das kleine Büchlein von Argelander (1970) und die Arbeit von Dührssen (1981) verwiesen. Nach Reimer hat das Erstinterview folgende Funktionen: eine diagnostische, eine therapeutische, eine prognostische und schließlich eine hypothesenformulierende (Reimer et al. 2000).

Das Erstinterview der Positiven Psychotherapie berücksichtigt diese und einige weitere Elemente. Es übernimmt die diagnostische Vorgehensweise der (psycho-) somatischen Anamneseerhebung; es berücksichtigt die Beziehungsfaktoren (Lambert 1992) und die Aspekte der therapeutischen Allianz (Hubble et al. 2001); Erkenntnisse über die Erwartungseffekte (Lambert 1992) finden Einlass, insbesondere die Rolle der Hoffnung (Snyder et al. 2001, 193–212; Frank/Frank 1991) für eine wirksame Therapie. Darüber hinaus ist das Erstinterview durch die verwendeten Begriffe und die Semistrukturierung in verschiedenen Settings (Einzel-, Kinder- und Jugendlichen-, Paar- und Familientherapie; Beratung und Coaching) und in unterschiedlichen Kulturen einsetzbar.

„Das Erstinterview der Positiven Psychotherapie besteht aus obligatorischen Hauptfragen und fakultativen Nebenfragen, deren Benutzung oder Auslassung von der jeweiligen Antwort des Befragten auf die Hauptfrage abhängt. Es werden sowohl offene als auch geschlossene Fragen verwendet" (H. Peseschkian 1988, 31).

Als Erstinterview verstehen wir in diesem Zusammenhang zum einen das Erstgespräch, zum anderen die ersten zwei bis drei Sitzungen beziehungsweise die gesamte probatorische Phase. Es ist auch möglich, zunächst das Erstinterview im Erstgespräch zur Orientierung durchzuführen, um dann in den darauffolgenden Stunden der Probatorik einzelne Bereiche zu vertiefen. Das Erstinterview der Positiven Psychotherapie gliedert sich im Wesentlichen in vier Bereiche:

1. Sozio-demographische Daten
2. Aktuelle Anamnese: jetzige Beschwerden
3. Fragen zur psychosozialen Situation

3.1 Aktualkonflikt
3.1.1 Makrotraumen: belastende Lebensereignisse in den letzten Jahren
3.1.2 Mikrotraumen: Konfliktinhalte (Aktualfähigkeiten)
3.2 Balancemodell: derzeitige Situation des Patienten
3.3 Grundkonflikt: frühkindliche Situation
4. Diagnostische Überlegungen und weitere Vorgehensweise

Die oben genannte Struktur ist wiederum eingebettet in die drei Interaktionsstadien: Verbundenheit, Differenzierung und Ablösung (siehe Kapitel 3/Interaktionsstadien). Das erste Stadium, die Verbundenheit, bedeutet im Rahmen des Erstinterviews Beziehungsaufbau und szenische Beobachtung des Patienten; ferner beinhaltet sie diverse Einleitungsfragen im Sinne eines positiven Vorgehens (Auflockerung der Atmosphäre, Vertrauensbasis, Hoffnung). Das zweite Stadium, die Differenzierung, dient zur Erfassung der psychosozialen Situation des Patienten. Das dritte Stadium, die Ablösung, beinhaltet die Übersetzung der Diagnose für den Patienten und die Besprechung der weiteren Vorgehensweise (Therapieplan). Durch die Verwendung von Geschichten, Spruchweisheiten und Sprachbildern wird die Hoffnung des Patienten gestärkt, die Beziehungsbasis gelegt und der Patient in die Therapie eingebunden.

Die zu erhebenden sozio-demographischen Daten sind die üblichen objektiven Daten, die jedoch schon Rückschlüsse auf aktuell belastende Lebensereignisse und das subjektive Erleben zulassen. In der Praxis hat sich eine Zweiteilung bewährt: Der Therapeut nimmt zunächst im Erstgespräch die wichtigsten Daten in Kurzform auf (Alter, Familienstand, berufliche Tätigkeit, Eltern, Geschwister etc.), um auch das subjektive Erleben des Patienten in diesen Zusammenhängen erfassen zu können; ein üblicher Patientenbogen zur Aufzeichnung weiterer „objektiver Daten" (Schulzeit, Partnerschaften etc.) kann dem Patienten dann mitgegeben werden. Letztere Daten sind für die Erstellung eines Berichtes an den Gutachter für einen Kassenantrag wichtig, können aber aus zeitlichen Gründen meist nicht innerhalb der ersten Sitzung erhoben werden. Einige Patienten erleben es auch als große Entlastung, dass zunächst einige objektive Daten abgefragt werden und sie erst dann ihr subjektives Leid vorstellen.

Die aktuelle Anamnese befasst sich zunächst mit den aktuellen subjektiven Beschwerden und Problemen des Patienten, die jetzt zum Aufsuchen eines Psychotherapeuten geführt haben. Bereits in diesem Stadium versucht der Therapeut, im Sinne der positiven Symptomdeutung eine erste mögliche Bedeutung der Symptomatik zu erkennen (z. B. die Angst vor Einsamkeit als Bedürfnis nach Kontakt mit anderen Menschen) oder bei psychosomatischen Beschwerden eine mögliche Symbolfunktion der somatischen Manifestation eines psychischen Konfliktes (z. B. Hautekzem im Sinne von „etwas ist unter die Haut gegangen"; Hörsturz im Sinne von

„etwas oder jemanden nicht mehr hören zu können"). Die Entwicklung der Psychodynamik gleicht einem Puzzlespiel, dessen Teile in der tiefenpsychologischen Anamneseerhebung gesucht werden müssen (Elgeti 2004). Die Symbolfunktion der Störung ist ein erstes und sehr wichtiges Puzzleteil. Etwas vereinfacht ausgedrückt könnte man sagen: Patienten können etwas verbergen – ihre Symptome nicht. Daher ist die Erfassung der Symptome, ihr zeitlicher Beginn und ihr Auslöser für die Erfassung des inneren Konfliktes von größter Bedeutung. In diesem Abschnitt können auch frühere Erkrankungen, Behandlungen und Risikofaktoren abgefragt werden.

Nach der Erhebung einiger sozio-demographischer Daten und der aktuellen Beschwerden stellt die Frage nach belastendenden Lebensereignissen („life events") einen natürlichen Übergang dar – sowohl für den Patienten als auch für den Therapeuten. Die Einstiegsfrage dazu lautet beim Erstinterview der Positiven Psychotherapie: „Was ist in den letzten Jahren auf Sie (und Ihre Familie) zugekommen?" Im ersten Abschnitt der biographischen Daten sind meistens bereits erste Lebensereignisse erwähnt worden (z. B. Trennung, Arbeitsplatzverlust, Krankheit etc.), die jetzt explizit nachgefragt werden – auch in anderen Lebensbereichen. Diese Ereignisse werden vom Therapeuten aufgeschrieben, um sie später genauer zu explorieren. Je nachdem, ob es dem Patienten leicht fällt, Lebensereignisse zu nennen oder nicht, kann bereits in dieser Stufe das Balancemodell kurz vorgestellt werden. Dann werden Ereignisse in allen vier Bereichen abgefragt und erfasst. Viele Kolleginnen und Kollegen der Positiven Psychotherapie fragen in diesem Zusammenhang auch nach dem Einfluss der Krankheit und der Problematik auf den Patienten und sein Umfeld in den vier Bereichen („Welchen Einfluss hatte Ihre Krankheit auf Ihr körperliches Wohlbefinden, Ihren Beruf, Ihre Familie, Ihre Zukunftsperspektive?"). Hier wird auch die subjektive Belastung der aktuellen Problematik auf den Patienten deutlich, seine Hoffnungslosigkeit etc. Je nach Patient und Erstinterviewsituation kann die Exploration hier fortgesetzt werden oder erst in weiteren Gesprächen. Notwendig sind im Erstgespräch die sozio-demographischen Daten, die aktuelle Beschwerdesymptomatik und die Frage nach den belastenden Lebensereignissen. Die Frage nach der aktuellen Lebenssituation in den vier Bereichen des Balancemodells, die Energieverteilung und Bedeutung einzelner Lebensbereiche für das Selbstwertgefühl des Patienten schließen sich der Frage nach dem Einfluss der Erkrankung auf die Lebensbereiche an. Hier erkennt der Patient – meistens an der graphischen Darstellung – einerseits bereits Einseitigkeiten in seiner derzeitigen Lebensführung und andererseits seine Entwicklungsmöglichkeiten im Rahmen einer Therapie.

Ein Merkmal der Positiven Psychotherapie ist die Beschreibung und Erfassung der frühkindlichen Situation, die später zum Grundkonflikt führen kann. Im Rahmen der „Vier Vorbilddimensionen" wird der Patient im

Erstinterview nach den Beziehungen zu den Eltern, der Eltern untereinander, der Eltern zur Gesellschaft und der Eltern zum Sinnbereich gefragt. Auch wenn dies manchmal von analytischen Kollegen verwundert aufgenommen wird („Wie kann man den Grundkonflikt so rasch erkennen wollen?"), erfassen diese Fragen recht gut die frühkindliche Situation und deren Einfluss auf das Heute. Auch dies wird kurz graphisch aufgezeichnet. Selbstverständlich werden in einer sich anschließenden Psychotherapie diese Themenbereiche vertieft. Die beleuchtenden Fragen zur Grundsituation sind nun die Grundlage, um eine erste Hypothese zur möglichen Psychodynamik zu formulieren. Jetzt findet in der Positiven Psychotherapie die Übersetzung für den Patienten statt. Er wird gebeten, das für ihn Wichtige aus der Sitzung zusammenzufassen, was auch Rückschlüsse auf seine Reflexionsfähigkeit zulässt. Der Therapeut bietet anschließend eine zusammenfassende Betrachtung aus seiner Sicht unter Würdigung des Leitsymptoms, des möglichen Grundkonfliktes und der aktuellen Auslöser an. Dies ist ein wichtiger Bestandteil der Frage eines jeden Patienten: „Wie geht es weiter? Wie ist es um mich bestellt? Besteht noch Hoffnung, dass ich jemals aus dieser Situation heraus komme?"

Je nach Patient kann bereits im Sinne einer aktivierenden Hausaufgabe die Aufgabe gegeben werden, die Details zu den belastenden Lebensereignissen aufzuschreiben und beim nächsten Mal mitzubringen. Gegebenenfalls kann dem Patienten eine Geschichte „auf den Weg" mitgegeben werden (H. Peseschkian 2002).

Das Erstinterview nach Nossrat Peseschkian erweitert die Wahrnehmung objektiver und subjektiver Daten sowie die szenische Beschreibung, die Argelander in seinem Werk zum Erstinterview (Argelander 1970) in den Vordergrund stellte. Das psychodynamische Erstinterview von Annemarie Dührssen (1997) hebt bereits die besondere Bedeutung des sozialen Beziehungsgefüges hervor, das nun im hier beschriebenen Erstinterview systematischer erfasst wird. Damit wird eine Therapie planbar, in der die sozialen Ressourcen gezielt erfasst und einbezogen werden können. Das hier vorgestellte Modell klärt unbewusst wirkende Faktoren und Themen für eine psychodynamische Therapieplanung. Die Operationalisierte Psychodynamische Diagnostik (OPD 1996) diagnostiziert psychoanalytisch definierte Konfliktinhalte, Beziehungsmuster und Strukturelemente der Persönlichkeit, die in aktuellen Beziehungen immer wieder auftauchen, vorwiegend anhand von Beziehungsepisoden. Diese Dimensionen werden im Erstinterview der Positiven Psychotherapie stärker inhaltlich differenziert und, in ihrem historischem Sinn definiert, auf die Beziehungsvorgeschichte zurückgeführt sowie mit der familiären Konzeptgeschichte verbunden. Im Buch „Das Erstinterview" (Boessmann/Remmers 2011) ist die Anwendung dieser Vorgehensweise für die psychodynamische Richtlinientherapie beschrieben.

Das 5-Stufen-Modell der Therapie

1. Szene: Ich gehe eine Straße entlang. Da ist ein tiefes Loch im Gehsteig.
   Ich falle hinein. Ich bin verloren. Ich bin ohne Hoffnung.
   Es ist nicht meine Schuld.
   Es dauert endlos, wieder herauszukommen.

2. Szene: Ich gehe dieselbe Straße entlang. Da ist ein tiefes Loch im Gehsteig.
   Ich tue so, als sähe ich es nicht. Ich falle wieder hinein.
   Ich kann nicht glauben, schon wieder am gleichen Ort zu sein.
   Aber es ist nicht meine Schuld.
   Immer noch dauert es lange, herauszukommen.

3. Szene: Ich gehe dieselbe Straße entlang. Da ist ein tiefes Loch im Gehsteig.
   Ich sehe es. Ich falle immer noch hinein, aus Gewohnheit.
   Meine Augen sind offen. Ich weiß, wo ich bin.
   Es ist meine eigene Schuld.
   Ich komme sofort heraus.

4. Szene: Ich gehe dieselbe Straße entlang. Da ist ein tiefes Loch im Gehsteig.
   Ich gehe darum herum.

5. Szene: Ich gehe eine andere Straße entlang.
   (aus dem Buddhismus)

Die fünf Stufen der Therapie innerhalb der einzelnen Sitzung und der gesamten Therapie stellen eine Strukturierung des spontan ablaufenden kommunikativen Prozesses dar. Sie werden vom Therapeuten durch eine entsprechende Haltung, Einleitungsfragen, Geschichten, Assoziationshilfen oder vorangegangene Themen moderiert. Das fünfstufige Vorgehen gibt in der Positiven Psychotherapie sowohl dem Therapeuten als auch dem Patienten Halt und Sicherheit und bereitet den Patienten frühzeitig auf die Konfliktbearbeitung und Selbsthilfe vor, insbesondere auf die Zeit nach der Therapie.

1. Stufe: Beobachtung und Distanzierung

Das emotionale Annehmen der Patienten, eine Bestandsaufnahme ihrer Situation und ein neuer Blickwinkel dienen dazu, von einer abstrakten Stufe des Leids zu einer konkreten, beschreibenden Außensicht zu gelangen. Symptome sollen in ihrer Funktion und Auswirkung auf die Lebensbereiche verstanden werden, auch mit Hilfe von Sprachbildern und transkulturellen Vergleichen. Therapeutisch werden der Patient oder die Patientin angeregt, zwischen den Sitzungen sich selbst, die erlebte Situation und die eigene Emotionalität besonders in Konflikten zu beobachten und möglichst spontan aufzuschreiben, ohne etwas daran zu ändern. Durch das Einnehmen einer Beobachterposition soll eine wachsende Distanzierung des Patienten von der eigenen Konfliktsituation erreicht werden. Er wird somit zum Beobachter seiner selbst und seiner Umwelt. Ein wichtiger Effekt dieser ersten Stufe ist die akute Entlastung in einer Konfliktsituation. Wenn ein Patient zum Therapeuten kommt, ist es oft „kurz vor zwölf" und das „Fass am Überlaufen". Es reicht nicht, den Patienten auf einen Therapieerfolg zu vertrösten, der in 6–12 Monaten vielleicht einsetzen wird. Er sucht nach einer sofortigen Hilfe und Entlastung. Gerade bei zwischenmenschlichen Konflikten in der Partnerschaft oder am Arbeitsplatz hilft bereits die Stufe der Beobachtung, damit der Patient seine Kritik deutlich und wirksam reduziert, dadurch ständigen Konflikten und Verletzungen vorbeugt, die angespannte Situation sich entspannt und man Zeit gewinnt. Dem Patienten wird mitgeteilt, dass er in der vierten Stufe (Verbalisierung) über alles offen sprechen kann, und dies, gegebenenfalls mit seinem Konfliktpartner, in drei weiteren Stadien vorbereitet werden wird. Die Erweiterung der anfänglich einseitigen Wahrnehmung, der „neurotischen Einengung", bereitet die zweite Vorgehensstufe vor, die Inventarisierung des Geschehenen.

Es wird dazu aus der Therapie der Patientin Frau N. mit Agoraphobie und Angst, von der schon im Kapitel 3/Psychosomatik zum Konfliktmodell berichtet wurde, ein Ausschnitt mit Darstellung der ersten Stufe beschrieben. Die positive Deutung und Distanzierung von der Symptomatik erforderte eine empathische und zugleich von außen reflektierende Haltung des Therapeuten.

> Der Therapeut fragte in der zweiten Sitzung genauer nach dem Beginn der Symptomatik.
>
> Patientin: „Im Herbst ist das so richtig schlimm geworden. Da habe ich auf einmal Angst bekommen, alleine aus dem Haus zu gehen, und immer mehr auch davor, alleine zu Hause zu sein."

Therapeut (fühlt mit; denkt an das Balancemodell, Bereich Körper): „Wie haben Sie sich dann gefühlt, wollen Sie es mir schildern?"
Patientin: „Da bekam ich Anfälle von Herzklopfen, ganz kalte Hände und Füße, hatte so ein Zittern, und dann die Augen, es war, wie durch einen Nebel zu sehen. Dann die Schmerzen am Herz, das hat manchmal Tage angehalten."
Therapeut (deutet): „Ihnen ging etwas schrecklich zu Herzen. Ich verstehe es gerade wie körperliche Zeichen schrecklicher Angst?"
Patientin: „Ja, als würde ich jeden Tag sterben und überlebe es doch."
Therapeut (Einleitung der Distanzierung): „Sie können über das Erlebte schon sprechen und fühlen noch wie schlimm es war."
Patientin: „So etwas wünsche ich niemandem!"
Therapeut (möchte die Funktion der Angst herausfinden, um eine positive Deutung möglichst durch die Patientin selbst vorzubereiten; er kennt schon die intellektuellen Möglichkeiten der Patientin): „Wozu ist Angst eigentlich da, alle Menschen kennen Angst, wozu gibt es die denn überhaupt?"
Patientin denkt nach. „Da kommt mir in den Sinn, dass die Angst uns auch vor Schlimmerem behütet. Hätten wir keine Angst, was würden wir alles anstellen! Wir hätten sogar mehr Kriege, denke ich gerade ..." (und erläutert die historische Situation ihres südosteuropäischen Landes und den neuen Frieden).
Therapeut (denkt sich, dass dies eine Rationalisierung wie beim intellektuellen Vater sei, und will den Fokus zur Patientin zurückführen): „Wenn Angst für ganze Völker etwas Wichtiges ist, was würde Ihnen Ihre eigene Angst sagen, wenn sie sprechen könnte?"
Patientin: „Bisher bin ich davor geflohen, an meinen Vater, an den Tod und wie es danach weiter geht, zu denken. Mit Vati habe ich ein hohes Maß an Sicherheit gefühlt. Den Gedanken an sein Ende habe ich immer verdrängt, als er krank war" (hält inne).
Therapeut: „Es heißt, Angst ist wie ein Vergrößerungsglas. Was kommt Ihnen dabei in den Sinn?"
Patientin: „Die Angst sagt mir vielleicht, dass auch meine Mutter einmal sterben kann. Zum Glück ist sie gesund, aber schließlich ist kurz nach meinem Vater auch mein Opa gestorben. Darauf war ich ja nie vorbereitet, über so etwas haben wir nie gesprochen. Auch ich kann ja mal sterben, jetzt bin ich jung und denke normalerweise gar nicht daran."
Therapeut (glaubt, dass die Patientin nach dieser eigenen Einsicht in die Funktion der Angst, der Erwähnung der Familie und ihrer Öffnung für das existenzielle Thema nun offener für die Verbalisierung von Verbundenheit und Ablösung ist; er denkt an die große Verbundenheit der Patientin mit ihrer Mutter und die notwendige Ablösung von den Eltern und dem Therapeuten. Er will jetzt in die Differenzierung gehen, denkt an die familiären Ressourcen): „Wie geht Ihre Mutter denn damit um?"

Patientin: „Ich glaube, sie zeigt es nicht, aber ihr geht es ganz schlimm damit; sie möchte für mich stark sein."
Therapeut: „Möchten Sie darüber einmal mit Ihrer Mutter sprechen?"
Patientin: „Lieber hier, so wie beim ersten Mal, als sie mitkam. Wenn Sie dabei sind, kann sie vielleicht auch mal darüber sprechen, mit mir will sie das nicht."

Der Therapeut sieht das als eine gute Voraussetzung, die Mutter bezogen auf dieses Thema einzubeziehen (Kapitel 4/Bezugspersonen).

2. Stufe: Inventarisierung

Auf dieser Stufe besteht in der therapeutischen Sitzung die Aufgabe vor allem darin, Zusammenhänge zu erkennen, die Vorgeschichte der einzelnen Aktualfähigkeiten und der Konfliktverarbeitung zu klären sowie mit der Patientin die Hintergründe der Konzepte und Missverständnisse so zu ordnen, dass sie ein Verständnismodell für sich selbst entwickeln kann. Die Einstellungen, die der Patientin in der Regel unveränderbar und persönlichkeitsgebunden erschienen, werden durch ihre lebensgeschichtlichen Bedeutungen relativiert. Anhand eines Inventars der Aktualfähigkeiten (DAI) wird assoziativ die Bedeutung der Aktualfähigkeiten erfasst. Der Fragebogen WIPFF erfasst ergänzend, in welchen Verhaltensbereichen der Patient und ggf. sein Partner oder Konfliktpartner positiv bzw. negativ bewertete Eigenschaften besitzen und wo Stärken, Mikrotraumen und Konfliktreaktionsmuster vorliegen. Der WIPPF erleichtert zudem, auf die Vorbilddimensionen näher einzugehen.

Besonders für Patienten mit psychosomatischen Störungen ist in der zweiten Stufe das Balancemodell eine Visualisierungshilfe zur Klärung und Vorbereitung der Selbsthilfe. Gerade diese Patienten sind oft erstaunt, wenn sie die Lebensereignisse der letzten Jahre in die vier Bereiche eintragen, um sie als Auslöser und in ihrem lebensverändernden Einfluss zu verstehen.

> Im Folgenden ein Fallbeispiel zur zweiten Stufe: Das Balancemodell diente dem Therapeuten bei dieser Patientin zunächst dazu, ein vollständiges Bild ihres Lebens zu erhalten und ihre Ressourcen und Konfliktbereiche zu erkennen (siehe Kapitel 3/Balancemodell). Später wurde es eingesetzt, um ihre unterschiedlichen Ängste sowie jene Bereiche zu definieren, in denen sie Sicherheit empfand. In der hier vorgestellten Sitzung ging es, bei großer emotionaler Belastung der Patientin, erst einmal darum, die vorhandenen und zu entwickelnden Fähigkeiten als Ressourcen wahrzunehmen.
> Im Laufe der Sitzung las der Therapeut ihr die Aktualfähigkeiten aus dem

DAI vor (siehe S. 54ff. und DAI im Anhang) und stellte die Frage, was ihr dazu spontan einfiele. Sie nannte bei Sauberkeit „Wasser, Bad", bei Gehorsam „Übergenauigkeit", bei Höflichkeit „Manchmal sich vor einem anderen Menschen verbergen". Zu Treue assoziierte sie „Familie", zu Gerechtigkeit „Würdigung eines Menschen", zu Vertrauen „Dummheit". Bei Hoffnung fiel ihr nichts ein, bei Zeit „unsterblich", bei Liebe und ebenso bei Sexualität sagte sie „Schönheit". Die assoziierten Begriffe wurden im anschließenden Gespräch von ihr mit Erlebnissen und Situationsschilderungen lebendig erläutert.

Die Rolle des Therapeuten war die des Fragenden, der die innere und äußere Welt der Patientin verstehen möchte, während die Patientin dabei eine Klärung erfährt. Höflichkeit und Leistungsfähigkeit sind Frau N. im vorliegenden Fall wichtig; Vorsicht, mangelndes Vertrauen, fehlende Hoffnung, einseitiger Kontakt und Sexualität sind voraussichtlich die Bereiche, die in der therapeutischen Beziehung und in der Familie besonders in der vierten Stufe eine Rolle spielen werden.

Nach der Assoziationsübung zum DAI wurde Frau N. der WIPPF mitgegeben. Die Auswertung ergab, dass diese Patientin vielen Primärfähigkeiten (außer Liebe und Vertrauen) hohe Werte beimaß, im Gegensatz zu den sekundären Fähigkeiten. Die Vorbilddimensionen wiesen sehr hohe Werte für die erlebten Beziehungen zu Vater und Mutter auf, für Symbiose zwischen den Eltern und den starken Einfluss ihrer Lebensphilosophie auf die Patientin. Im Gespräch wurden die doch sehr behütende Erziehung und der enge familiäre Zusammenhalt deutlich. Darauf beruhten die fast naiv-primären Erwartungen der Patientin und ihr psychischer Einbruch nach dem Verlust des Vaters, dessen Lebenseinstellung durch „Rationalität" gekennzeichnet Halt gegeben hatte. Die Konfliktreaktionen tendierten im WIPPF besonders in Richtung „Flucht in Kontakt und Phantasie".

3. Stufe: Situative Ermutigung

In dieser Stufe wird die spezifische Ressourcenentwicklung betont; in der therapeutischen Beziehung geht es vor allem um das Reflektieren der Stärken. Dabei stehen die vorhandenen Fähigkeiten des Patienten und seiner Bezugspersonen im Fokus. Um ein neues Verhältnis zum Konfliktpartner aufzubauen, werden die Fähigkeiten angeschaut, die dieser betont, und möglichst vom Patienten benannt. Ebenso betrachten Patient und Therapeut die damit korrespondierenden Fähigkeiten des Patienten in ihrer Bedeutung für Patient und Partner. Dabei wird die Bedeutung dieser Fähigkeiten für die Beziehung herausgearbeitet. Anstelle der Kritik am Partner setzt dessen Ermutigung und Aufwertung ein, auf Basis der Erfahrungen aus der ersten und zweiten Vorgehensstufe.

Die zuvor im Balancemodell festgestellten Ressourcen, aber auch bisher zu kurz gekommene Bereiche oder bislang unerfüllte Wünsche werden thematisiert. Dazu ist das Einbeziehen der Bezugspersonen, aktiv oder indirekt im Gespräch, eines der wertvollsten Mittel, besonders auch zum angestrebten Mobilisieren der Selbsthilfe. Die Information des Patienten über seine spezifische Störung und die diesbezügliche Kooperation mit anderen Helfern, wie die Verordnung von Medikamenten, die Aufklärung über Rehabilitationsmöglichkeiten, Entspannungsmethoden oder Beratungsstellen, sind supportive Aufgaben der dritten Stufe. Nossrat Peseschkian betonte immer wieder, dass die dritte Stufe den Konfliktpartner vorbereitet, um in der anschließenden Verbalisierungsstufe die Kritik auszuhalten. Das Fallbeispiel wird mit Elementen der dritten Stufe fortgesetzt.

Patientin N. „Guten Tag, ich hab's wieder hier hoch in Ihre Praxis geschafft!"
Therapeut: „Guten Tag, es freut mich, dass Sie da sind, wie war der Weg?"
Patientin: „Diesmal ist nur mein Freund mit dabei. Er wartet im Auto draußen. Es ging heute schon ohne meine Mutter." (Anmerkung: Zuvor war die Patientin noch auf die Begleitung der Mutter angewiesen.)
Therapeut: „Wie fühlt sich das für sie an?"
Patientin: „Irgendwie besser als direkt nach dem letzten Gespräch, da hatte ich so viel nachzudenken, als Sie mir die Geschichte von dem Mann mit den Trauben und dem Tiger erzählt hatten! Ich hatte ja gesagt, in einem solchen Fall wären für mich die Trauben niemals süß, und hab gedacht, wie schrecklich ist seine Situation, wie kann er da noch genießen? Und doch ist es so, Leid und Sorge und Trauer und das Schöne liegen so nah beieinander. Mir ist dabei deutlich geworden, was ich für einen lieben Freund habe, was hat der jetzt schon alles in dieser Zeit mitgemacht, das hätten andere sicher nicht ertragen."
Therapeut (versteht die Äußerung als eigenen Schritt der Patientin und die Bewunderung der Geduld des Freundes auch als die beginnende Differenzierung in Richtung Selbstständigkeit): „Heute sind Sie schon alleine herein gekommen, ohne die Begleitung Ihrer Mutter. Mit der Geschichte waren Sie ja erst gar nicht so einverstanden und ich habe den Eindruck, Sie haben sich überwunden, sich auch mit diesem unangenehmen Thema zu befassen. Wie ist das für Sie, das alles alleine geschafft zu haben?"
Patientin: „Heute hab ich richtig Lust, wieder etwas mitzunehmen aus unserer Sitzung, damit ich selbst daran gehen kann!"
Therapeut (will sich nun mit eigenen Aktivitäten zurückhalten und wählt eine Aufgabe, die er der Patientin zutraut): „Wenn Sie möchten, können Sie zu Hause alles notieren, was Ihnen Angst macht, und daneben in einer zweiten Spalte alles, was Ihnen inzwischen Halt und Sicherheit gibt. Wenn Sie es aufgeschrieben haben, könnten Sie vielleicht mit ihrem Freund darüber sprechen. Was halten Sie davon?"

Der Tiger und die süßen Trauben
Ein Wanderer war eines unglücklichen Tages auf der Flucht vor einem Tiger, der ihn verfolgte. Er rannte, bis er die Kante einer Felswand erreichte, an der er mühsam hinabkletterte. Er klammerte sich an einen dicken Weinstock und hing über dem Abgrund. Über ihm brummte der Tiger.
Auf einmal erschallte von unten ein grimmiges Brüllen – oh Schreck, von unten blickte ein zweiter Tiger zu ihm herauf! Am Weinstock hing der Mensch, mitten zwischen beiden Tigern.
Zwei Mäuschen, ein weißes und ein schwarzes, huschten über den Kalkfelsen. Genussvoll begannen sie, an den Wurzeln des Weines zu nagen.
Schwer beugte sich der Wein unter der Last des Wanderers, der vor sich im Sonnenlicht eine Rebe mit kleinen, saftigen Trauben entdeckte. Sich mit einer Hand festhaltend, streckte er die andere aus und pflückte eine Beere, schließlich noch eine und noch eine.
Er rief aus: „Wie köstlich sind diese Weintrauben!"
(nach einer mongolischen Erzählung, aufgezeichnet von A. Remmers)

4. Stufe: Verbalisierung

Um aus der Sprachlosigkeit oder der Sprachverzerrung des Konflikts herauszukommen, wird schrittweise die in der Therapie neu gestaltete Kommunikation auf das soziale Umfeld übertragen. Man spricht nun sowohl über die positiven als auch über die negativen Eigenschaften und Erlebnisse, nachdem in der dritten Stufe ein Vertrauensverhältnis aufgebaut wurde, welches nun die offene Kommunikation ermöglicht.

Dies ist auch die Stufe, in der die Gefühle und Aktualfähigkeiten, die sich in der therapeutischen Beziehung wiederholen und an die früheren Erlebnisse erinnern, thematisiert und bewusst werden. Die Übertragung von Wünschen, Erwartungen oder Befürchtungen, wie sie mit früheren Personen erlebt wurden, oder die Gefühle im Therapeuten werden zum Signal, die darin steckenden Inhalte gemeinsam aufzuklären. Dies erfordert vom Therapeuten Offenheit, die Bereitschaft, Konfrontationspartner zu sein, und einen respektvollen Umgang, wenn es jetzt, zunächst innerhalb der therapeutischen Beziehung, um die probeweise Änderung des Verhaltens geht. Der Therapeut unterstützt die Patientin darin, eine Balance zwischen Offenheit und Höflichkeit herzustellen und Verantwortung für Veränderungen zu übernehmen.

Die Fokussierung auf die zentralen Konfliktthemen, die Arbeit am

Schlüsselkonflikt Höflichkeit – Ehrlichkeit und die aktive Einbeziehung der Bezugspersonen durch die Patienten sind Aufgaben der vierten Stufe. Der Therapeut stellt das Konzept der Familiengruppe vor und bezieht ggf. die Familie in die Therapie ein. Nun werden Familienkonzepte und unbewusste Grundkonflikte bearbeitet.

Verbalisierung heißt, dass jetzt der richtige Zeitpunkt für eine offene Aussprache gekommen ist, nachdem man durch Beobachtung der Situation, Analyse der Konfliktinhalte und gegenseitige Ermutigung die Stärken des anderen erkannt hat. Der Konfliktpartner ist nun in einer Position, in der er Kritik annehmen oder zumindest darüber sprechen kann. Die Erfahrung zeigt, dass viele Menschen dazu neigen, ein Problem sofort anzusprechen und den anderen dadurch kränken, weshalb sie ihn anschließend stundenlang ermutigend aufbauen müssen.

In der im Folgenden beschriebenen Sitzung der Patientin geht es um die Verbalisierung und das Anpassen der Methodik an die Patientin sowie um die bisher zu kurz gekommenen Bereiche und das Überwinden der bisher notwendigen Abwehr. Darüber hinaus geht es um die Einleitung der eigenständigen Beschäftigung mit ihrem existenziellen Thema und das Einbeziehen des sozialen Umfeldes.

> Bisher erkannte die Patientin nur ansatzweise Zukunftsperspektiven. Es fiel ihr schwer, sich eine Zeit alleine und ohne die Nähe zu den Eltern vorzustellen. Der Therapeut kannte die Betonung des Leistungsbereiches durch die Patientin, ebenso ihre Rationalisierung, einen Abwehrmechanismus, den er als die Fähigkeit sah, den Verstand zum Vermeiden unangenehmer Gefühle zu nutzen. Deshalb begann er in der zehnten Sitzung mit einer phantasieorientierten Assoziationsübung, um der bisherigen Einseitigkeit von Trauer und Angst etwas gegenüberzustellen und dadurch bisher vermiedene Themen offen zu verbalisieren. Im therapeutischen Blickfeld standen dabei Vertrauen versus Zweifel, Offenheit versus Höflichkeit, Differenzierung und altersentsprechende Ablösung versus symbiotischer Verbundenheit und schließlich die existenzielle Frage der Patientin im Umgang mit ihrer eigenen Endlichkeit.
>
> Der Therapeut fragte die Patientin, ob sie zum bereits besprochenen Thema Optimismus/Pessimismus etwas zeichnen könne: „Was kommt Ihnen in den Sinn, wenn Sie das Wort Optimismus hören? Wohin möchten Sie das auf einem Blatt malen?"
>
> Die Patientin malte links oben mit Bleistift Wellen und Strand und nannte dies später „Freiheit".
>
> Therapeut: „Wenn Sie „Pessimismus" hören, was kommt Ihnen in den Sinn?"
>
> Sie malte rechts unten zwei Grabsteine und nannte sie später „Leiden".
>
> Therapeut: „Was kommt Ihnen in den Sinn, wenn Sie Ihre erste Zeichnung anschauen? Wollen Sie es dazu malen?"

Die Patientin malte darunter eine Sonne und zwei Gesichter („Realität").
Therapeut: „Was kommt Ihnen in den Sinn, wenn Sie die Zeichnung rechts unten mit den beiden Grabsteinen sehen?"
Sie malte darüber vier Häuser und einen Mond („Ruhe").
Der Therapeut wollte die Differenzierung einleiten: „Was verbindet denn die linken und die rechten Bilder, vielleicht malen Sie etwas dazwischen?"
Die Patientin malte oben eine Straße („Bewegung") und unten eine dunkle Fläche („Verzweiflung") dazwischen.
Therapeut: „Können Sie jedem Ihrer sechs Bilder einen Namen geben?"
Die Patientin schrieb die (oben schon eingetragenen) Bezeichnungen dazu.
Die kreative Assoziationsübung eröffnete das weitere Gespräch. Es ging darum, ein Nebeneinander von Freiheit und Leid zuzulassen, ihre aktuelle Realität als ihr Eigenes wahr- und anzunehmen, mit gleichzeitiger Ruhe, Bewegung und Verzweiflung. Sie erlebte in der Folge eine Erweiterung des früher stark Rationalisierenden hin zum Intuitiven und Kreativen, und die Möglichkeit, auch emotional belastende Themen ohne eine rationale Erklärung miteinander zu teilen. Die anfängliche Übertragung der intellektuellen Kompetenz, Zuverlässigkeit und Rationalität auch auf den Therapeuten nahm ab; die Patientin begann, auch dem Therapeuten gegenüber lockerer zu werden und brachte mehr eigene kreative Ideen ein. Ziel war die Entwicklung von Selbstvertrauen und die Annahme der eigenen Emotionalität durch die Patientin. Die Erfahrung von mehr Offenheit in der Therapie, kombiniert mit Vertrauen, übertrug sich auf die Gespräche mit Mutter und Freund, die die Therapiegespräche schließlich ersetzten. Die Patientin musste sich im Gespräch mit ihrer Mutter nicht länger unbewusst zurückhalten, um sie zu schonen (Balance im Schlüsselkonflikt Höflichkeit – Offenheit). In diese Zeit fiel auch das Erproben unbegleiteter Schritte bis zur Bushaltestelle, bei denen sie sich selbst wie eine Beobachterin wahrnahm, um die dabei auftauchenden Gedanken und Gefühle anschließend in der Therapie zu besprechen.

5. Stufe: Zielerweiterung

Der Patient wird angeregt, sich mit der Frage zu beschäftigen: „Was mache ich, wenn ich diese Probleme nicht mehr habe?" Diese Stufe begleitet den Patienten von Anfang an. Sie hat zum Ende der Therapie auch den Charakter einer Rückfallprophylaxe, für eine mehr proaktive als reaktive Entwicklung und zur Vermeidung erneuter Symptome als „Entlastungszustände" nach „erfolgreicher" Therapie. Der Patient wird dabei begleitet, sich von seinem Therapeuten zu lösen und neue Fähigkeiten zu entwickeln, die er in der Vergangenheit vernachlässigt hatte. Gemeinsam mit dem Therapeuten werden Mikro- und Makroziele entwickelt. Anhand des

Balancemodells können die Ziele für die nächste Zeit miteinander beraten werden.

Die Patientin hatte gute Erfahrungen mit verschiedenen Geschichten in der Therapie gemacht und beschäftigte sich selbst weiter damit, zusammen mit ihrem Freund, der Mutter und der Familie. Sie konnte bereits distanzierter und realistischer über ihren Vater sprechen und zum Grab gehen. In der Therapie wurde vorbereitet, wie sie sich selbst der Herausforderung einer längeren Bahnreise zur Großmutter stellen könnte, nachdem sie bereits allein in die Stadt, wieder zur Arbeit und zur Universität gehen konnte.

Zu den therapeutischen Methoden in den fünf Stufen der Therapie zählen:

1. *Beobachtung – Distanzierung*
   - Therapeutische Beziehung: Verbundenheit
   - Positiver Ansatz, Funktion der Störung
   - Transkulturelle Sichtweise
   - Sprachbilder und Spruchweisheiten
   - Für diese Stufe geeignete Geschichten: „Die Schaulustigen und der Elefant" (N. Peseschkian 1979, 73), „Eine Geschichte auf den Weg", die von einem mit Lasten beladenen Wanderer handelt (N. Peseschkian 1979, 75).
2. *Inventarisierung*
   - Therapeutische Beziehung: Interaktives Klären, Differenzieren, Ordnen, Auftragsklärung
   - Das Erstinterview: Vollständigkeit und Übersicht
   - Das Balancemodell: Ressourcen und Konfliktreaktionen
   - Aktualfähigkeiten (DAI): Stärken und Mikrotraumen
   - Life Events: Auslöser und Lebensveränderungen in vier Bereichen
   - Fragebogen WIPPF: inhaltliche Vervollständigung und Klärung
   - Vorbilddimensionen: Verständnis familiärer Konzepte
   - Geschichten: „Von der Krähe und dem Pfau" (N. Peseschkian 1979, 115), „Nicht alles auf einmal" (N. Peseschkian 1979, 133).
3. *Situative Ermutigung*
   - Therapeutische Beziehung: Supportiv bis reflektierend Stärken aufdecken, Ressourcen wahrnehmen
   - Aktualfähigkeiten in Beziehungen reflektieren und in ihrer positiven Funktion sehen
   - Ressourcen im Balancemodell aktivieren
   - Einbeziehen der Bezugspersonen
   - Mobilisieren der Selbsthilfe
   - Kooperation mit anderen Helfern (Medikamente, Physiotherapie, Entspannungsmethoden)

- Geschichten: „Der Kranke auf einem Bein" (N. Peseschkian 1977b, 11), „Krise als Chance" (N. Peseschkian 1979, 50).
4. *Verbalisierung*
    - Therapeutische Beziehung: Erkennen darin wiederholter Inhalte, Konfrontationspartnerschaft,
    - Erproben neuer Muster
    - Fokussierung auf die zentralen Konfliktthemen
    - Schlüsselkonflikt Höflichkeit – Ehrlichkeit
    - Bezugspersonen: Familienrat, Partner-Beratung zu Hause
    - Geschichten: „Ein Grund, dankbar zu sein" (N. Peseschkian 1979, 96), „50 Jahre Höflichkeit" (N. Peseschkian 1979, 89).
5. *Zielerweiterung*
    - Therapeutische Beziehung: Ablösung, Begleiten in der Perspektivenentwicklung
    - Balancemodell: Ziele für die nächsten 3–6 Wochen/Monate/Jahre benennen
    - Geschichten: „Der Prophet und die langen Löffel" (N. Peseschkian 1979, 141), „Noch ein langes Programm" (N. Peseschkian 1979, 125).

Die therapeutische Beziehung

„Jede therapeutische Handlung bezieht sich inhaltlich auf die Aktualfähigkeiten."
(N. Peseschkian 1977b, 62)

Charakteristisch für die Positive Psychotherapie ist, in allen menschlichen Beziehungen, auch in der therapeutischen, inhaltlich auf die enthaltenen Aktualfähigkeiten und prozessual auf die Interaktionsstadien Verbundenheit – Unterscheidung – Ablösung sowie deren Entwicklung im Verlauf zu achten. Immer sollte mit der Verbundenheit begonnen, danach erst die Unterscheidung eingeleitet und zuletzt die Ablösung aus der therapeutischen Beziehung beachtet werden. Dazu dient das fünfstufige Vorgehen als Struktur für die Fragestellung, die Art der Aktivität und die therapeutische Haltung gegenüber dem Patienten. In jeder Stufe sind andere Fähigkeiten des Therapeuten für die Gestaltung der therapeutischen Beziehung erforderlich.

In der ersten Stufe, der Beobachtung und Distanzierung, wird besonders die Fähigkeit gebraucht, dem Patienten in einer Atmosphäre der Akzeptanz empathisch, geduldig und einfühlsam zuzuhören, ihn zu verstehen und schließlich – und das ist für die Anfangsphase der Therapie eine Besonderheit der Positiven Psychotherapie – schon jetzt andere, für den Patienten neue Standpunkte hinzuzufügen (Remmers 1997). Gemeinsam wecken diese Faktoren im Patienten Hoffnung auf Veränderung. Ihrer Intuition folgend bringen die Therapeuten dazu andere Sichtweisen, Sprachbilder, Geschichten oder transkulturelle Vergleiche ein. Die primären Fähigkeiten wie Geduld, Zeit, Annahme, Empathie oder Perspektivenwechsel sind in dieser anfänglichen Phase der Verbundenheit die Grundlage von beginnendem Vertrauen, Selbstvertrauen und Hoffnung beim Patienten. Die Wahrnehmung eigener Gefühle wird notiert, um später deren Bedeutung zu erfassen. Besonders die erste Begegnung prägt die künftige Erwartung und Interaktion.

Die zweite Stufe, die Inventarisierung, erfordert die therapeutische Fähigkeit, gezielt und genau zu fragen, Inhalte zu definieren, die Situation des Patienten sowie seine Vorgeschichte, Interaktionen und Möglichkeiten strukturierend zu beschreiben, entsprechend der Klärungsdimension nach Grawe. Sie leitet die Phase der Differenzierung ein, in der die im Konflikt verborgenen Fähigkeiten, die Ressourcen und das Selbsthilfepotential geklärt, inhaltlich beschrieben und in ihrer Psychodynamik verstanden werden. Gefühle, Gedanken, spezifische Verhaltensweisen, Phantasien, Wünsche und Befürchtungen in der Gegenübertragung des Therapeuten oder der Therapeutin geben erste Hinweise auf zentrale Inhalte von Konflikt und die Bedürfnisse eines Patienten.

Die dritte Stufe wird von Nossrat Peseschkian als „Situative Ermutigung" bezeichnet. Nach heutigem Verständnis kann sie als die Phase der Ressourcenentwicklung gesehen werden. Sie erfordert die therapeutische Fähigkeit, Patienten in ihrer aktuellen Situation durch das Mobilisieren der Ressourcen zur Selbsthilfe und die Reflexion der vorhandenen Fähigkeiten sowie der bisher wenig entwickelten Bereiche zu begleiten. Die für die Therapieergebnisse besonders bedeutsamen Bezugspersonen und das soziale Umfeld des Patienten einzubeziehen, erfordert einen systemischen Blickwinkel und besondere therapeutische Fähigkeiten im Umgang mit unbekannten Größen eines Familiensystems. Zur dritten Stufe gehört auch die Fähigkeit des Therapeuten, die eigenen positiven Sichtweisen über den Patienten einzubringen. Daneben kann es je nach Störungsbild erforderlich sein, individuell geeignete Informationen über die Störung und über Gesundheit zu vermitteln, und die Indikation körperlicher, medikamentöser, verhaltensorientierter, psychologischer, familien- und gruppenorientierter sowie meditativer Möglichkeiten einzuschätzen. Diese Stufe ist in der supportiven Therapie vor allem Ermutigung in der aktuellen, realen Situation, in der konfliktorientierten Therapie ist der Therapeut ein interaktiv reflektierendes Gegenüber und thematisiert dabei bisher wenig entwickelte Fähigkeiten, Selbsthilfestrategien und Ressourcen.

Die vierte Stufe, die Verbalisierung, dient schließlich den Konfliktlösungsstrategien und begleitet die Patienten in die Eigenverantwortung und die Ablösung aus dem therapeutischen Prozess. Sie fordert von den Therapeuten vor allem die Fähigkeit, im offenen Dialog Konfliktinhalte zu verstehen, Konzepte zu erweitern sowie auch für sich selbst eine Balance zwischen „Höflichkeit" (Anpassung, Kompromisse) und „Offenheit" (Klarheit, Eigenständigkeit, Konfrontation) im Schlüsselkonflikt zu finden. Die Inhalte des inneren Konfliktes in ihrer Ambivalenz auch in der therapeutischen Beziehung zu begreifen, im Dialog die erkannten Einseitigkeiten zu verstehen, Konfrontationspartner und ein Modell für Konfliktverarbeitung in der therapeutischen Begegnung zu sein, stellt hohe Anforderungen an die Persönlichkeit des Therapeuten. Ziel ist, die Verantwortung des Patienten für sein eigenes Leben, für sein verändertes Handeln und die daraus resultierenden Auswirkungen zu erarbeiten. Therapeuten benötigen hierfür vor allem ein klares Setting, verbale und aktive inhaltlich gezielte Moderationsfähigkeiten in der Konfliktbearbeitung sowie Mut und Kenntnisse, wie die soziale Umgebung und die Familie ebenfalls in die Konfliktlösung einbezogen werden können.

Die fünfte Stufe nannte Nossrat Peseschkian die Zielerweiterung: Sie befasst sich mit der Zukunft nach der konfliktbearbeitenden Therapie. Sie erfordert therapeutenseitig, die Selbständigkeit des Patienten in den Vordergrund zu stellen, Perspektiven für die Zeit nach der Konfliktbewältigung zu entwickeln und eine gesunde Ablösung zu erreichen. Die erlebten Probleme, Erfahrungen und Veränderungen können in diesem Schritt in das bisherige Leben integriert und als Chance für einen Neubeginn gesehen werden. Hier sind die Therapeuten gefordert, sich „überflüssig" zu machen und die angestrebte Eigenständigkeit des Patienten stets vor Augen zu haben.

Metastudien von Grawe (1994) und anderen Psychotherapieforschern (Federschmidt 1996; Boessmann et al. 2005) zeigten eine große Abhängigkeit des Ergebnisses von der Qualität der therapeutischen Beziehung sowie der Persönlichkeit und Reife des Therapeuten. In der Therapie wirken vor allem die aktive Unterstützung des Patienten in der Konfliktlösung und der Optimismus, Hilfe in der Psychotherapie zu finden und seitens des Therapeuten, hilfreich zu sein, Verständnis zu fördern und zu klären. Die fünf Stufen berücksichtigen diese Forschungsergebnisse sowohl in der Therapie als auch in der Ausbildung von Therapeuten für ihre Rolle im Therapieprozess und die in den jeweiligen Phasen erforderlichen Fähigkeiten.

Übertragung und Gegenübertragung in der Positiven Psychotherapie

„Jeder Mensch überträgt seine Erfahrungen unbewusst auf neue Situationen und Menschen und jeder Patient überträgt auf seinen Therapeuten." (Rudolf 2006, 117)

Übertragung spiegelt Erfahrungen und Erwartungshaltungen der Patienten aus früher wichtigen Begegnungen wieder, die bewusst und unbewusst in jeder Therapieform auf die Therapeutin oder den Therapeuten projiziert werden. In der Übertragung tauchen verdrängte Wünsche, Erwartungen, Befürchtungen, Ängste, Gefühle, Sehnsüchte, Beziehungsbedürfnisse und Beziehungsmuster wieder auf.

Die Übertragung auf einen Menschen ist an „Vorbilder" (Freud 1912) geknüpft, an das Erleben von Mutter, Vater und Geschwistern oder deren Verhalten anderen gegenüber. Freud betont, dass der Patient den Behandler „in eine der psychischen Reihen einfügt, die der Leidende bisher gebildet hat" (Laplanche/Pontalis 1972, in Hartmann/Milch 2000, 7). Übertragung ist „eine spezifische Illusion, die sich in Bezug auf eine andere Person einstellt und die ohne Wissen des Subjekts in einigen ihrer Merkmale eine Wiederholung der Beziehung zu einer bedeutsamen Figur der eigenen Vergangenheit darstellt" (Sandler et al. 1996 zit. nach Wöller/Kruse 2010, 226). So werden zum Beispiel unbewusst dem Therapeuten oder der Therapeutin positive Merkmale oder Fähigkeiten zugeschrieben, ohne ihn oder sie näher zu kennen; beispielsweise wird die Erfahrung mit der Geduld der Oma, der Zuverlässigkeit des Vaters oder der Liebe der Mutter (idealisierend) auf die Therapeutin übertragen und in ihr gesehen. Auch negative Übertragungsphänomene sind inhaltlich differenzierbar: Ein Patient erwartet, in der Therapie geduldig wie von der Oma angenommen zu werden, die immer Zeit hatte (Geduld, Zeit); oder dass die Therapeutin keine Hoffnung haben werde, dass die Patientin das hinbekomme, so wie die eigene Mutter ihr nichts zutraute (Zutrauen, Vertrauen, Hoffnung); oder dass der Therapeut bestimmt nicht sagen wird, was er wirklich Schlimmes über den Patienten denkt (Offenheit, Höflichkeit); oder dass sich eine Patientin immer wieder ungerecht behandelt fühlt: „Ich musste jetzt 15 Minuten warten, und der Patienten vor mir haben Sie mehr Zeit eingeräumt, bei mir achten Sie immer darauf, wann die Stunde zu Ende ist!" (Themen Gerechtigkeit, Pünktlichkeit, Zeit). In diesen Praxisbeispielen spiegeln sich alte Erfahrungen der Patienten, die heute zu Erwartungen und Befürchtungen werden. Dabei spielen die Aktualfähigkeiten als Inhalte früher erlebter Konzepte eine Rolle. Wenn Sie als Therapeutin diese Themen inhaltlich als soziale Normen (sekundäre Aktualfähigkeiten) und in ihrer emotionalen Bedeutung als Befürchtungen, Bedürfnisse oder Wünsche (primäre Aktualfähigkeiten) aufgreifen, können Sie gemeinsam mit den Patienten die hin-

ter der Emotion steckenden Ambivalenzen erkennen, die typischerweise auch in anderen Beziehungsmustern immer wieder vorkommen.
Sie können sich und ggf. Ihren Patienten folgende Fragen stellen, die schließlich den zuvor unbewussten Inhalt der Übertragung aufdecken:

- Wen und was sieht mein Gegenüber in mir, welche Rolle gibt mir der Patient?
- Was erwartet mein Gegenüber von mir, so wie oft auch von anderen? Welche Aktualfähigkeiten zeigen sich darin?
- Welche Konfliktreaktionen treten bei meinem Patienten (auf mich bezogen) in den vier Bereichen des Balancemodells auf?
- Welche Interaktionsstadien zeigen sich dabei?

Oder an die Patienten gerichtet:

- Mir fällt auf, dass Ihnen Gerechtigkeit (oder Pünktlichkeit, Geduld, Zeit haben etc.) wichtig ist. Bei wem oder mit wem haben Sie das früher erlebt?
- An welches Gefühl, welche Person, welche Situation, welche Wünsche und Befürchtungen erinnert Sie das, was wir hier gerade miteinander erleben?
- Wie ist das, was Sie gerade hier erleben, im Vergleich zu Erlebnissen mit den Menschen, die Ihnen früher wichtig waren?

Mit einer so gestalteten Übertragungsanalyse können Sie die Inhalte und Muster früherer Begegnungen und ihre Bedeutung bewusst werden lassen. Darin enthaltene Konfliktinhalte können Sie als Fähigkeiten definieren und damit zu neuen Ressourcen werden lassen. Interaktionsmuster innerhalb der therapeutischen Begegnung können Sie dann modifizieren. Die Unterscheidung, die die Patientin einbringt mit der Frage „Lassen Sie oft Patienten warten?" können Sie zurückführen in die Verbundenheit: „Wie war das gerade für Sie, dass ich Sie warten ließ, ich möchte gerne verstehen, wie es Ihnen dabei erging?" „Bei dem inhaltlich orientierten und stufenweisen Vorgehen wird die Übertragung gewissermaßen fraktioniert angeregt [...]" (N. Peseschkian 1977b, 294), indem das jeweilige Thema, hier Geduld, Gerechtigkeit und Pünktlichkeit, in seiner Bedeutung für die Patientin in der Vergangenheit (Differenzierung/Unterscheidung), für gegenwärtige Beziehungen und für die Veränderungsmöglichkeiten in der Zukunft inhaltlich fokussiert erlebt und besprochen wird (Ablösung).

Die Gegenübertragung umfasst dagegen alle im Therapeuten anlässlich einer therapeutischen Begegnung auftauchenden, für diese Begegnung typischen Empfindungen, Handlungen, Kommunikationsmuster und Assoziationen, die zunächst meist unbewusst ablaufen. Diese Empfindungen tauchen oft nur in der Begegnung mit diesem Menschen auf und sind manchmal sogar befremdlich, so als seien es andere als solche, die Sie sonst spüren. Die Wahrnehmung einer Gegenübertragungserfahrung können Sie in Fragen kleiden wie:

- Was löst dieser Patient in mir aus?
- Was wünsche ich mir für diesen Patienten?

Sie können das Balancemodell nutzen, um folgende vier Bereiche zu reflektieren:

- Ihre körperliche Wahrnehmung von Gefühlen, Ihre Körperhaltung und Bewegungen/Gestik oder Ihre vegetativen Reaktionen können sich im Gespräch mit Ihrem Gegenüber wandeln.
- Wenn Sie Ihre eigenen Handlungsmuster und Ihre therapeutischen Überlegungen wie von außen betrachten: Was erleben Sie an dieser Begegnung als besonders, also anders als mit anderen Patienten? Wann kommt es zum Abschweifen, zu Müdigkeit oder Unkonzentriertheit? Was war dem inhaltlich vorausgegangen?
- Wie sind Ihre Kommunikationsmuster, die Art des Kontaktes, Ihre Mimik und Gestik miteinander?
- Welche Phantasien, Bilder, Wünsche, Befürchtungen oder Erinnerungen an frühere Begegnungen und Episoden des eigenen Lebens steigen in Ihnen auf?

„[...] was in der Gegenübertragung zu neurotischen Patienten mit einer Regelhaftigkeit auftaucht: Die Idee, dem Patienten gegenüber eine bestimmte Rolle einzunehmen, die in Verbindung mit dessen eigener Rolle eine Beziehungsfigur gestaltet: sich bestätigen, miteinander rivalisieren, einander umwerben und erotisieren, sich bestrafen oder belohnen, füreinander sorgen. Die Gegenübertragungsempfindungen bei strukturell vulnerablen Patienten verweisen auf die Andersartigkeit, häufig auf die Fremdheit des Patienten: Dieser Patient ist so ganz anders, schwer nachvollziehbar, stellenweise unheimlich, bedroht und bedrohlich" (Rudolf 2006, 120).

Die Wahrnehmung einer solchen stark emotionalen Gegenübertragung als Affekt, Emotion, Gefühl kann in Begriffen der Konfliktinhalte und Interaktionsmuster gefasst, in Zusammenhang mit der Psychodynamik und Soziodynamik des Patienten gesehen und schließlich ihm gegenüber wieder als spezifische, in bestimmten Situationen sinnvolle Fähigkeit gedeutet werden.
Zu geeigneter Zeit, abhängig von der Persönlichkeitsstruktur und Thematik, können die Inhalte der Gegenübertragung dem Gegenüber als

Thema zur Verfügung gestellt werden. Wichtiger ist jedoch die Reflektion der Bedeutung der Gegenübertragung, das Bewusstwerden dieser Phänomene für die Therapeuten selbst, so dass sich erfahrungsgemäß die Interaktion in den folgenden Sitzungen verändert, auch wenn die Gegenübertragungsinhalte nicht verbal mit den Patienten ausgetauscht wurden. Auf diese Weise werden die Patienten befähigt, Widerstände und Abwehr zu überwinden und sich der eigentlichen, verdrängten Wünsche, Ängste, Gefühle, Erinnerungen bewusst zu werden, die bisher ein angemessenes Wahrnehmen und Umgehen mit Situationen und Bemühungen verhinderten. Die inhaltliche Gegenübertragungsanalyse unterstützt über das Bewusstwerden der übertragenen und verdrängten Interaktionselemente die wirksame „korrigierende emotionale Erfahrung" (Alexander 1937) der therapeutischen Beziehung.

Praxis der Positiven Psychotherapie (Fallbeispiele)

Die 43-jährige Frau K. litt unter einer wiederkehrenden, schweren Migräne, vorzugsweise am Wochenende. Sie rief deshalb wiederholt den Notarzt. Der Hausarzt empfahl ihr schließlich eine Psychotherapie. Im Erstgespräch berichtete die Patientin von der Migräne, die sie immer wieder überfalle. Sonst sei sie eigentlich gesund, habe außer Nierengrieß nicht viel gehabt. Sie arbeite als Textil-Verkäuferin in Teilzeit, sei bei den Kunden recht beliebt, es mache ihr Freude dort zu arbeiten. Sie sei verheiratet, habe zwei Töchter, von denen die eine gerade im Abitur sei, die andere, noch in der Pubertät, gerade sehr viel lernen müsse, aber beide seien eigentlich ganz lieb. Der Ehemann sei immer seltener zu Hause, seine Firma könne geschlossen werden, so dass er unbezahlte Arbeit und Überstunden mache, um seine Stelle zu sichern. Sonst sei in der Familie alles in Ordnung. Sie bemühe sich, ihren Töchtern und ihrem Mann möglichst alles abzunehmen, damit sie es leichter hätten, und versuche, es zu Hause schön zu gestalten.
Therapeut: „Woher haben Sie diese Fähigkeit, stets für andere da zu sein?"
Frau K.: „Wahrscheinlich von zu Hause, meine Mutter hat für uns und meinen Vater immer alles gemacht." Im Verlaufe des Gespräches legte ihr der Therapeut daraufhin das Differenzierungsanalytische Inventar (siehe Kapitel 3/ DAI) mit den Aktualfähigkeiten vor und fragte sie, auf was sie und auf was ihr Mann besonderen Wert legte, und ob ihr dazu Situationen einfielen. Es zeigte sich bei ihr eine ausgeprägte Betonung bestimmter Aktualfähigkeiten: Höflichkeit, Ordnung und Sauberkeit seien ihr schon immer sehr wichtig, ebenso Fleiß, Zuverlässigkeit und Pünktlichkeit (sekundäre Aktualfähigkeiten). Ihr Mann dagegen halte nicht so gerne Ordnung, er wolle immer, dass sie sich abends zu ihm setze (Zeit, Geduld, Kontakt: primäre Aktu-

alfähigkeiten). Aber sie habe doch gar keine Zeit, habe noch so viel zu tun, um im Haushalt alles wieder auf die Reihe zu bekommen. Er lege auf Freunde mehr Wert und sei ein Optimist (Hoffnung).

Im weiteren Gespräch wurde unter anderem deutlich, dass Frau K. in letzter Zeit täglich die Fenster putzte und mehr Staub wischte als früher. Dies regte den Therapeuten zur Frage an, seit wann dies so sei. Patientin: „Es bleibt ja an mir hängen – die Töchter müssen jetzt in der Schule richtig viel lernen und können mir seit einiger Zeit nicht mehr so helfen. Mein Mann beschwert sich schon darüber, dass ich so viel zu tun und für ihn keine Zeit habe, wenn er dann spät aus der Firma kommt. Gerade jetzt, wo es für alle so schwer ist, sollen sie es doch schön haben. Ich kann es einfach nicht leiden, wenn der Staub herumliegt!" Auf die Frage woher sie diese Fähigkeit zur Sauberkeit, Ordnung und Höflichkeit habe? „Na ja, das ist doch eigentlich selbstverständlich, nichts Besonderes, so bin ich halt erzogen. Von früher vielleicht." Therapeut: „Erinnern Sie sich an etwas, das früher war?" Frau K.: „Da fällt mir ein, meine Mutter hat meinem Vater jeden Morgen ein frisches Hemd hingelegt, die Hemden waren damals noch ganz glatt gebügelt und gestärkt, und er hat sie dann manchmal in den Arm genommen, weil sie ihn immer so umsorgte. Wenn ich nach Hause kam, hab ich mir immer erst die Hände gewaschen, schon ganz früh als Kind, weil ich wusste, dass die Mama mich gerne sauber sah und mich gar nicht anfasste, wenn ich aus dem Garten kam und ich schmutzig war. Vielleicht hat mich das geprägt?"

Hier zeigten sich die Grundkonzepte und der Grundkonflikt der Patientin: Sauberkeit und Höflichkeit – letztere psychodynamisch auch als Aggressionshemmung zu verstehen – wurden zum Symbol für eine liebevolle Beziehung in der Familie (durch Sekundärfähigkeiten bedingte Liebe), so wie sie es von der Mutter und in der Elternehe dem Vater gegenüber erlebt hatte (Vorbilddimensionen). Als ein damals tragfähiger Kompromiss entwickelte sich der Hang zu Sauberkeit, Ordnung und Höflichkeit, um eine gute Tochter zu sein. Höflichkeit steht hier für das Zurückhalten eigener Gefühle und Bedürfnisse; Ordnung halten, putzen, fleißig sein, um die Liebe der Nächsten zu erreichen, vielleicht auch symbolisch für die Halt gebende Ordnung und charakterliche Sauberkeit in der Ursprungsfamilie. Das Erstinterview hatte ergeben, dass die Flüchtlingsfamilie nach dem Krieg sehr fleißig gewesen war, um zu überleben. Dabei wurde besonderer Wert auf Höflichkeit gelegt, um sich an die neue Umgebung anzupassen, in der die Nachbarn sie kritisch beäugten. So blieb wenig Zeit für lockeren emotionalen Kontakt und es gab wenig Zärtlichkeit oder Vertrauen; dagegen wurden soziale Normen, also die sekundären Aktualfähigkeiten, lebenswichtig: Dies ist das Grundkonzept, das sich soziodynamisch durch Zeitgeist und kulturelle Umstände entwickelte und psychodynamisch in der Patientin auch in einer nun anderen Umgebung nachwirkt.

Folgende Auslöser verursachten den Aktualkonflikt der Patientin:

- Ihr Mann kam später nach Hause als früher und erwartete dann von ihr Zeit, Zuwendung und Kontakt.
- Sie wollte den Töchtern Arbeit abnehmen und leistete deshalb im Haushalt mehr als zuvor.
- Durch diese Mehrarbeit fehlte ihr die Zeit, um ihrem eigenen hohen Maßstab an Sauberkeit und Ordnung gerecht zu werden.
- Wegen ihrer ausgeprägten Höflichkeit bat sie die anderen Familienmitglieder nicht um Hilfe.

Dies ist ein Beispiel für die Mikrotraumentheorie Nossrat Peseschkians. Nicht die großen Veränderungen, sondern die vielen kleinen täglichen Belastungen führten kumulativ zum inneren, unbewussten Konflikt: Nahm sie sich Energie und Zeit zum Säubern und Ordnen, war ihr Mann unzufrieden. Hätte sie sich zu ihm gesetzt und Zeit mit ihm verbracht, hätte sie ein ungutes Gefühl, ein schlechtes Gewissen beschlichen, es nicht richtig zu machen, nicht gut zu sein. Der innere Konflikt besteht bei ihr zwischen den Normen der Höflichkeit, Leistung, Ordnung und Sauberkeit einerseits und Liebe, Zeit und Kontakt andererseits, die sie gerade mit ihrem Konzept nun nicht mehr bekommt. In dieser inneren Spannung kommt es über die Aktivierung physiologischer Regulationsmechanismen zum Symptom: Die Migräne, eine Gefäßreaktion im Gehirn, nötigt sie zum Rückzug aus diesem Konfliktfeld.

Die Deutung der Funktion des Symptoms „Migräneanfall" wurde in der Therapie vorbereitet mit der Frage: „Was passiert denn eigentlich, wenn die Migräne auftritt?" (Der Therapeut achtet dabei auf die Auswirkungen in den vier Bereichen des Balancemodells.) Frau K.: „Dann müssen ja doch die Töchter für den Haushalt und sogar noch für mich sorgen (Liebe, Sauberkeit, Ordnung), mein Mann muss dann einkaufen (Leistung), und alle müssen ruhig sein, damit es mir bald besser geht, weil ich dann keine Geräusche ertragen kann (Liebe, Geduld)…" Therapeut: „Was würde ihr Kopf sagen, wenn er eine Stimme hätte (Offenheit)?" Patientin: „Vielleicht „… leg' dich hin, ruh' dich mal aus, sorg' mal für dich, sonst tust du's von dir aus ja doch nicht!" Therapeut: „Ihr Kopf sagt also etwas, was Sie sich nicht trauen würden (Höflichkeit)?" Patientin: „Ich möchte es ja alleine schaffen, aber wenn ich erschöpft nach Hause komme – bei der Arbeit will ich ja auf keinen Fall fehlen – würde ich mich schon gern mal ausruhen, aber dann will die Familie ja etwas auf dem Tisch haben, und schön soll's auch sein!"

In dieser Situation kann die Migräne wie eine Ersatzlösung für fehlende Selbstfürsorge, Liebe und Balance gesehen werden. Die weitere Fokussierung auf den Schlüsselkonflikt Höflichkeit – Offenheit in der Therapie, innere Konflikt kann als eine Auseinandersetzung des Jungen mit wichtigen Werten der Eltern verstanden werden, die selbst in dem Dilemma stehen, entweder alles zu leisten, um für die Familie ein ordentliches, gepflegtes Heim zu haben, oder Zeit für die Familie aufzubringen und Kontakt und Liebe zu erfahren.

„Angst ist die Fähigkeit, die Zukunft nicht dem Zufall zu überlassen" (Boessmann/Peseschkian 1995, 44). In der Behandlung von Angststörungen werden die Begriffe Angst und Furcht näher differenziert, zunächst in den vier Bereichen des Erlebens, anschließend in den zugehörigen Aktualfähigkeiten, die in der Angst verborgen sind. Angst kann körperbezogen sein, so die hypochondrische, vor Körperverletzung oder Erkrankung oder vor Panik mit ihren physiologischen Reaktionen. Die Angst vor Versagen und Kontrollverlust wird dem Leistungsbereich zugeordnet, die vor Verlust eines Menschen dem Kontaktbereich und die Angst vor der Zukunft, dem Sterben oder der Situation nach dem Tod bezieht sich auf den vierten Bereich Sinn/Zukunft.

Diese Gliederung kann dem Patienten vor Augen führen, dass nur bestimmte Bereiche betroffen sind und andere, auch Halt gebende Bereiche als Ressourcen zur Verfügung stehen. Ebenso ist die Funktion der Angst für die anderen Lebensbereiche und damit eine positive Deutung manchmal bereits erkennbar.

In einem zweiten Schritt geht es bei der Angstbehandlung darum, die Verknüpfung mit spezifischen Aktualfähigkeiten wie Vertrauen, Hoffnung, Glaube, Zeit, Ordnung oder Gerechtigkeit zu erkennen. Versagensangst kann sich inhaltlich darin äußern, eine als gültig angesehene Ordnung gewissenhaft einhalten zu wollen, während sich gleichzeitig bei der Vorstellung, die Aufgabe nicht ausreichend zu erfüllen, die Befürchtung einschleicht, das Vertrauen in sich selbst oder andere zu verlieren. Angst vor der Zukunft beginnt mit mangelnder oder einseitig ausgebildeter Hoffnung, aber auch mit mangelndem Selbstvertrauen; sie bezieht sich auf den möglichen Verlust von Kontakt, darauf, nicht genügend Lebenszeit zu haben, oder auf die Vorstellung, nach dem körperlichen Tod wegen Versündigung gegen die göttlichen Gebote im Sinne der Gerechtigkeit durch eine Autorität bestraft zu werden.

Bei Patienten mit *spezifischen Angststörungen* wie sozialer Angst ist neben der positiven Deutung das konfliktzentrierte Vorgehen anhand der Aktualfähigkeiten, die Fokussierung auf das Konfliktmodell und den Schlüsselkonfliktes sinnvoll. Dies gilt immer, wenn vor der Symptomatik eine stabile Lebenssituation bestand, wenn eine gute Beziehungsfähigkeit auch in der therapeutischen Beziehung spürbar wird, das heißt eine eher integrierte Persönlichkeit zu beschreiben ist.

Patienten mit *Agoraphobie und Panikstörungen* haben einen höheren Bedarf, die primären Aktualfähigkeiten in der therapeutischen Beziehung modellhaft zu erleben und daraus Halt gebende Erfahrungen mitzunehmen. Die aktuellen Beziehungsdimensionen und die Vorbilddimensionen zum Verständnis der Bedürftigkeit nach emotionalem Halt in Beziehungen sind bei diesen Patienten bedeutsamer als das unmittelbare Konfliktverständnis. Die positiven Deutungen stellen das in den Vordergrund, zu was die Patienten in der Lage sind. Das Balancemodell hilft, durch die Visualisierung der Angst und Sicherheit gebenden Bereiche und der entwicklungsfähigen Bereiche zur Selbsthilfe anzuregen. Die Einbeziehung von Bezugspersonen in die Therapie beschleunigt den Schritt zur Selbsthilfe und eigenständigen Konfrontation mit angstbesetzten Situationen.

Die *Generalisierte Angststörung* mit ständigen Befürchtungen und innerer Unruhe erfordert noch weiter gehende Beschäftigung mit den Halt gebenden Bereichen. Existenzielle Themen stehen bald im Vordergrund, erkennbar an der ständigen Angst davor, dass den Nächsten oder dem Patienten selbst etwas zustoßen könnte. Vertrauen kann nicht direkt vermittelt werden, die Entwicklung einer therapeutischen Verbundenheit bedarf längerer Zeit als bei den oben genannten Angststörungen, gleichzeitig entwickelt sich leicht Abhängigkeit, deshalb ist es wichtig, die Differenzierung und Ablösungsfähigkeit durch Eigenaktivität der Patienten schon im Erstgespräch zu fördern. Das Aufschreiben der Gedanken und Befürchtungen (Beobachterrolle zur Distanzierung), der Bereiche der Sicherheit im Balancemodell, eine Geschichte mitzugeben und sich mit anderen über sie auszutauschen, fördern die Eigenaktivität und das Gefühl der Selbstwirksamkeit. Eine Halt gebende Strukturierung des therapeutischen Prozesses, die vorbehaltlose Annahme des inneren Leids und aufmerksames Verstehen der dahinter liegenden unbewussten Wünsche sind die Voraussetzung für eine fruchtbare Therapie. Gemeinsam entwickelte Sensibilität für passende Geschichten, transkulturelle Beispiele und das Erkennen der Funktion der Angst sind der Einstieg, um die dahinter verborgenen Themen zu finden. Geschichten wie im Buch „Kaufmann und Papagei" und transkulturelle Beispiele haben sich für diese Symptomatik als besonders hilfreich erwiesen, da mit ihnen die existenziellen Fragen im Außen als etwas gemeinsam betrachtetes Drittes angeschaut und differenziert werden können, ohne dass der Patient erneut von den eigenen Ängsten überwältigt wird. Es stellt sicherlich eine Besonderheit der Positiven Psychotherapie dar, sich intensiv mit Themen Lebenssinn und Zukunft, dem vierten Bereich des Balancemodells, zu beschäftigen, und die Lebensphilosophien der Patienten und ihrer Familien sowie ihre Glaubensmodelle zu reflektieren und gemeinsam mit dem Patienten kulturelle Vergleiche zu Leben, Tod, Trauer und Sinngebung anzustellen. Das Verständnis von Sicherheit und Angst anhand der Vorbilddimensionen und im Balancemodell bereitet ein Fundament für die Patienten, allmählich tabuisierte Themen wie Tod, auch mittels Geschichten (N. Peseschkian 1977b, 89: „50 Jahre Höflichkeit"), durch geschilderte Beziehungsepisoden in der Familie, die Einbeziehung des Ehemannes in die Therapie und anhand von Beispielen aus der therapeutischen Begegnung – ermutigte die Patientin, offener gegenüber ihrem Mann und den Töchtern zu sein und auch eigene Bedürfnisse zu benennen. Sie war verwundert, dass ihre zunehmende Offenheit in der Familie überwiegend gut aufgenommen wurde. Durch die positive Sicht des sonst in der psychodynamischen Therapie zwanghaft genannten einseitigen Verhaltens als Fähigkeit konnte die Patientin ihr eigenes Handeln bewusster wahrnehmen und eher abwägen, was wirklich wichtig war, auch wenn sie anfangs dabei wiederholt ein „schlechtes Gewissen" hatte.

Folgende Fragen aus dem Repertoire der Positiven Psychotherapie stellen sich Therapeutin und Patientin im Therapieverlauf:

- Welche Funktion haben die Störungen?
- Wie ist die Balance der Lebensbereiche, welche sind ausgefüllt, was kam zu kurz?
- Welche Ressourcen bringt die Patientin mit, wie ist das soziale Umfeld einzubeziehen?
- Um was geht es vor allem, was sind die Inhalte von Konflikt und Beziehungsepisoden?
- Welche Aktualfähigkeiten und Interaktionsstadien zeigen sich auch in der therapeutischen Beziehung?
- Welche Fähigkeiten kann die Patientin mit Hilfe der therapeutischen Begegnungen für die Erprobung in anderen sozialen Beziehungen entwickeln?
- Welche Ziele hat die Patientin und welche könnte sie sehen, wenn es ihr bereits besser ginge?

Die Funktion der Störungen in der Praxis – individuelle positive Deutungen und inhaltliches Vorgehen bei verschiedenen Störungsbildern

So wie im oben genannten Beispiel ist die Funktion einer Störung oft wegweisend für das Verständnis der Psychodynamik, besonders bei psychosomatischen Störungen, bei denen oft spontan kein Zusammenhang zu Auslösern und Mikro- oder Makrotraumen gesehen werden kann.

> Als eine seit 15 Jahren mit einem eher impulsiven Mann verheiratete 40-jährige Frau in der Therapie die Frigidität auch als ihre Fähigkeit verstehen konnte, mit dem Körper „nein" zu sagen, wurde die Frigidität als Konfliktreaktion „überflüssig", weil die Patientin alternative Möglichkeiten des

Nein-Sagens und der Konfliktlösung entwickelte. Voraussetzung war die Beschäftigung mit dem Schlüsselkonflikt Höflichkeit – Offenheit und mit ihrer alten Erfahrung, dass durch die Vermeidung, über etwas Konflikthaftes zu sprechen, die familiäre Harmonie erhalten wurde: „Meine Eltern stritten sich nie …". In den ersten Therapiesitzungen lernte die Patientin Geschichten kennen (N. Peseschkian 1977b, 89: „50 Jahre Höflichkeit", 96: „Ein Grund, dankbar zu sein") und erfuhr die Betonung ihrer Fähigkeiten. Auf dieser Basis wurde mit ihr gemeinsam die positive Deutung entwickelt, dass sie nicht nur ein Leiden, sondern mit der Höflichkeit auch eine wesentliche Fähigkeit mitbrachte – und eine weitere, die sie mehr entwickeln könnte, die Offenheit. Sie musste nicht länger abwarten und „höflich" verzichten, sondern konnte durch die Entwicklung ihrer Offenheit und Klarheit ihr Handlungsrepertoire erweitern, zunächst im therapeutischen Setting, dann auch in der Partnerschaft und der Familie.

Eine mit rheumatischer Polyarthritis früh berentete Krankenschwester: „Ich halte es nicht aus, alles geht mir so zu Herzen, ich schaffe es nicht mehr und möchte doch alles gut machen. Ich mach' für sie was ich noch kann und doch wollen meine erwachsenen Kinder mir nicht mehr lange zuhören. Ich will ja auch nicht bei ihnen klagen, aber bin ja auch so alleine damit!" Die depressive Reaktion dieser 55-jährigen Patientin, Frau B., kann auch als ihre Fähigkeit verstanden werden, mit tiefer Emotionalität, Verantwortungsbereitschaft und Altruismus auf Konflikte zu reagieren. Die depressiven Symptome erhalten einen neuen Sinn, wenn den eigentlichen Emotionen des dahinter liegenden inneren Wertekonfliktes nun auf neue Weise Ausdruck verliehen werden kann. Frau B.: „Ich fühle immer mit den anderen so stark mit, dass ich selbst darunter leide. So viele kommen zu mir, vertrauen sich mir an und klagen mir ihr Leid und ich versuche, allen zu helfen." Therapeut: „Wann hat Ihnen diese Fähigkeit, so empathisch zu sein, gut zuzuhören, immer für die anderen da zu sein, im Leben eigentlich schon geholfen?" Patientin: „Mit meinen Kindern und meinen Freunden verstehe ich mich ja eigentlich gut. Ihnen habe ich schon viel helfen können, wenn sie es mal nötig hatten. Und auch im Beruf hab ich mich immer mit allen verstanden, bis ich nicht mehr konnte. Nur jetzt haben sich viele von mir abgewendet, manche sind ganz ärgerlich geworden und wollen mir nicht mehr zuhören, was hab ich nur falsch gemacht?" Therapeut: „Sie haben immer wieder im Leben anderen geholfen, waren für andere da, wenn Sie gefragt wurden und haben Ihren Kindern mit Ihrem Vertrauen, Verständnis und Mitfühlen etwas ganz Wertvolles, Ihre Liebe, mitgegeben." Patientin: „Sie meinen, ich hätte ihnen etwas mitgegeben?" Therapeut: „Wie geht es Ihnen damit, dass es jetzt umgekehrt ist und Sie sich jemandem hier in der Therapie anvertrauen?" „Das bin ich gar nicht so gewöhnt, das darf ich mir ja eigentlich nicht herausnehmen, eher will ich ja, dass es den anderen gut geht."

Die abgewehrte Aggression („die anderen werden dann ärgerlich") konnte später auch als Erleben von Ungerechtigkeit aufgedeckt werden. Als Krankenschwester, wegen ihrer rheumatischen Erkrankung nun berentet, war Frau B. immer helfend für andere da. Sie fühlte sich mit der eigenen Krankheit allein; die Kinder waren mit ihren eigenen Familien beschäftigt. Der unterdrückte, nicht zugelassene Ärger wurde von ihr in anderen erlebt. Diese Form der Abwehr von Aggression kann auch im Rahmen ihres Schlüsselkonfliktes als Fähigkeit gesehen werden, harmonieorientiert zu sein und in anderen eigene Gefühle wiederzuerkennen, anstatt sie selbst offen zu zeigen. Als ein Therapieresultat lernte die Patientin, um Hilfe zu bitten.

Ein 52-jähriger Mann mit Kopfschmerzen, Bandscheibenleiden und Hypertonie war im Ort als der „Milchmann" bekannt: „Manchmal ist es so stark, dass mir die Tränen vor lauter Druck kommen." Seit seiner Jugend in der gleichen Molkerei tätig, wurde er nun in seinem Beruf nicht mehr benötigt und seine Qualifikation war nicht mehr gefragt, so dass er jetzt Botendienste leisten musste. Über seiner langjährigen Beschäftigung hing ein Damoklesschwert, seit die Firma verkauft worden und der alte Chef abgetreten war. Ein junger Manager wollte nun aufräumen. Durch eine „Positive Deutung" des körperlich Störenden in seiner Funktion für den Menschen und seine Interaktionen sollte ein Standortwechsel ermöglicht werden. Die psychosomatische Kopfschmerzreaktion, das chronische Bandscheibenleiden und der Bluthochdruck dieses Mannes enthielten auch die unausgesprochene, unbewusste Aussagen „Es wird mir im Kopf zu viel, weil ich gewöhnt bin, Verantwortung für alles zu tragen."; „ich stehe unter Druck", „die Kränkung schmerzt", „mein Kreuz kann es nicht mehr tragen". Zunächst hatte dies der behandelnde ärztliche Therapeut als Fähigkeit des Körpers verstanden, sich selbst zu begrenzen, dem Druck bis hierher standgehalten zu haben, und zu viel Verantwortung zu empfinden. Im Gespräch wurde daraus die Frage: „Was würden Ihnen ihr Kopf und ihr Blutdruck sagen, wenn sie eine eigene Stimme hätten?" „Es ist genug, mach' mal langsam." – „Aber das kann ich noch nicht, ich muss doch Geld verdienen!" war die Antwort des Patienten. Seine Ehefrau wurde in die Therapie einbezogen. Sie schilderte deutlich andere Qualitäten ihres Mannes, als er vorher dem Therapeuten berichtet hatte. Sie sprach von den Kollegen, Nachbarn und Freunden, die ihn schätzten und von seiner Geduld und seiner Liebe zu ihr. Und auch von ihrer leisen Angst, dass aus der Krankheit Schlimmeres werden könnte.

An diesem Punkt zeichnete der Therapeut zwei Balancemodelle auf ein Blatt und stellte die vier Lebensbereiche beider Ehepartner nebeneinander. Er zeichnete die aktiv ausgestalteten Bereiche für beide ein: für den Patienten die guten Kontakte, für seine Frau ihre erfüllende berufliche Tätigkeit. Die bisher zu kurz gekommenen Bereiche folgten, bei ihr die Kontakte, bei ihm Sinn und Zukunft. Dann wurden die typischen Konfliktreaktionen beider eingetragen, bei ihm die Körperreaktionen, bei ihr die „Flucht in die Leistung" und „Sorgen" im vierten Bereich, der Zukunft. Der Therapeut gab beiden als Hausaufgabe mit, sich zu diesen Bereichen weitere Gedanken zu machen und in zwei Wochen wieder zu kommen. So wurden Selbsthilfe und gemeinsame Zukunftsplanung eingeleitet. Der Patient konnte allmählich wieder mehr Vertrauen in sich und seinen Körper gewinnen und die Hoffnung auf eine berufliche Veränderung in aktiveres Handeln zusammen mit seiner Frau umsetzen. Das Gefühl, selbst etwas in die Hand zu nehmen und seine Krankheit neu zu verstehen, schien ihm die Kraft zu geben, sich mit einer neuen Zukunftsperspektive zu befassen, die er sich vorher nicht zugetraut hatte.

Fallbeispiel eines 8-jährigen Jungen mit Enuresis nocturnae (Bettnässen): „Wir verstehen das nicht. Er ist doch ein so kluger Junge und das mit dem Bett ist so schlimm für uns alle. Er kann ja gar nicht mit auf die erste Klassenfahrt gehen, wenn das nicht besser wird!" Das seit einem Jahr auftretende Bettnässen des Jungen konnte im Gespräch miteinander auch als die Fähigkeit gedeutet werden, „nach unten zu weinen" und bekam damit für ihn und seine Eltern eine neue Dimension: Seine unausgesprochene Angst, den hohen Anforderungen der ehrgeizigen Eltern – die Kinder sollen es gut haben und eine gute Ausbildung bekommen – auch in der Schule nicht zu genügen, konnte er gerade gegenüber den Eltern aufgrund der Hemmung durch deren Autorität nicht zeigen. Eigentlich muss er keine Angst haben, bestraft zu werden. „Er ist doch schon ein großer Junge", sagten die Eltern ja. Doch waren sie auch starke Vorbilder dafür, dass alles ordentlich und richtig sein sollte, so wie im neuen Haus: Sie arbeiten viel am weiteren Ausbau des Hauses, auch abends. Das Einnässen des Jungen in der Nacht als „Weinen nach unten" zeigte seine unterdrückten Gefühle und den Wunsch nach elterlicher Wärme, Zeit, Geduld und Zuwendung – es geht um primäre Aktualfähigkeiten als emotionale Bedürfnisse. Gleichzeitig entsteht der innere Konflikt, genau dabei wieder zu versagen, es den Eltern nicht recht zu machen (Ordnung, Leistung).

Mit der positiven Deutung, dass der Junge, wenn auch „heimlich", Gefühle zeigen und weinen kann, und zwar für sich alleine, ist für die Eltern ein therapeutischer Ansatz möglich. Der unterdrückte Konflikt – zwischen einerseits der Bewunderung des hohe Ideale pflegenden Vaters als Vorbild, und dem Gehorsam ihm gegenüber, und andererseits dem unbefriedigten Bedürfnis nach Geduld, Zeit und Kontakt – wird durch die positive Konnotation der Deutung leichter verständlich. Das Bedürfnis danach, bei den Eltern die primären Fähigkeiten zu erleben und die Bewunderung für die sekundären Fähigkeiten, mit dem Streben, sie zu erlernen, können wiederum positive Dimensionen in der Interaktion aufzeigen – der unbewusste

Sterben, Ablösung anzugehen, die sich oft hinter der Symptomatik verbergen. „Der Tod ist eigentlich nur die Angst vor dem Tode" (Martin Luther, Tischreden).

Ein Fallbeispiel zu Generalisierter Angst und Panikstörung: Eine 32-jährige Patientin erlitt eine schwere Panikattacke am Steuer ihres kleinen Wagens, als sie an der Ampel anhielt. „Ich musste an der Ampel stehen bleiben, konnte mich nicht mehr rühren, dachte ich sterbe." In den folgenden Wochen kam es immer häufiger zu Panikanfällen. Ängste um ihre Kinder, einen 8-ährigen Sohn und eine 14-jährige Tochter, nahmen zu, so dass sie ihren Sohn nicht mehr alleine zur Schule gehen ließ und ihn wieder begleitete. Sie konnte schließlich nicht mehr Auto fahren. Bereits seit der Kindheit hatte sie immer wieder verschiedene Ängste.

Sie war in einer geordneten, in einer kleinen Gemeinde eingebundenen Familie zusammen mit einer zwei Jahre älteren Schwester aufgewachsen. Sie war wohl nicht aufgeklärt worden, konnte keine weiterführende Schule besuchen und wurde schon 17-jährig mit ihrer Tochter schwanger, heiratete den vier Jahre älteren Mann, mit dem sie vorher heimlich in dessen Auto unterwegs war. Im Auto hätten sie ganz viel Zeit verbracht, es habe sie so vor der Welt geschützt. Die angestrebte Berufsausbildung wurde ihr dann nicht mehr erlaubt. Themen wie Sexualität, Religion, Tod oder Sterben seien zu Hause nicht besprochen worden. Als sie mit neun Jahren nach dem Tode der Oma fragte, wo die Oma jetzt sei, da sie nicht mit zur Beerdigung gehen durfte und die Oma nicht mehr gesehen hatte, wurde ihr gesagt, dass die Oma verreist sei. „Ist die Oma tot?" wurde barsch zurückgewiesen: „Sei still, wenn man davon spricht, kommt er (der Tod) ins Haus!" Die Eltern waren wenig gebildet und fanden Halt in der strengen Religion ihrer Gemeinschaft.

Das Balancemodell nahm sie erstaunt an, um zu verstehen, dass sie körperlich trotz der Symptome durch die Angst doch weitgehend gesund sei, den Haushalt und die Putzstelle bis vor kurzem doch gut hinbekommen habe, sie stolz auf ihre Kinder und ihr Mann fleißig sei. Ihr Mann verdiene Geld für die Familie, allerdings gebe er zu viel für Autos aus. Und im vierten Bereich merke sie, habe sie keine Ahnung. Auf einzelne Geschichten wie „Ende oder Anbruch" (Peseschkian N. 1983, 233) und auf Themen der Offenheit und Höflichkeit (siehe Kapitel 4/Geschichten) reagierte sie erstaunt, sie war es nicht gewöhnt, so ernst genommen zu werden wie in der Therapie, wo ihre Meinung zu den Geschichten zählte, wo sie etwas zu sagen hatte, was ihr selbst Erklärungen gab.

Die offene Art des Therapeuten, mit dem Thema Tod umzugehen, ohne dass etwas passierte, ermutigte offenbar die einfache, sehr höfliche, angepasste und zu Hause eher abhängige Patientin schließlich mehr aus der Vergangenheit anzusprechen, was sie vorher mit niemandem geteilt hatte, aus Angst, ausgelacht zu werden. Angeregt durch die Frage in einer der ersten therapeutischen Sitzungen, was für Ängste und schlimme Ereignisse sie schon im Leben erlebt habe, erinnerte sie sich an eine Blinddarmentzündung als 7-Jährige. „Ich hatte vorher ein Bonbon geschluckt, dann musste ich operiert werden" war die Erinnerung der Patientin an das Ereignis. Mit einer bedrohlichen Bauchfellentzündung sei sie weg von den anderen in ein Einzelzimmer geschoben worden. Vor der Tür habe der Arzt mit Mutter und Tante gesprochen und gesagt, dass es schlimm um sie stünde und sie sterben könne. Sie habe alles gehört, aber als beide hereinkamen, hätten sie nichts dazu gesagt. In der Jugend habe sie einen Angstanfall unter der Friseurhaube gehabt, die sie von da an nicht mehr benutzen konnte. Nach der Geburt ihrer Tochter habe sie nach der Mutter gerufen, bei der Geburt ihres Sohnes habe sie Angstzustände gehabt. Die diffuse Todesangst der Patientin, die zunehmende Angst, zu erkranken, Angst um die Kinder und Angehörigen nahmen in einer ersten Kur fern von zu Hause erheblich zu.

Die Verbundenheit in der Ursprungsfamilie als Gemeinschaft war geprägt von sekundären Normen der Höflichkeit und der Leistung, Sanktionierung von Offenheit und Eigenständigkeit. Das Verlassensein erstmalig 3- bis 4-jährig, als sie zu Verwandten gegeben wurde und dort Angst vor der übergriffig erlebten Tante bekam, und in der Krankheitssituation 7-jährig macht den Mangel an Differenzierung und positiver Ablösungserfahrung deutlich, die ihr kaum vermittelt worden waren. Die Ehe mit einem Alkoholiker ertrug die Patientin deshalb wohl klaglos. Schläge ertrug sie, ohne dagegen anzugehen. Hier war der Versuch, frühzeitig den Offenheit-Höflichkeit-Konflikt anzugehen, deshalb erfolgreich, weil die Patientin früh Vertrauen zum Therapeuten gefasst hatte und sich mit Themen anvertrauen konnte, über die sie mit niemandem vorher gesprochen hatte. Der Bereich Sinninhalt und Glaube konnte anhand der verschiedenen religiösen Konzepte der Familie von der Patientin mit ihrem eigenen Lebensbild verglichen werden, etwas, was ihr zu Hause nicht möglich war. „Ich bekam früher immer Angst, wenn ich an den Tod dachte. Ich kann mir ein Fortleben der eigenen Taten und Ideen in meinen Kindern und der Umgebung vorstellen und sehe meinen Sinn im Leben darin, für die Kinder da zu sein" konnte sie nach etwa 12 Sitzungen formulieren. In der Zwischenzeit war der Ehemann in die Therapie einbezogen worden. In moderierten Gesprächen wurde die sprachlose Atmosphäre zwischen ihnen verändert. Bereits in den ersten Sitzungen hatte die Symptomatik erheblich nachgelassen, die Patientin ging anschließend mit ihrem Mann in eine Paargruppe – er hatte in der Zwischenzeit das Trinken reduziert – und begann wegen ihrer Schwierigkeiten, lesen und schreiben zu lernen und Deutschkurse in der Volkshochschule zu besuchen, um sich auf eine spätere Ausbildung für eine berufliche Tätigkeit vorzubereiten.

Ein weiteres Praxisbeispiel mit dem Symptom Versagensangst bei einer vorher eher stabilen Persönlichkeit: Eine Studentin verschob ihre Abschlussprüfung immer wieder, offenbar aus einer unbewussten Angst heraus, den idealisierten Erwartungen der Eltern nicht zu entsprechen – sie war der Sonnenschein, der alle Träume der Eltern erfüllen sollte. Nun stand sie angesichts der bevorstehenden Berufstätigkeit nach dem Examen im inneren Konflikt, einerseits die Liebe und Hoffnungen der Eltern zu erfüllen, andererseits nicht zu wissen, wie es danach weiter gehen soll. Sie hatte das Vertrauen in sich selbst verloren, das die Eltern ihr seit der Kindheit erwiesen. Die Versagensangst und dadurch die Verzögerung des Examens verhinderten unbewusst die Auseinandersetzung mit den Eltern und die Ablösung von ihnen.

In der Therapie war es möglich, das Thema Vertrauen und Selbstvertrauen anhand mehrerer Beispiele aus der therapeutischen Beziehung aufzugreifen: Das naive Vertrauen, das die Patientin der Therapeutin entgegenbrachte (wie eine Übertragung auf die Therapeutin: „Vertrau' in die Eltern, Papa kriegt das schon hin") war verbunden mit dem Gefühl, es selbst nicht zu schaffen, so dass sie die Therapeutin immer wieder fragte, was sie tun solle. Die Therapeutin spürte in ihrer Gegenübertragung, dass sie es nicht schaffen werde, die Studentin rechtzeitig „durchs Examen zu bringen" und wunderte sich, denn eigentlich traute sie es der Patientin zu. Sie erlebte in ihrer Gegenübertragung den inneren Konflikt, ihre Leistung als Therapeutin in Frage zu stellen und mangelndes Selbstvertrauen, obwohl sie doch klare Vorstellungen vom Therapieplan hatte, und gleichzeitig die Erwartung, dass die Patientin eine großartige akademische Laufbahn antreten werde. Sie erfuhr also selbst den inneren Konflikt zwischen Leistung und Treue, Vertrauen und Hoffnung.

Sie sprach daraufhin die Inhalte dieses Erlebens an: Dass die Patientin ihr doch so sehr vertraue und so regelmäßig und treu käme – woher sie eigentlich diese Fähigkeiten habe, so loyal zu sein, obwohl sich noch kein Erfolg eingestellt habe? „Nur wenn man zusammenhält, kommt man weiter" sei ein Leitsatz, den sie von zu Hause mitgenommen habe. Und die Therapeutin sei ja schon eine Vertraute geworden, fast wie aus der Familie. Es sei ja richtig, dass sie noch nichts Sichtbares erreicht hätten, aber nur wenn sie beide zusammenhielten, würde es etwas werden. „Es wird etwas, sagen Sie, und wollen gleichzeitig, dass ich Ihnen sage, was Sie tun sollen?" „Eigentlich weiß ich ja, dass ich es schaffen muss, mich überwinden muss, aber etwas hält mich immer wieder davon ab!" „Etwas?" „Ja, irgendetwas sagt mir, dass ich ja dann den Eltern vielleicht eine schlechte Note zeigen muss, jetzt haben sie so lange für mich gesorgt! Eigentlich kann ich ja auf eigenen Beinen stehen, nur weiß ich nicht, wohin ich dann beruflich gehen muss, vielleicht zu meinem Freund ins Ausland, und was machen dann meine Eltern?" Es wird deutlich, dass sie ein altes Treuekonzept, das auf familiäre Konzepte zurückzuführen ist und das auch in der therapeutischen Beziehung spürbar wird, im inneren Widerspruch zum Selbstvertrauen wiederholte. „Sei treu der Familie, treu der Heimat." „Werde wie in den Vorgenerationen lieber im Familienbetrieb groß, als in der Fremde einsam." Erst als die Therapeutin äußerte, dass die Patientin offenbar zwischen der Treue zu ihrem Freund in der Fremde und der Treue zu ihren Eltern stehe, und dass sie sich keine der beiden Optionen zutraut, noch nicht vertraut, ergibt sich eine Veränderung. Die Patientin ringt sich dazu durch, zu sagen, dass sie dann doch den Eltern untreu werden müsse, denn sie wolle ja ihren langjährigen Freund nicht aufgeben und wünsche sich eine Familie mit ihm. Durch den Aufschub im Studium habe sie lange zwischen beiden gestanden. Das wolle sie jetzt ändern.

Weitere Praxisbeispiele zu verschiedenen Erkrankungen finden Sie im Buch „Psychosomatik und Positive Psychotherapie" (N. Peseschkian 1991).

Anwendung von Geschichten und Sprachbildern

Das Geheimnis des Spiegelsaals
„Im Orient gab es in einem Tempel einen Saal der tausend Spiegel. Es begab sich, dass sich eines Tages ein Hund im Tempel verirrte und in diesen Saal gelangte. Plötzlich konfrontiert mit tausend Spiegelbildern, knurrte und bellte er seine vermeintlichen Gegner an. Diese zeigten ihm ebenso tausendfach die Zähne und bellten zurück; worauf er noch tollwütiger reagierte. Das führte schließlich zu einer solchen Überanstrengung, dass er in seiner Aufregung daran starb. Einige Zeit verging, und es kam wieder ein Hund in den Saal der tausend Spiegel. Auch dieser Hund sah sich tausendfach umgeben von seinesgleichen. Da wedelte er freudig mit seinem Schwanz und tausend Hunde wedelten ihm entgegen und freuten sich mit ihm. Freudig und ermutigt verließ er den Tempel."
(N. Peseschkian et al. 2003, 12)

Die Positive Psychotherapie wurde besonders für den therapeutischen Einsatz von Geschichten bekannt, die Nossrat Peseschkian im Buch „Der Kaufmann und der Papagei" (1979a) zusammenstellte und deren Anwendung er dort mit Fallbeispielen erläuterte. Der therapeutische Überraschungseffekt der orientalischen Geschichten, die in der europäischen Kultur zunächst „fremd" wirken, ist dabei durchaus beabsichtigt. In anderen Kulturen hat sich ebenfalls die Anwendung dort eher ungewohnter Erzählungen bewährt.

Geschichten haben mit ihren bildhaften Darstellungen verschiedene Funktionen in der Therapie (N. Peseschkian 1979a, 29ff.): Einerseits bilden sie Normen ab, an denen Leser oder Zuhörer ihre eigenen messen können, andererseits stellen sie durch Überspitzung Normen in Frage und laden ein, die eigenen zu relativieren.

Diese Geschichten sind im Rahmen der hier besprochenen Therapieform Mittel für einen Standortwechsel, der in der ersten Stufe der Therapie angestrebt und in den nächsten Stufen genutzt wird. Sie können Gefühle und Gedanken der Zuhörer befreien und führen oft zu Aha-Erlebnissen. Ihre Spiegelfunktion lädt zur Identifikation ein – der Leser oder Zuhörer erkennt sich, seine Bedürfnisse und seine Situation wieder, kann sie anhand der Geschichte reflektieren, ohne selbst direkt zum Thema zu werden, und sich schließlich wieder an eigene Erfahrungen erinnern.

Geschichten stellen als Modell Lösungsmöglichkeiten vor, mit denen eigene Ansätze verglichen werden können, lassen jedoch einen breiten Interpretationsspielraum.

Bei Patienten, die am Bisherigen festhalten, sind Geschichten als Mediator zur Veränderung wirksam. Als Beispiel sei hier die Geschichte „Die Schwierigkeit, es allen recht zu machen" (N. Peseschkian 1979a, 130) angeführt, in der ein Vater auf dem Esel reitet, den sein kleiner Junge führt. Der Kleine wird von Beobachtern bedauert, so dass jetzt er den Esel reiten darf. Jemand beklagt die schlechte Erziehung des nun so stolz reitenden Jungen – also setzen sich beide auf den Esel. Als Tierquäler beschimpft, gehen sie schließlich neben dem Esel und werden ausgelacht. Das geschilderte Dilemma entspricht dem inneren Konflikt und der Hemmung mancher Patienten, eine eigene, ungewohnte Entscheidung zur Veränderung zu treffen und auch dazu zu stehen. Die Geschichte als solche ist weltweit in verschiedenen Variationen geläufig und dient vielen Patienten zur Ermutigung.

In der Therapie zeigt sich ferner die Depotwirkung von Geschichten: Auf manche reagiert ein Teil der Patienten zunächst nicht. Die Autoren haben viele Menschen erlebt, die erst nach einiger Zeit wieder auf eine Geschichte zurückkamen, nachdem sie sie erst allmählich in ihrer Bedeutung für sich selbst reflektiert hatten – ein Retard-Effekt der bildhaften Sprache, der einen inneren Film auslöst. Für rationale Menschen sind Geschichten auch Regressionshilfen, sie erinnern an die kindliche Situation der phantasievollen Begegnung mit Bildern, Märchen, Erzählungen und fördern so Kreativität und Spontaneität ohne bewusstes Nachdenken.

Von einer zur nächsten Generation übermittelt, waren Märchen, Erzählungen und Kurzgeschichten immer schon kulturelle Traditionsträger. Auch wenn sie sich immer wiederholen, gewinnen sie für jeden Zuhörer eine eigene, neue Bedeutung. Schöpfungsmythen, klassische Sagen oder die wiederholten Grundmuster von Märchen und Kinderliedern sind kulturell tradierte Verständnismodelle. Die großen psychotherapeutischen Themen der Selbstständigwerdung (Hänsel und Gretel), der Gewissensbildung (Goldmarie und Pechmarie), des Triangulierungskonfliktes (Ödipus) oder der Schwellensituation (Drachentöter) finden sich darin wieder. In der Positiven Psychotherapie wird nach Lieblingsmärchen und der Identifikation mit Figuren oder Handlungen gefragt. Daraus ergeben sich häufig Hinweise auf Grundkonzepte und Grundkonflikte.

Als transkulturelle Vermittler spiegeln Geschichten das Verhalten und Denken von Menschen aus anderen Kulturkreisen; das Faszinosum des Fremden relativiert die eigenen Regeln. Einige Geschichten wirken recht provozierend: Sie stellen ein Gegenkonzept vor, zu dem die Patienten Stellung beziehen müssen. Sie sind vor allem in der vierten Stufe der Verbalisierung und Konfrontation mit den konflikthaften Themen geeignet, wenn schon ein therapeutisches Vertrauen besteht. Das befreiende Lachen nach einer Geschichte löst in der Therapie oft den „neurotischen" Knoten und beendet das Verhaftet sein in einem inneren Teufelskreis. „Humor ist wie das Salz in der Suppe der Therapie" (N. Peseschkian, mündliche Mitteilung) und beschleunigt die Einsicht und Relativierung fixierter Konzepte. Humor gilt in den psychodynamischen Therapien als einer der wichtigsten reifen Bewältigungsmechanismen, „der sich öfters sogar in sehr schwierigen und spannungsreichen Situationen bewährt" (Mentzos 2009, 48). Widerstände in der Therapie sind auch als Fähigkeit zu verstehen, am Bisherigen festzuhalten und sich Änderungen entgegenzustellen. Geschichten sind ähnlich wie Sprichwörter eines der wirksamsten Mittel, um Widerstände zu überwinden.

Das Dreieck Patient – Therapeut – Geschichte stellt eine weitere Übertragungsdimension zur Verfügung, entlastet die duale Beziehung in ihrem Aufeinanderbezogensein, lässt beide gemeinsam auf etwas Drittes schauen. Dies ist vergleichbar der Therapie mit Jugendlichen, die sich zum Schutze des Eigenen direkter Ansprache verschließen, jedoch gut über etwas Drittes (wie einen Film, eine Musikgruppe, ein Idol) sprechen können und sich dabei öffnen.

Der Charakter einer tiefenpsychologischen Methode wird gerade hier deutlich: Geschichten sind Assoziationshilfen, die zum tiefer liegenden unbewussten Kern führen. Urerfahrungen mit Märchen und Geschichten, die die primären Bezugspersonen erzählten, prägen in der magischen Phase zwischen dem 3. und 6. Lebensjahr den Umgang mit Gut und Böse; sie bilden Grundlagen für die Entwicklung des Gewissens; sie enthalten Identifikationsfiguren, die den Kindern vertraut werden und Szenen, die ihnen Hilfen im eigenen Erleben sind. Kinder können Geschichten, die ihnen von den Bezugspersonen erzählt werden, emotional verstehen, auch wenn das objektive Verständnis noch nicht entwickelt ist. Die Grimmschen Märchen der deutschsprachigen Kultur bedienen sich der Motive, die im Traum und in Entwicklungsaufgaben vorkommen: „Hänsel und Gretel" oder „Goldmarie und Pechmarie". So grausam diese Märchen Erwachsenen vorkommen mögen, symbolisieren sie den natürlichen Prozess der Ablösung bis hin zur eigenverantwortlichen Handlung und Selbstversorgung. Märchen lassen einen in sich folgerichtigen Film und Rollenspiele im Kind entstehen, sie bahnen Gemeinschaftserleben und Austausch an, lösen in der Erzählsituation Gefühle und gebanntes Mitgehen aus. Bilderbücher ergänzen dies, ersetzen aber nicht die inneren Bilder, die beim Vorlesen von Märchen entstehen.

Der Umgang mit Geschichten in der Positiven Psychotherapie

Wenn möglich, lesen die Patientin oder der Patient die ausgewählte Geschichte vor. Für einige Menschen ist das Vorlesen jedoch mit Stress belastet, ihnen kann eine Geschichte besser erzählt oder vorgelesen werden.

Im Anschluss daran können Sie fragen: „Wie verstehen Sie diese Geschichte?" und später „Was kommt Ihnen dabei in den Sinn?" oder auch „An was erinnert Sie das?" Die Frage „Wie könnte die Geschichte weitergehen?" ist zum Beispiel geeignet, wenn es um die Schwierigkeit geht, es allen recht zu machen. Für andere passt: „Wie hätten Sie reagiert, wenn Sie das erlebt hätten?" Sie kommen dem Grundkonflikt assoziativ näher, wenn Sie anschließend an das bereits Assoziierte weitere Fragen stellen wie: „An was erinnert Sie das, was Sie gerade gefühlt/gesagt haben?"

Die einzelnen Therapiestufen erfordern unterschiedliche therapeutische Haltungen und entsprechend passende Geschichten. Einige Beispiele dazu finden Sie im Kapitel 4 zum fünfstufigen Vorgehen.

Die Auswahl der Geschichten für die Begegnung

Voraussetzung für die therapeutische Anwendung ist die eigene Beschäftigung mit Geschichten, wenn möglich im Rahmen der Selbsterfahrung. Es entsteht daraus ein Fundus, der intuitiv passend zur Verfügung gestellt werden kann. Die rein rationale Auswahl von Geschichten anhand von Inhalten ist in der psychodynamisch orientierten Therapie nicht sinnvoll. Jedoch haben sich bestimmte Geschichten für die Therapie bewährt, deren Charakter wir Ihnen hier vorstellen wollen.

Es gibt Geschichten, die für viele Patienten geeignet sind. Dazu zählen „Die Schaulustigen und der Elefant" als Symbol für den Standortwechsel auch schon in der ersten Therapiestufe (N. Peseschkian 1979a, 73f.); „Von der Krähe und dem Pfau", eine Fabel zum Reflektieren der eigenen Stärken und Schwächen (N. Peseschkian 1979a, 115); oder „Eine Geschichte auf den Weg", die besonders für körperlich leidende Menschen und solche, die Belastungen bisher verdrängt haben, geeignet ist (N. Peseschkian 1979a, 75f.). Sie handelt von einem Wanderer, der über und über mit Lasten behangen, einen scheinbar endlosen Weg entlanggeht. Auf seinem Weg begegnet er Menschen, die ihn auf die eine oder andere Last aufmerksam machen, so dass er sich nach und nach davon befreien kann. Schließlich erkennt er selbst, dass es der Mühlstein ist, den er an einem Strick um den Hals trägt, der ihn so gebeugt gehen lässt. Von diesem kann er sich schließlich allein befreien. Diese Geschichte lässt Patienten – auch in unterschiedlichen Kulturen – im Gespräch oder in den zur Geschichte gemalten Bildern oft Ähnliches assoziieren. Die rostigen Ketten, die sich um die Fußgelenke des Wanderers winden, werden oft als Symbol für ungelöste Beziehungsprobleme mit den Eltern verstanden, die Geröllbrocken in den Händen mit Pflichten, die eigentlich abgelegt werden könnten.

Geschichten wie „50 Jahre Höflichkeit" (N. Peseschkian 1979a, 89), „Ein Grund, dankbar zu sein" (N. Peseschkian 1979a, 96), „Mut zur Wahrheit" (N. Peseschkian 1979a, 94) und eine Reihe weiterer aus dem gleichen Band spiegeln den Schlüsselkonflikt Höflichkeit – Offenheit wieder und sind zu dessen Reflexion einsetzbar. „Die Gedächtnisstütze" (N. Peseschkian 1979a, 133) ist eine der provozierenden Geschichten, in der es vor allem um Gehorsam und Einseitigkeit im Handeln geht, deren Anwendung erst in der 4. Stufe der Konfliktbearbeitung sinnvoll ist. Zu diesen zählen auch „Lohn der Sauberkeit" (N. Peseschkian 1979a, 134), die oft Proteste der Patienten auslöst, oder „Späte Rache" (N. Peseschkian 1979a, 136), mit der die Patienten durch Konfrontation zu einer eigenen Position finden.

Den Ausbruch eines inneren Konflikts beschreibt „Das Wunder des Rubins" bildhaft (N. Peseschkian 1979a, 56):

Ein Kalif hatte den Gesang verboten. Als ein Derwisch das hörte, zu dessen Glauben es gehörte, singend zu tanzen, zog sich sein Herz aus Trauer darüber zu einem Klumpen zusammen und er starb. Der untersuchende Arzt fand den rubinförmigen Klumpen und gab ihn weiter, so dass er zu einem wertvollen Ring verarbeitet wurde, den der Kalif trug. Als der Kalif selbst zu singen begann, wurde der Ring wieder flüssig.

Der Einsatz solcher Geschichten ist sinnvoll, wenn Sie als Therapeutin oder Therapeut das Gefühl haben, diese Geschichte sei jetzt genau richtig. Das gilt auch für Geschichten, die sich besonders für die nächste Phase, also für die Unterscheidung nach zuvor erfolgtem Vertrauensaufbau eignen.

Für Patienten mit existenziellen Fragen stehen Geschichten wie „Ende oder Anbruch?" (N. Peseschkian 1983, 233), „Der gläserne Sarkophag" (N. Peseschkian 1979a, 113f.) oder „Noch ein langes Programm" (N. Peseschkian 1979a, 125) zur Verfügung. Ein weiteres Beispiel ist „Der Prophet und die langen Löffel" (N. Peseschkian 1979a, 141f.):

> Ein Rechtgläubiger kam zum Propheten Elias. Ihn bewegte die Frage nach Hölle und Himmel, wollte er doch seinen Lebensweg danach gestalten. „Wo ist die Hölle – wo ist der Himmel?" Mit diesen Worten näherte er sich dem Propheten, doch Elias antwortete nicht. Er nahm den Fragesteller bei der Hand und führte ihn durch dunkle Gassen in einen Palast. Durch ein Eisenportal betraten sie einen großen Saal. Dort drängten sich viele Menschen, arme und reiche, in Lumpen gehüllt, mit Edelsteinen geschmückte. In der Mitte des Saales stand auf offenem Feuer ein großer Topf voll brodelnder Suppe. Der Eintopf verbreitete einen angenehmen Duft im Raum. Um den Topf herum drängten sich hohlwangige und tiefäugige Menschen, von denen jeder versuchte, sich seinen Teil Suppe zu sichern. Der Begleiter des Propheten Elias staunte, denn die Löffel, von denen jeder dieser Menschen einen trug, waren so groß wie sie selbst. Nur ganz hinten hatte der Stiel des Löffels einen hölzernen Griff. Der übrige Löffel, dessen Inhalt einen Menschen hätte sättigen können, war aus Eisen und durch die Suppe glühend heiß. Gierig stocherten die Hungrigen im Eintopf herum. Jeder wollte seinen Teil, doch keiner bekam ihn. Mit Mühe hoben sie ihren schweren Löffel aus der Suppe, da dieser aber zu lang war, bekam ihn auch der Stärkste nicht in den Mund. Gar zu Vorwitzige verbrannten sich Arme und Gesicht oder schütteten in ihrem gierigen Eifer die Suppe ihren Nachbarn über die Schultern. Schimpfend gingen sie aufeinander los und schlugen sich mit denselben Löffeln, mit deren Hilfe sie ihren Hunger hätten stillen können. Der Prophet Elias fasste seinen Begleiter am Arm und sagte: „Das ist die Hölle." Sie verließen den Saal und hörten das höllische Geschrei bald nicht mehr. Nach langer Wanderung durch finstere Gänge traten sie in einen weiteren Saal ein. Auch hier saßen viele Menschen. In der Mitte des Raumes brodelte wieder ein Kessel mit Suppe. Jeder der Anwesenden hatte einen jener riesigen Löffel in der Hand, die Elias und sein Begleiter schon in der Hölle

gesehen hatten. Aber die Menschen waren hier wohlgenährt, und man hörte in dem Saal nur ein leises, zufriedenes Summen und das Geräusch der eintauchenden Löffel. Jeweils zwei Menschen hatten sich zusammengetan. Einer tauchte den Löffel ein und fütterte den anderen. Wurde einem der Löffel zu schwer, halfen zwei andere mit ihrem Esswerkzeug, so dass jeder doch in Ruhe essen konnte. War der eine gesättigt, kam der nächste an die Reihe. Der Prophet Elias sagte zu seinem Begleiter: „Das ist der Himmel!"

• •

Selbsthilfe und Bezugspersonen

Eine Besonderheit der Positiven Psychotherapie ist die frühe Anregung von Selbsthilfe. Schon im Erstinterview entsteht so eine Atmosphäre, die den Patienten das Gefühl gibt ihre Situation zu verstehen, selbst in die Beobachterrolle zu schlüpfen, eigene Erfahrungen beim Therapeuten reflektieren und aus der Therapie Anregungen zur Erprobung nach Hause mitnehmen zu können. Die Erwartung an die Therapeuten ändert sich hierdurch: Nicht deren Fachwissen, sondern das Wissen um die eigene Situation steht für die Patienten im Vordergrund.

Nossrat Peseschkian setzte an dieser Stelle vielfältige Mittel ein: Er empfahl häufig Literatur; er las Geschichten vor und gab den Patienten Kopien davon, zu denen sie zu Hause malen oder Gedanken aufschreiben konnten; er verlieh Bücher, so dass die Patienten sich zwischen den Sitzungen mit dem Thema beschäftigen konnten, das in der Therapie auftauchte. Die Fragen, die in der fünften Stufe gestellt werden, wie: „Was ist Ihnen heute aufgefallen, wenn Sie an unsere Begegnung denken?" oder „Was möchten Sie beim nächsten Mal ansprechen?" regen dazu an, Eigenaktivitäten zu entwickeln. Dazu gehören Briefe an ein Organ, wie Nossrat Peseschkian es zum Beispiel in seinem Buch „Steter Tropfen höhlt den Stein" an Beispielen zeigt (N. Peseschkian 2000, 60ff.).

Das Aufschreiben von Gedanken in einem von vielen Patienten „Therapietagebuch" genannten Heft und andere Aktivitäten zwischen den Sitzungen verändern den Therapieverlauf im Vergleich zu klassischen tiefenpsychologischen Therapien: Die Patienten reflektieren selbständiger und werden zu Experten für die Betrachtung des eigenen Lebenszusammenhangs. Dadurch kann die Übertragungsbeziehung etwas weniger, dagegen mehr das Reflektieren des Erlebten mit Hilfe des differenzierenden Therapeuten im Vordergrund stehen. Der Unterschied zum spontanen „Agieren" der psychoanalytischen Sichtweise ist, dass die Reflexion eigens umgrenzter Themen abgesprochen und die Situation zu Hause auf neue

Weise vom Patienten beobachtet wird. Dies ist die Basis einer Kurzzeittherapie mit hoher Eigenaktivität der Patienten auch zwischen den Sitzungen (H. Peseschkian 2002b).

Gewöhnlich übersteigt die Zahl der Sitzungen in Positiver Psychotherapie nicht die 30. Dies zeigte auch eine Studie (Tritt et al., 1999): Manche Patienten, die mit einer unbewusst konfliktbedingten Störung kommen, können schon nach wenigen Sitzungen selbständig weiter an sich arbeiten und werden früh vom Therapeuten unabhängig. Patienten mit strukturellen Störungen bzw. Persönlichkeitsstörungen profitieren von der Struktur, der interaktiven Atmosphäre, der Betonung der vorhandenen Fähigkeiten, der Aktivität zwischen den Sitzungen, die sich in gegenseitiger Absprache entwickelt, sowie von der Möglichkeit, Bezugspersonen und das soziale Umfeld aktiv einzubeziehen.

Von vornherein wird der Patient als in sein soziales System eingebunden gesehen, unter dem Gesichtspunkt der besseren Heilung desjenigen, der in die Therapie kommt. Die Heilung wird unter anderem dadurch stabilisiert, dass auch das Umfeld beispielsweise des Depressiven, des psychosomatisch Kranken oder des Schizophrenen direkt oder indirekt in den Therapieprozess einbezogen wird und auf diese Weise neues Verständnis für den Patienten aufbaut. Im Vordergrund stehen Selbsthilfeaufgaben wie Schreiben, Malen, Lesen und Beratungen mit anderen. Das Vorbereiten von Therapiethemen erweitert den Prozess der dialogischen Therapie mit ihren Mechanismen der Übertragung und Gegenübertragung. So ist die Methode von Nossrat Peseschkian nicht allein auf den Dialog und die Bearbeitung von Übertragung, Gegenübertragung und Widerstand angewiesen, sondern verwendet durch das relativ frühe Einbeziehen von Bezugspersonen eine die Therapeut-Patient-Beziehung erweiternde multidimensionale Übertragungskomponente, zum gegenseitigen Kennenlernen und um eine Grundlage für eine gute Zusammenarbeit zu schaffen.

Das soziale Umfeld aktiv einzubeziehen, erfordert einerseits von den Therapeuten die Fähigkeit, in der Begegnung mit Bezugspersonen mit sehr verschiedenen Situationen umzugehen, andererseits zeigt sich oft ein besserer Fortschritt der Therapie durch diese Interaktion, gegebenenfalls sogar mit Freunden oder Arbeitskollegen des Patienten. Diese Vorgehensweise aus Nossrat Peseschkians Praxis hat weite Verbreitung gefunden und die Selbsthilfemöglichkeiten sehr gefördert. Heute ist diese Verfahrensweise in psychodynamischen Lehrbüchern bereits etabliert (Reimer/Rüger 2006); dagegen waren die psychoanalytischen Kollegen in den ersten zwei Jahrzehnten der Positiven Psychotherapie noch strikt gegen eine Einbeziehung von Bezugspersonen, wie sie in der Familientherapie Voraussetzung war. Die Positive Psychotherapie kennt so einerseits die Arbeit mit einem Patienten, der selbst eine aktive Rolle in der eigenen Familie einnimmt, andererseits die Einbeziehung auch mehrerer Bezugspersonen über mehrere Sitzungen, wenn dies der Therapie des Patienten dient. Hierzu sind die Instrumente der Positiven Familientherapie hilfreich, die im folgenden Kapitel vorgestellt werden.

Anwendung in der Familientherapie

„Willst du das Land in Ordnung bringen, musst du erst die Provinzen in Ordnung bringen. Willst du die Provinzen in Ordnung bringen, musst du die Städte in Ordnung bringen. Willst du die Städte in Ordnung bringen, musst du die Familien in Ordnung bringen. Willst du die Familien in Ordnung bringen, musst du die eigene Familie in Ordnung bringen. Willst du die eigene Familie in Ordnung bringen, musst du dich in Ordnung bringen."
(Konfuzius)

Nossrat Peseschkian führte die Positive Familientherapie 1982 in einer umfassend beschriebenen und in fünf Schritten strukturierten Form ein und überarbeitete sie 1991. Die Einbeziehung von Individuum, Familie und anderen beteiligten Bezugspersonen berücksichtigt die Inhalte, die zwischen Personen in einem System zu Konflikten führen können.

Durch positives und transkulturelles Vorgehen, durch Geschichten und durch die fünfstufige aktive Familientherapie wird ein Einfluss auf das gesamte System ausgeübt, in dem der Patient für sich und andere eine therapeutische Rolle übernimmt. Aus der individuellen Vorgeschichte heraus wird der Inhalt der Grundkonflikte der verschiedenen Mitglieder der Familie erarbeitet und zu den aktuellen Konfliktsituationen in Beziehung gesetzt. Der innere Konflikt und die beteiligten Konzepte werden dadurch bewusst und in ihrer Funktion neu verständlich. Dies geschieht unter anderem auch durch eine Fokussierung auf die Fähigkeiten als Konfliktinhalte. Durch transkulturelle Beispiele, Geschichten und psychodramatische oder assoziative Verfahren wird zudem eine multidimensionale Übertragung genutzt, vergleichbar der in einer Gruppe. Der Familienstammbaum der Konzepte, Mottos oder Erfahrungen ist eines der Mittel, die hinzugezogen werden (weitere siehe unten). Parallel laufen sowohl Änderungen der intrapsychischen, individuellen Sichtweise, der Aufdeckung von historischen Konzepten aus der eigenen Vergangenheit und der Familiengeschichte ab.

In einer aufeinander aufbauenden Folge stellen die fünf Therapiestufen in ihrer Abwandlung für das Familiensystem eine Anleitung zur Therapie und Selbsthilfe in der Familie dar. Sie moderieren einen fortschreitenden Prozess der Kommunikationsänderung in zwei Ebenen: Therapie und Selbsthilfe.

„Vor der Ehe halte beide Augen offen, in der Ehe halb geschlossen!"
(Lebensweisheit)

1. *Beobachtung, Distanzierung*
Die therapeutische Ebene erfordert Empathie mit allen Familienmitgliedern, die Strukturierung des Gesprächsablaufes, Raum, Schutz und emotionale Rückmeldung für alle Beteiligten und einen Fokus auf das Verbindende. Methodisch kommen dabei in Frage: die frühzeitige Einleitung eines Standortwechsels und die positive Umdeutung von Problemen in ihre Funktion für Einzelne und die Familie; zur Situation passende Sprichwörter, Geschichten oder die Nachfrage nach gemeinsamen Aktivitäten und Erlebnissen. Anregung zur Selbsthilfe möglichst vieler Beteiligter und das aktive Handeln der Familienmitglieder haben Priorität vor therapeutischer Intervention. Der Familie wird das fünfstufige Selbsthilfekonzept erläutert, um sie auf Veränderungen vorzubereiten und Halt zu vermitteln (Verbundenheit).

Selbsthilfe-Ebene: Die Mitglieder der Familie werden angeregt und ermutigt, im häuslichen Umfeld auf positive Eigenschaften der anderen zu achten sowie Kritik nicht auszusprechen, sondern sie für eine spätere Klärung aufzuschreiben.

„Manchmal leiden wir auch an unseren Vorzügen." (Mündliche Mitteilung Nossrat Peseschkians)

2. *Inventarisierung*
Therapeutische Ebene: Gemeinsam mit den Anwesenden werden jetzt verbindende und konfliktbesetzte Fähigkeiten (DAI) und Konzepte herausgearbeitet, ebenso wie die starken und entwicklungsfähigen Bereiche der Familienangehörigen (Balancemodell), ihre Wünsche und Bedürfnisse. Dazu sind DAI und WIPPF besonders geeignet. Die Visualisierung auf Papier, einer Tafel, am Flipchart oder als Symbolarbeit erleichtert erfahrungsgemäß das Verständnis. In diese Stufe gehört auch der „Familienstammbaum der Konzepte", der die Herkunft der heutigen Konzepte und Traditionen verständlich macht, oder das Familienbrett mit Figuren zur Darstellung der Beziehungen untereinander. Bewusst gibt es zu diesem Zeitpunkt noch keine Lösungsorientierung, damit die Familie möglichst erst eine neue Tradition des Wahrnehmens und Differenzierens entwickeln kann.

Selbsthilfe: Die Familienmitglieder werden angeregt, verschiedene Situationen, ihre tatsächlichen und ihre alternativ möglichen Reaktionen aufzuschreiben, und sie werden dazu angeleitet, selbst herauszufinden, um was es geht (Aktualfähigkeiten). Die Beobachtung der Fähigkeiten wie in der ersten Stufe geht weiter.

"Alte Gewohnheiten sollte man nicht zum Fenster hinauswerfen, sondern wie einen Gast höflich bis an die Haustüre begleiten." (nach N. Peseschkian)

3. *Situative Ermutigung*
Therapeutische Ebene: Die zuvor festgestellten Ressourcen der Familie werden nun verbalisiert, auch anhand der mitgebrachten Aufzeichnungen. Die häufige Erwähnung des Begriffes „Fähigkeit", das positive Umdeuten problematischen Verhaltens, die Frage nach dem, was akzeptiert oder wertgeschätzt wird, sollen zum Modell werden. Die Ermutigung zu offener Wunschäußerung und gegenseitiger positiver Rückmeldung unterstützt den Prozess. Ein Austausch über zu kurz Gekommenes auch anhand des Balancemodells, über lange gehegte Wünsche und die Möglichkeiten gemeinsamer Unternehmungen wird eingeleitet. Die Begegnung fördert eine aufeinander bezogene Kommunikation und die Differenzierung des emotional besetzten Inhaltes. Die Übersetzung von Gefühlsäußerungen in die dahinter stehenden Inhalte vermindert die emotionale Belastung. Es wird besprochen, dass der vierte Schritt, die Konfliktbearbeitung, erst dann beginnen wird, wenn die Kommunikation in der Familie sich fühlbar verändert hat.

Selbsthilfe: Nun geht es darum, die positiven Eigenschaften zu erwähnen, die den Familienmitgliedern aneinander gefallen. Die negativen Eigenschaften sollen jetzt auch im häuslichen Umfeld umgedeutet oder in ihrer Funktion gesehen werden, so wie in der Sitzung erprobt. Beispielsweise kann die Unwahrheit zu sagen auch bedeuten, vor der Wahrheit Angst zu haben, oder die anderen schonen zu wollen; die Hausaufgaben noch nicht erledigt zu haben, kann bedeuten, dass etwas anderes emotional wichtig war.

"Willst du etwas haben, was Du bisher nicht hattest, musst Du etwas tun, was Du bisher nicht getan hast." (zitiert nach N. Peseschkian, 2003)

4. *Verbalisierung*
Therapeutische Ebene: Die Konfliktthemen werden eingegrenzt. Die Autonomie und Identität der Einzelnen und die Gruppenkohäsion werden gleichzeitig gefördert, die Konfliktfähigkeit und Lösungsstrategien modellhaft während der Sitzung unter Moderation entwickelt. Die Familie ist der handelnde Teil, der Therapeut nur noch Moderator; er unterlässt aktives Eingreifen, solange kein Schutzbedürfnis Einzelner vorliegt.

Selbsthilfe: Eine Paargruppe, später Familienrat, tagt einmal wöchentlich für maximal eine Stunde. Dabei berät er die in der Zwischenzeit angefallenen Konflikte, Probleme oder Missverständnisse und versucht, sie durch Offenheit und das vorher erprobte Verstehen unter inhaltlichem Aspekt zu klären. Die Erfahrungen mit diesem Setting sollten nach ein bis zwei Familienratssitzungen in der Therapie reflektiert werden, um einseitige Entwicklungen rechtzeitig zu erkennen und geeignete Hinweise geben zu können.

„Ich denke überwiegend an die Zukunft, denn das ist die Zeit, in der ich leben werde." (Albert Schweitzer)

5. Zielerweiterung
Therapeutische Ebene: Die Zielentwicklung nach den ursprünglichen Absichten gibt der Familie und den beteiligten Individuen neue Motivation und Perspektiven. Diese Phase wird von therapeutischer Seite nur vorbereitet, Handelnde sind die Familienmitglieder.

Die fünf Stufen gelten für das Erstinterview mit der Familie, den Therapieverlauf und vor allem für die Anleitung zur Selbsthilfe für die Beteiligten, eingehend dargestellt in „Positive Familientherapie" (N. Peseschkian 1980).

Strategien der Positiven Familientherapie – Übersicht

- *Varianten des Settings*
  Therapie der Kernfamilie: Die vollständige Kernfamilie wird zum Erstgespräch und in Abständen zwischen Einzel- und Paarsitzungen eingeladen, besonders wenn Kinder Symptomträger sind. Aufgabe der Therapeutin oder des Therapeuten ist die Moderation der Kommunikation miteinander, außerdem allen Beteiligten ausreichenden Raum und Schutz zu geben, die verbindenden und trennenden Merkmale als Fähigkeiten zu benennen und die Funktion der vorhandenen Störungen, Missverständnisse oder Symptome zu erfassen.
- *Familientherapie ohne Familie*
  Nur ein einzelnes Familienmitglied kommt in die Beratung oder Therapie. Dieses Familienmitglied kann mit Hilfe der Informationen aus der therapeutischen Begegnung eine neue, aktivere Position innerhalb der Familie einnehmen. Dadurch können die Kommunikationsformen, Interaktionsstadien und Konfliktinhalte verstanden, geändert und differenziert werden. Schließlich kann dieses Familienmitglied die übrigen aktiv ermutigen, die Konfliktklärung anzustoßen und so zur Entwicklung neuer Perspektiven beizutragen.
- *Krisenintervention*
  Trauer, Trennung, Unglück – hierbei stehen die Klärung der Situation, das Auffangen der Partner in einer emotional geschützten Umgebung,

sowie die Moderation des Unausgesprochenen und der Perspektiven im Vordergrund. Dabei kann das Balancemodell unterstützend und strukturierend wirken.

- *Psychosomatik, körperliche Krankheitsauswirkungen in der Familie*
  Zentralproblem ist die Konfliktverleugnung, deshalb sind positive Deutungen des Symptoms als Funktion im System sinnvoll. Die vier Bereiche der Konfliktverarbeitung dienen als Einstieg für das Verständnis der Störung. Belastungssituationen sollen geklärt werden, also Mikrotraumen und Lebensereignisse.

- *Psychosen und Positive Familientherapie*
  Hier zielt die Familientherapie auf die Information über die Störung, die positive Deutung und die Erläuterung der Symptomfunktion für die Familie. Die Betrachtung der vier Bereiche der Konfliktverarbeitung aller Familienmitglieder dient zur Entlastung des Psychosepatienten von seiner Sonderrolle. Die Familie soll in der Therapie lernen, Fähigkeiten genauer zu differenzieren. Therapieziel ist, die Akzeptanz des abweichenden Verhaltens zu erreichen und als Einseitigkeit zu begreifen. Die intakten Fähigkeiten der Familie können angesprochen und die Familie zur Kontaktaufnahme mit anderen Betroffenen (Selbsthilfegruppe) ermutigt werden. Die Zusammenarbeit der Behandler kann gefördert werden.

Elemente und Techniken der Positiven Familientherapie

- Zwei Ebenen: 1.) therapeutische Sitzungen 2.) angeleitete Selbsthilfe
- Positive Deutungen der Probleme in ihrer Funktion für das System
- Narrative Verfahren wie Geschichten, Märchen, Mythen, Fabeln
- transkulturelle Beispiele
- Interaktionsstadien der einzelnen Familienmitglieder, Interaktionsanalyse
- Differenzierung der verbindenden und der konfliktbesetzten Aktualfähigkeiten
- Konzepte, Traditionen und früher sinnvolle Eigenheiten
- DAI, WIPPF und gemeinsame Auswertung
- Aufschreiben von Situation – Reaktion – möglicher Reaktion
- Vorbilddimensionen für die Eltern und deren Beziehung zu den Vorgenerationen sowie „Konzeptstammbaum"
- vier Bereiche der Konfliktverarbeitung: Stärken und unerfüllte Bereiche der Familienmitglieder werden grafisch nebeneinander gestellt
- Kind als Symptomträger wird aktiv in die Kommunikation einbezogen, therapeutisch wird die Störung als Ausdruck einer Kommunikationsstörung in der Familie verstanden

- Klären der Selbsthilfepotentiale
- Fünf Stufen der Selbsthilfe werden vermittelt
- Literaturhinweise
- Der kooperative Partner wird initiativ und handelt dadurch auch für die anderen; er lernt dazu die Stufen 1–3 kennen, dann Fortsetzen der Partnertherapie mit Stufe 4

Der Fragebogen zur Methode – Das Wiesbadener Inventar zur Positiven Psychotherapie und Familientherapie WIPPF

1988 veröffentlichten Nossrat Peseschkian und Hans Deidenbach den Fragebogen „Wiesbadener Inventar für Positive Psychotherapie und Familientherapie" (WIPPF, N. Peseschkian/Deidenbach 1988), der im psychotherapeutischen und psychosomatischen Interview sowie für verschiedene Studien eingesetzt wurde und aus dem Wiesbadener Differenzierungsanalytischen Fragebogen hervorging (Deidenbach 1980). Der WIPPF ist für Patienten und ihre Angehörigen sowie Klienten in der Beratung oder im Coaching erprobt. Er erlaubt mit Fragen zur Selbsteinschätzung von primären und sekundären Fähigkeiten, Konfliktinhalten, Konfliktreaktionen und erlebten Vorbildern eine umfassende und doch leicht verständliche Darstellung der zugrundeliegenden Psychodynamik und der Konzepte im Auswertungsgespräch mit den Klienten und gegebenenfalls ihren Partnern. Zusammen mit einem „Fragebogen zum Erstinterview in der Positiven Psychotherapie", einem „Tageskalender für Patienten" und einem „Therapeutenkalender" zur Protokollierung der eigenen Aktivität und Erlebnisverarbeitung wurde der WIPPF veröffentlicht.

Der WIPPF wird seit 1987 im deutschen Sprachraum und seit 1992 in Ländern wie Russland, Bulgarien, der Ukraine, Rumänien, Bolivien, der Türkei, China und Zypern in den jeweiligen Landessprachen eingesetzt. Dazu hat A. Remmers ihn 1995 als WIPPF2.0 überarbeitet, erweitert und sprachlich an die Erfordernisse in verschiedenen Kulturen angepasst (Remmers 1996). Die deutsche Version finden Sie im Anhang. Der WIPPF ist als mehrsprachig verfügbares psychotherapeutisches Instrument zur Diagnostik, Beratung in Einzel- und Familientherapie und in der Qualitätssicherung verwendbar. Er kann als Hilfsmittel für eine transkulturelle, schulenübergreifende Psychotherapie gesehen werden. Er erhielt seine empirisch-wissenschaftliche und transkulturelle Basis durch die Auswertung von Protokollen psychotherapeutischer Gespräche mit Patienten verschiedener kultureller Herkunft hinsichtlich der Art differenzierbarer Konfliktinhalte und Aktualfähigkeiten.

87 Fragen können in vier Ausprägungen beantwortet werden: ganz zu-

stimmend, eher zustimmend, eher ablehnend oder ganz ablehnend. Die Auswertung erfolgt mit einem Lösungsschlüssel (gedruckte Zahlen hinter der Frage), mit dem die zugehörigen Werte 4 (Zustimmung) bis 1 (Ablehnung) auf das Lösungsblatt übertragen werden. Im Lösungsbogen werden anschließend die Summen von je drei Ergebnissen zu einer Kategorie eingetragen. Senkrechte Summen für die sekundären und primären Aktualfähigkeiten werden in je eine weitere Skala notiert.

Der erste Abschnitt des Auswertungsbogens zum WIPPF2.0 ist gegliedert in die subjektive Bedeutung der 1.) Sekundären Aktualfähigkeiten, bezogen auf das eigene Handeln (a, „Aktiv"), die Erwartung an andere (r, „Reaktiv") und die Bedeutung von Idealen (k, „Konzept") und der 2.) Primären Fähigkeiten in der Beziehung mit sich selbst (e, „ego"), mit anderen (w, „wir") und als Ideal (i, „Ideal").

Die Ergebnisse dieses Abschnittes können nicht mit „normal" oder „pathologisch" gekennzeichnet werden, da hier subjektive Wertungen von Fähigkeiten und Konfliktinhalten ausgedrückt werden. Der Vergleich mit Mittelwerten der Bevölkerung ist nur für Forschungszwecke interessant. Für die einzelnen Patienten geht es in der Beratung und Therapie darum, sich in den Selbsteinschätzungen wiederzufinden und zu erkennen, wieso sie einzelne Aktualfähigkeiten oder Verhaltensweisen betonen. Nicht die Pathologie steht im Mittelpunkt, sondern die subjektive Einschätzung und die Frage, auf welche Fähigkeiten „mehr oder weniger Wert gelegt" wird.

Der zweite Abschnitt des Auswertungsbogens zum WIPPF2.0 bezieht sich auf die bevorzugten Konfliktreaktionen in den vier Bereichen des Balancemodells, die standardisierbar sind.

Der dritte Abschnitt stellt die subjektiv erlebten Vorbilddimensionen dar und dient im Gespräch mit dem Patienten dem Verständnis, wie sich diese Einflüsse auf die persönliche Entwicklung, den Grundkonflikt und die heutigen Beziehungen auswirken.

Der wichtigste Anwendungsbereich des WIPPF ist die Einzeltherapie, in der die Patienten durch die meist gemeinsam durchgeführte Auswertung in den Prozess der inhaltlichen Differenzierung, in das Verstehen der Ressourcen, Konfliktinhalte, Konfliktreaktionen und deren psychodynamische Herkunft anhand der Vorbilddimensionen einbezogen werden. Bei jeder Aktualfähigkeit kann zudem die Bezogenheit auf sich selbst, die Erwartung an andere oder das verinnerlichte Ideal unterschieden werden. Daraus ergeben sich rasch klärende Momente und es werden Beziehungsepisoden assoziiert. Besonders im Vergleich zum WIPPF, den die Beziehungspartner (Ehepartner, Kinder, Arbeitskollegen oder andere) ausgefüllt haben, wird deutlich, in welchen Bereichen Übereinstimmungen bestehen, und dass Konflikte meist im Zusammenhang mit wenigen, eingrenzbaren Aktualfähigkeiten auftreten. Eine Generalisierung dieser Konflikte, die gerade in der Partnerschaft üblich ist, kann so vermieden werden. Die Erfahrung mit dem WIPPF lässt annehmen, dass es die Selbsthilfe der Klienten fördert, wenn sie aktiv einbezogen werden, und dass die Therapie so rascher an vor- und unbewusste Inhalte herangehen kann.

Mehrere Studien nutzten den WIPPF2.0 bereits; den Anfang machte in Zusammenarbeit mit A. Remmers in Bulgarien eine Befragung von depressiven Patienten im Vergleich zur Normalbevölkerung. Dabei fand Klarita Velikova heraus, dass depressive Patienten einer Reha-Klinik mit Ausnahme des Merkmals Vertrauen alle primären Fähigkeiten, besonders die Hoffnung, geringer bewerten, als die Normalbevölkerung.

„Die beobachtete Neigung zu sekundären auf Kosten primärer Fähigkeiten bei depressiven Patienten führt zur Hypothese, dass eine Dissonanz zwischen beiden Grundfähigkeiten wesentlich für die affektive Störung ist. Die Überschätzung von Gehorsam, Treue, Zuverlässigkeit, Sparsamkeit ist für sie ein typisches Merkmal […] Die Dichotomie Höflichkeit – Offenheit mit der verminderten Offenheit bei Depressiven drückt sich durch instinktives Zurückhalten und Angst aus. Die Verarbeitung der Konflikte erfolgt deshalb nach innen, wie die Ergebnisse der Konfliktverarbeitung zeigen: Bevorzugt treten als Konfliktreaktionen körperliche Störungen und Reaktionen in der Phantasie auf […] Die vier Vorbilddimensionen als Darstellung der frühen Interaktionen sind bedeutsam für die Persönlichkeitsentwicklung. Die Ergebnisse bei Depressiven zeigen eine erhöhte Tendenz zur Symbiose mit den Eltern sowie eine erhöhte Symbioseneigung zwischen den Eltern selbst im Vergleich zur Normalbevölkerung" (Velikova 1997, 33ff).

Typisch für Depressive war dabei, Geduld eher mit anderen (DU/WIR) als mit sich selbst zu haben.

Der WIPPF wird besonders in der Paar- und Familientherapie sowie in der schulpsychologischen Beratung von Familien und Jugendlichen mit und ohne Bezugspersonen eingesetzt. Das Ausfüllen des WIPPF anstelle der zu Befragenden durch eine andere Person, zum Beispiel durch eine Tochter für die nicht mehr lebende Mutter, führt zu einer effektiven und von der Therapeutenübertragungssituation eher unabhängigen inhaltlichen Bearbeitung von Grundkonflikten. Therapeuten dient der WIPPF als Hilfe zur differenzierten inhaltlichen Vorgehensweise, zur Systematik in Erstinterview und Therapieplan und zur assoziativen Arbeit.

Das große Interesse am WIPPF2.0 in Ländern wie China, wo es eine Internetversion zur sofortigen Auswertung gibt, oder der Türkei, wo mit dem WIPPF2.0 in den Sozialwissenschaften geforscht wird (Eryılmaz 2011), und die tägliche Praxis von Therapeuten sprechen für seine Praxisorientierung und Verständlichkeit. Kritisch anzumerken ist, dass noch keine Untersuchungen zur Trennschärfe und Validität in verschiedenen Kulturen vorliegen. Eine internationale wissenschaftliche Gruppe der WAPP ist derzeit (2013) damit beauftragt, sowohl den WIPPF2.0 kritisch zu überprüfen als auch die Wirksamkeitsforschung in Multicenterstudien zu fördern.

5 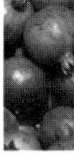 Evaluation, Forschung und Publikationen

„Alt ist das Wort, doch bleibet hoch und wahr der Sinn."
(Johann Wolfgang von Goethe, Faust II, Vers 8754 ff.)

In diesem Kapitel geht es um die Wirksamkeitsstudie und Publikationen zur Positiven Psychotherapie. Die Methode ist in zahlreichen Büchern, wissenschaftlichen Arbeiten und Publikationen dargestellt worden. Wir möchten Ihnen einen Ausschnitt daraus aufzeigen. Das Literaturverzeichnis gibt Ihnen darüber hinaus Anregungen. Aktuelle Informationen erhalten Sie auf der Internetseite des Weltverbandes WAPP (www.positum.org).

Wirksamkeitsstudie

„Die Positive Psychotherapie erfüllt die von Grawe (1994) postulierten vier Wirkprinzipien der Psychotherapie: Ressourcenaktivierung, Problemaktualisierung, aktive Hilfen zur Problembewältigung sowie therapeutische Klärung. Nach dem Modell von Grawe ist die Positive Psychotherapie eine klassische integrative Therapieform" (Jork/ N. Peseschkian 2006, 9).

Dies nachzuweisen ist Aufgabe der Forschung, die 1994–1997 mit einer umfangreichen Wirksamkeitsstudie unter Versorgungsbedingungen begonnen wurde.
  Eine Arbeitsgruppe von 32 Mitgliedern der Deutschen Gesellschaft für Positive Psychotherapie e.V. (DGPP) hat unter der Leitung von Nossrat Peseschkian, Karin Tritt und Birgit Werner eine Qualitätssicherungs- und Wirksamkeitsstudie der Positiven Psychotherapie durchgeführt. Die Studie ist die erste dieser Art für diese Methode (Tritt et al. 1999).
  Diese Längsschnittstudie untersuchte die Wirksamkeit der Positiven Psychotherapie unter alltäglichen Praxisbedingungen (effectiveness study) und verglich sie mit Kontrollgruppen von Patienten auf einer Therapie-Warteliste und mit somatisch Kranken. Behandler waren 22 in der Positiven Psychotherapie ausgebildete Therapeuten (15 Mediziner, 3 Dip-

lom-Psychologen und 4 Diplom-Pädagogen) im Durchschnittsalter von 45 Jahren aus der Deutschen Gesellschaft für Positive Psychotherapie, mit einer Berufserfahrung von durchschnittlich 7,7 Jahren. Zu einem bestimmten Zeitpunkt wurden alle neu in die Therapie genommenen Patienten zur Stichprobe hinzugefügt, die den Ein- und Ausschlusskriterien entsprachen. Insgesamt 402 Patientinnen und Patienten mit depressiven Störungen (23,6%), Angst- und Panikstörungen (19,8%), somatoformen Störungen (21,2%), Anpassungsstörungen (20,5%), Persönlichkeitsstörungen (8,2%), Sucht (3,4%) und somatischen Erstdiagnosen (3,4%) wurden in die Studie aufgenommen. In einem prospektiven Längsstudiendesign wurden die gleichen 110 Patienten und 71 Personen der Kontrollgruppen mittels Prä- und Postmessung befragt. Ein zweiter Studienteil beinhaltete eine retrospektive Befragung von Patienten nach Abschluss der Positiven Psychotherapie in Abständen von drei Monaten bis zu fünf Jahren in drei Gruppen von 84, 91 und 46 Patienten. Die Auswahl der Messbatterie (SCL-90-R, VEV, Gießen-Test, WIPPF, IPC, IIP-D, GAS, BIKEB) entstand in Zusammenarbeit mit der beteiligten Universität und nach Konsultation mit Klaus Grawe und anderen Kollegen in der Forschung.

Die mit Positiver Psychotherapie behandelten Patienten zeigten eine deutliche Reduktion von Symptomen und eine Verbesserung von Gefühl und Verhalten.

Eine signifikante ($p \leq .005$) Verbesserung der Symptome von Patienten, die mit Positiver Psychotherapie behandelt wurden, konnte mit der Symptom-Check-Liste SCL 90 im Vergleich zwischen der Prä- und Postmessung nachgewiesen werden. Eine Kontrollgruppe (Patienten auf der Warteliste) zeigte keine signifikante Änderung ihrer Symptomatik ($p \geq .05$). Die in der Studie berechnete mittlere Effektstärke von $e = 0.476$ kann als Hinweis auf eine gute Wirkung der Therapie in dieser Studie unter Versorgungsbedingungen gesehen werden. Die Stabilität der Therapieeffekte konnte im Vergleich der Post- mit den katamnestischen Messungen dargestellt werden, die keine signifikanten Unterschiede aufwiesen ($p \geq .05$; VEV: $F = 1,179$; SCL-90-R: $F = 2,473$) (Tritt et al. 1999).

Die Diskussion greift das Dilemma zwischen einem experimentellen Design mit hoher interner Validität und einer Studie unter Versorgungsbedingungen mit höherer externer Validität dahingehend auf, dass zu dieser Zeit „in Anbetracht des beklagten Mangels an solchen ‚effectiveness Studien' gerade dieses hier verwendete ‚Design als eine Stärke der Studie betrachtet werden' kann" (Tritt et al. 1999).

Die Arbeit – „Computergestützte Qualitätssicherung in der Positiven Psychotherapie" – wurde 1997 mit dem „Richard-Merten-Preis" ausgezeichnet. In der Begründung hieß es unter anderem, „[…] nach Auffassung des Kuratoriums ist diese Arbeit in herausragender Art geeignet, zu einer deutlichen Verbesserung der Struktur-, Prozess- und Ergebnisqualität in der Patientenversorgung und zur Förderung der Eigeninitiative von Ärztinnen und Ärzten auf diesem Gebiet zu führen." Der Richard-Merten-Preis ist einer der höchstdotierten Preise im Gesundheitswesen und wird seit 1992 vom Kuratorium Richard-Merten-Preis verliehen. Die Intention der Stiftung besteht darin, herausragende Arbeiten auszuzeichnen, die eine Verbesserung des medizinischen/pharmazeutischen/pflegerischen Handelns ermöglichen und damit einen wichtigen Beitrag zum medizinischen, sozialen, sozialpolitischen oder wirtschaftlichen Fortschritt im Gesundheitswesen leisten.

Akademische Arbeiten (Habilitationen, Dissertationen und Diplomarbeiten)

Aufgrund der vielseitigen Einsetzbarkeit und Kulturkompatibilität der PPT sind viele Kolleginnen und Kollegen zur wissenschaftlichen Arbeit angeregt und ermutigt worden. Durch die Begegnung mit der PPT sind auch viele Praktiker außerhalb von Hochschuleinrichtungen zur Publikation angespornt worden. Nach vorliegenden Informationen sind weltweit ca. fünf Habilitationen und ca. 20 Dissertationen über die Positive Psychotherapie erschienen. Diese Arbeiten stammen vorwiegend aus Deutschland, Russland, Bulgarien und der Ukraine. Die Zahl von Diplom-, Bachelor- und Masterarbeiten nimmt zu und wird derzeit bei ca. 30–40 liegen.

Der fachliche Schwerpunkt liegt im psychosomatisch-medizinischen, psychiatrischen, psychologischen und pädagogischen Bereich, was auch eine Vorausschau für zukünftige wissenschaftliche Arbeiten darstellen kann. Eine Betrachtung der Themen dieser akademischen Arbeiten zeigt die vielseitigen klinischen und nicht-klinischen Anwendungsbereiche der Positiven Psychotherapie und die Betonung bestimmter Modelle. Neben psychosomatischen Arbeiten verschiedener Organsysteme findet man transkulturell-vergleichende Untersuchungen. Die Besonderheiten der therapeutischen Beziehung einerseits, und die Anwendung im Ausbildungskontext andererseits sind weitere Themen. Viele Arbeiten stammen aus dem (sozial-) pädagogischen Kontext, was die Anwendbarkeit und die Möglichkeiten der „Positiven Pädagogik" herausstellt.

Publikationen

Die Veröffentlichungen der Positiven Psychotherapie bestehen zum einen aus der umfangreichen Originalliteratur von Nossrat Peseschkian, zum anderen aus Arbeiten seiner Schüler. Hinzu kommt eine große Zahl von populärwissenschaftlichen Arbeiten in diversen Zeitschriften, die in wissenschaftliche Literaturlisten keinen Eingang finden.

Wie bereits beschrieben (siehe Kapitel 1/Anwendungsfelder und Kapitel 8) hat der Methodengründer über 25 Bücher publiziert, die in bis zu 23 Sprachen übersetzt worden sind. Das am weitesten verbreitete Buch ist „Der Kaufmann und der Papagei – Orientalische Geschichten in der Positiven Psychotherapie". Weitere Grundlagenbücher sind „Psychotherapie des Alltagslebens", „Positive Psychotherapie", „Positive Familientherapie" und „Psychosomatik und Positive Psychotherapie". In den letzten Jahren seines Lebens veröffentliche Nossrat Peseschkian eine Reihe von Selbsthilferatgebern für verschiedene Lebensbereiche.

Mit der Gründung der deutschen „Zeitschrift für Positive Psychotherapie" im Jahre 1979 (bis 2001 erschien sie in gedruckter Version) wurden Kolleginnen und Kollegen im In- und Ausland zunehmend ermutigt, ihre Arbeitsergebnisse und Fälle zu publizieren. Während zunächst die Publikationen Nossrat Peseschkians im Wesentlichen die Hauptveröffentlichungen der Positiven Psychotherapie waren, haben seit den 1990er Jahren zunehmend sekundäre Publikationen stattgefunden. Mit der Gründung weiterer nationaler Gesellschaften in den letzten zwanzig Jahren wurden weitere Zeitschriften für PPT in Russland, der Ukraine, Rumänien und Bulgarien gegründet. Das „International Journal of Positive Psychotherapy and Research" wurde 2010 gegründet und erscheint mit 1–2 Ausgaben pro Jahr.

6 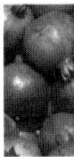 Entwicklungen und Ausblick

„Es hat beinahe den Anschein, als wäre das Analysieren der dritte jener ‚unmöglichen' Berufe, in denen man des ungenügenden Erfolgs von vornherein sicher sein kann. Die beiden anderen, weit länger bekannten, sind das Erziehen und das Regieren."
(Sigmund Freud 1992)

Unsere Welt hat sich verändert. Zum ersten Mal in der Geschichte der Menschheit entsteht eine globale, vernetzte Gesellschaft, deren Hauptmerkmal ihre kulturelle Vielfalt ist. Wir leben – ob im Westen, im Osten oder dazwischen – in einer sich zunehmend öffnenden, multikulturellen Gesellschaft. Dazu kam es durch wirtschaftliche Abhängigkeit, technische Kommunikationsmittel, wissenschaftliche Zusammenarbeit, ansteigende Migration, wachsende Mobilität des Einzelnen, interkulturelle Ehen, erleichterte Reisemöglichkeiten und viele weitere Faktoren. Der Prozess der Globalisierung – nicht nur auf der politischen, sondern vor allem auf der mentalen Ebene – geht nicht ohne Herausforderungen vor sich. Es wird diskutiert, dass nach Beendigung des „kalten Krieges" die meisten Weltprobleme kultureller Art sein werden, der Unterschied zwischen individualistischen und kollektivistischen Kulturen zu größeren Spaltungen führen kann (Huntington 1996). Diese wachsende kulturelle Vielfalt stellt uns alle vor große Herausforderungen. Wir haben die Aufgabe, unseren Fachrichtungen durch die Einbeziehung ethnisch-kultureller Aspekte eine neue Richtung zu geben, so dass sie den Anforderungen der heutigen Zeit angemessen begegnen können. Die Berücksichtigung des Faktors Kultur in Medizin und Psychotherapie erfordert allerdings ein Umdenken – von einer monokulturellen Betrachtungsweise hin zu einer multikulturellen.

Die Psychotherapie und unser Verständnis ihrer Wirkungsmechanismen haben sich verändert und somit auch die Ansprüche, die wir an die Psychotherapie stellen. Die klassische Psychotherapie ist an einem Wendepunkt angekommen. Dies betrifft insbesondere die orthodoxe Psychoanalyse mit ihrer Langzeittherapie, der Konzentration auf einen einzigen Ansatz und der Ablehnung anderer Methoden. Der amerikanische Psychiater Lewis Wolberg kam bereits 1977 zu folgender Einschätzung:

„[...] Während die Langzeittherapie zweifellos für einige Patienten indiziert ist, ist es jedoch die Ansicht vieler Therapeuten, sogar Psychoanalytiker, dass eine große Zahl, vielleicht sogar die Mehrzahl der Patienten [...] im Rahmen eines Kurzzeitprogramms effektiv behandelt werden können ... Wir sind an einem Zeitpunkt angekommen, wo psychologische Dienste nicht länger auf wenige begrenzt werden können [...] Viele Menschen scheinen in der Tat völlig ungeeignet für diese Ansätze zu sein. Was nötig scheint, sind direktere Formen der Behandlung [...] Ich glaube, dies [eine Neuorientierung] kann durch eine effektive Integration mehrerer eklektischer Techniken (Psychopharmakologie, Ehe-, Familien-, Gruppen- und Milieutherapie, Verhaltensmodifikationen, individuelle Interviewtechniken etc.) innerhalb eines dynamischen (analytischen) Rahmens erreicht werden ... Techniken in sich selbst sind nicht ausreichend – sie müssen durch die Instrumentalität einer interpersonellen Beziehung angewandt werden [...]" (Übersetzung Hamid Peseschkian).

Die therapeutische Beziehung als „hilfreiche Beziehung" (Luborsky 1988) steht wie jede Beziehung in enger, dynamischer Wechselbeziehung zur jeweiligen Kultur, Zeit, Gesellschaft und dem Zeitgeist. Psychotherapie ist immer ein dynamischer, nicht wiederholbarer und einzigartiger Prozess. Die Besonderheit der psychotherapeutischen Begegnung zwischen Therapeut und Patient ist von vielen Autoren beschrieben und hervorgehoben worden. Wenn nun Psychotherapie eine Begegnung meist zweier Menschen darstellt, die im Hier und Jetzt stattfindet, dann müssen die Inhalte des Hier und Jetzt einen großen Einfluss auf diesen therapeutischen Prozess haben. Wie jede Beziehung steht auch die therapeutische in enger Interaktion mit der Kultur, Zeit und Gesellschaft, in der sie stattfindet. Ohne eine Analyse, Beschreibung und Bewusstmachung dieser Einflussgrößen kann eine Therapie nicht erfolgreich sein und „die hilfreiche Beziehung" (Luborsky 1988) kann nicht wirken.

Bereits 1977 hatte Nossrat Peseschkian in diesem Zusammenhang beschrieben, dass davon auszugehen ist, dass die gesellschaftliche Entwicklung zunehmend psychotherapeutische Methoden erfordern wird, „die ebenso ökonomisch wie wirksam sind" (N. Peseschkian 1977b,). Psychische Störungen nehmen weltweit drastisch zu. Krankenkassen – sofern es welche gibt – sind nicht mehr bereit, jahrelange Psychotherapien zu bezahlen, wenn die Wirksamkeit nicht erwiesen ist. Durch die sich beschleunigende Entwicklung einer globalen, multikulturellen und heterogenen Gesellschaft sind Psychotherapeuten mit Menschen verschiedenster Herkunft, sozialer Schichten und Mentalitäten konfrontiert. Im digitalen Zeitalter mit steigender Individualisierung sind Patienten zunehmend besser informiert und selbständiger. Gleichzeitig werden sie immer ziel- und lösungsorientierter – eine Wirkung muss bereits nach einigen Sitzungen eintreten oder abzusehen sein. Dies alles und viele derzeit nicht vorstellbare gesellschaftliche Veränderungen werden unsere bisherige Vorstellung von Psychotherapie grundsätzlich verändern. Die Positive Psychotherapie ist zwar kein Allheilmittel, jedoch sowohl von ihrem Theoriekonzept als auch in ihrer praktischen Anwendbarkeit weit gefasst und für die Zukunft gerüstet.

Bereiche für künftige Forschungen

Die Ergebnisse der in Deutschland 1997 durchgeführten Wirksamkeitsstudie (Tritt et al. 1999) bilden eine wichtige und ermutigende Grundlage für künftige Studien über die Positive Psychotherapie. Solche sind in folgenden Bereichen und Gebieten notwendig:

1. Transkulturelle und Multi-Center-Studien: Spezifische Wirksamkeit der Positiven Psychotherapie im Vergleich zu anderen Methoden,
2. Wirksamkeit einzelner Interventionstechniken der Positiven Psychotherapie (Aktualfähigkeiten, DAI, Balancemodell, Testverfahren, Anwendung von spezifischen methodenbezogenen Interventionen),
3. Durcharbeiten des Internationalen Archivs der Positiven Psychotherapie (Existenz vieler handschriftlicher Aufzeichnungen), um die praktische Vorgehensweise von Nossrat Peseschkian bei Therapien zu evaluieren,
4. Ausbildungsforschung auch im Vergleich zu anderen Verfahren (z. B. die Wirksamkeit einer halbstrukturierten Ausbildungsselbsterfahrung versus klassischer „therapeutischer" Selbsterfahrung),
5. Überprüfung der Anwendbarkeit in anderen Feldern, beispielsweise der Pädagogik (wie derzeit in der Türkei und Bulgarien), der Suchtberatung, der Patienten-Schulung (wie im aktuell laufenden Diabetiker-Beratungsprojekt in der Ukraine) oder im Management (Projektstand 2012).

Wie bereits mehrfach dargelegt, ist die Positive Psychotherapie eine praxisorientierte Methode und die therapeutische Erfahrung seit über vierzig Jahren zeigt den Erfolg, der nun über die 1997 vorgelegte Studie hinaus überprüft werden muss.

Aus-, Weiter- und Fortbildung

Wie bereits im Kapitel 2/Balancemodell ausführlich beschrieben, wurde die Positive Psychotherapie von Beginn an in der Aus-, Fort- und Weiterbildung eingesetzt – sowohl in Deutschland als auch in anderen Ländern. Eine besonders intensive Anwendung fand sie seit 1974 in der ärztlichen Fortbildung der Psychosomatischen Grundversorgung und in der ärztlichen Weiterbildung. Mittels dieser Erfahrungen wird die Aus-, Weiter- und Fortbildung ständig optimiert und in die Praxis umgesetzt. Gerade die curriculare Ausbildung, so wie sie das Psychotherapeutengesetz in Deutschland inzwischen vorschreibt, hat die Professionalität in der Ausbildung gefördert und die Arbeit mit der Positiven Psychotherapie weltweit sehr bereichert. Die Erfahrungen an der Wiesbadener Akademie für Psychotherapie mit rund 400 Aus- und Weiterbildungsteilnehmern sind in die Fortbildung zur Positiven Psychotherapie eingeflossen.

Einen wichtigen nächsten Schritt stellt die Einführung einer Ausbildung in Positiver Psychotherapie an Hochschulen und im Rahmen von Forschungspraktika dar. Es gibt derzeit an einigen europäischen Hochschulen Vorlesungen und Seminare über Positive Psychotherapie, aber wenige obligatorische Pflichtmodule zu dieser Therapieform. Der Bologna-Prozess bietet die Chance einer Zunahme an Bachelor- und Masterarbeiten über spezifische Themen. In den letzten Jahren hat die Positive Psychotherapie einen solchen Zuwachs verzeichnen können; dies müsste intensiviert und systematisiert werden, in Verbindung mit speziellen Forschungsthemen, wie Ausbildungsforschung. Das international gültige Curriculum zur Fortbildung in Positiver Psychotherapie (Basic Course, Master Course, Basic Trainer, Master Trainer) ist im Anhang zu finden.

Die Ausbildungsinhalte sollen die angehenden Positiven Psychotherapeuten dazu befähigen, schließlich selbst zum Vorbild für den Umgang mit Störungen und Konflikten zu werden. Studien über die Wirksamkeit von Psychotherapie (Lambert 1992) belegten, dass die Wirkung der Persönlichkeit und Reife des Therapeuten und die therapeutische Beziehung wirksamer sind, als die verwendete Methodik und Theorieschule. Der Einfluss des Welt- und Menschenbildes von Therapeuten und Methodenbegründern auf die Art der Therapie und damit auch auf die Art der Veränderung beim Patienten wird selten diskutiert, ist jedoch deutlich an den verschiedenen Therapiemodellen und deren spezifischen Wirkungen und Nebenwirkungen erkennbar. Durch Selbsterfahrung mit allen Methoden der Positiven Psychotherapie soll die Reflexion gelingen, so dass möglichst die eigene Balance des Therapeuten dem Patienten Halt geben kann. Die positive, transkulturelle und inhaltliche Sichtweise soll anhand eigener erlebter Störungen, Konflikte und Erkrankungen erprobt werden, Selbsthilfestrategien, Selbstkenntnis und Selbstachtung sollen durch die Differenzierung der eigenen Stärken und Konzepte und die Kenntnis selbst erlebter Erziehungskonzepte erreicht werden. Die eigenen bevorzugten Formen der Interaktion in zwischenmenschlichen Kontakten können besonders in der Ausbildungsgruppe reflektiert werden. Die Motivation und Zielsetzung, im therapeutischen Beruf zu arbeiten, sollen schließlich vor dem eigenen biografischen Hintergrund deutlich werden.

Um ein kompetenter Begleiter im Therapieprozess zu werden, ist die Ausbildung in verschiedenen empirisch und wissenschaftlich fundierten Beratungs- und Behandlungsmethoden sinnvoll. Psychotherapeutische, psychologische, medizinische und kulturell-soziologische Kenntnisse machen den Psychotherapeuten zum interdisziplinären Berater. Die Verfahren der Positiven Psychotherapie können in der Ausbildungsgruppe geübt werden, beispielsweise kreatives Arbeiten, der Umgang mit Widerstand und Schwierigkeiten in der Therapie, der Umgang mit dem Schlüsselkonflikt Höflichkeit – Offenheit, der Umgang mit Affekt und Emotion, Angst und Aggression sowie funktionellen Körpersignalen, Organsprache und deren Bewertung. Zu den Inhalten der Ausbildung gehören: die Indikationsstellung zur Gruppenbehandlung, Familien- und Individualtherapie, ambulanten oder stationären Therapie; medizinische Behandlungsmöglichkeiten, Kriterien der Auswahl von Patienten und Gruppen, Setting und Therapievertrag, Auftragsklärung, ethische Richtlinien und therapeutisches Verhalten.

Kritik und Herausforderungen

Nossrat Peseschkian hat selbst in einem Kapitel über „Kritik und Zusammenarbeit" hierzu Stellung genommen (1991, 28ff.). Kritik und Fragen gab es im Wesentlichen in zwei Bereichen: Inwieweit ist die Positive Psychotherapie eklektizistisch und darf man verschiedene Modelle miteinander verbinden, und führt diese konfliktzentrierte Kurztherapie zu einer Umstrukturierung der Persönlichkeit?

Zur Frage des Eklektizismus: Eine Vielzahl der heute angebotenen therapeutischen Methoden stehen teilweise zusammenhanglos neben- und gegeneinander, und eine Kommunikation ist manchmal schwierig. Nach Nossrat Peseschkian ist diese Situation nur dann zu überwinden, wenn eine Metatheorie den einzelnen Verfahren und theoretischen Ansätzen den entsprechenden Stellenwert zubilligt. Eine solche Metatheorie versuchte Nossrat Peseschkian mit der Positiven Psychotherapie zu begründen. Die Vielfalt der darin erscheinenden Methoden kann den Anschein eines Eklektizismus erwecken. „Allerdings ist dieser Eklektizismus systematischer Art und keine bloße Aneinanderreihung von Verfahren. Es wird genau festgelegt, warum und wann in der Psychotherapie welche Methode angewendet werden kann. Der scheinbare Eklektizismus ist somit Antwort auf die Vielfalt der Störungen und individuellen Verarbeitungsmöglichkeiten, die jeweils ihr besonderes Heilmittel brauchen. Ignoriert man diesen Sachverhalt, so hat das zur Folge, dass einzelne Krankheitsbilder und Patientengruppen, die durch engere Theorien nicht abgedeckt werden, von der psychotherapeutischen Versorgung ausgeschlossen werden. Gerade dies macht ein komplexes Vorgehen unter Berücksichtigung der verschiedenen Therapieformen mit ihren unterschiedlichen Indikationsstellungen notwendig." (N. Peseschkian 1991, 28ff.).

Nossrat Peseschkian sah eine zeitgemäße Tendenz, das Streben nach interdisziplinären Brücken und Kommunikationsmöglichkeiten zwischen den therapeutischen Schulen, da seines Erachtens die Vielfalt unserer Problematik eine Methodenvielfalt erfordert, die all diese Probleme berücksichtigt.

Zur Frage der Umstrukturierung der Persönlichkeit, erläuterte Nossrat Peseschkian, dass es sein Ziel gewesen war, eine Synthese von Konfliktdynamik, wie sie in Psychoanalyse und Tiefenpsychologie verstanden wird, mit verhaltenstherapeutischen Methoden vorzunehmen. Das inhaltliche Vorgehen der Positiven Psychotherapie reduziert Sprachbarrieren und erhöht das Selbsthilfepotenzial des Patienten. Nossrat Peseschkian war der Ansicht, dass die Versorgung der Patienten heutzutage erfordert, dass Kollegen aus verschiedenen Fachbereichen sich mit kurzzeittherapeutischen Verfahren anfreunden. „Die Konfliktinhalte in der Positiven Psychotherapie geben die Topographie eines Konfliktes wieder. Dieser Konflikt hat Anteile, die sich in der Persönlichkeit des Einzelnen abspielen und Anteile, die sich in den zwischenmenschlichen Kontakten vollziehen. Beide stehen miteinander in Korrespondenz und sind verschiedene Aspekte, unter denen ein Konflikt beschrieben werden kann. Wir versuchten, ähnlich wie die Anatomie die Topographie des menschlichen Körpers liefert, psychologisch und soziologisch markante Punkte des menschlichen Lebens und Erlebens aufzuzeigen. Nun geht es darum, wie diese psychischen Instanzen miteinander in Beziehung treten, in welchen seelischen und zwischenmenschlichen Spielregeln sie ausgetragen werden und welche Dynamik sie entwickeln […]". (N. Peseschkian 1991, 28ff.)

Nossrat Peseschkian fügt hinzu, dass die von ihm in seiner jahrzehntelangen Praxis erstellten Anträge auf Kostenübernahme einer ambulanten tiefenpsychologisch fundierten Einzelpsychotherapie (Berichte an den Gutachter) unter Verwendung der Terminologie der Positiven Psychotherapie bis auf einen alle von psychoanalytischen Gutachtern befürwortet und von den Krankenkassen genehmigt worden sind.

Über zwanzig Jahre sind seit diesen Darlegungen vergangen und die Psychotherapie-Landschaft hat sich nachhaltig und wegweisend gewandelt – nicht nur in Deutschland. Ebenso veränderte sich auch die Kritik.

In Deutschland durchlief die Psychotherapie vor allem durch politische und berufspolitische Entscheidungen in den 1990er Jahren (neue ärztliche Weiterbildungsordnung und das Psychotherapeutengesetz; H. Peseschkian/Schüler-Schneider, 2009) einen auffallenden Prozess: Psychotherapie wird weniger von Ärzten, sondern von Psychologinnen und Psychologen durchgeführt, insbesondere im ambulanten Sektor. Psychotherapie ist zwar ein Heilberuf, aber immer weniger eine medizinische Disziplin. Dieser Trend wird sich fortsetzen. Seit dem Psychotherapeutengesetz (1998) und der Etablierung des Wissenschaftlichen Beirats Psychotherapie (WBP) hat die Anerkennung von Verfahren und Methoden als Richtlinientherapie eine neue Dimension erhalten.

Die Entwicklungen innerhalb Europas sind zweierlei: Durch die politischen Umwälzungen 1989/1990 hat sich die Psychotherapie in vielen Kulturen Ost- und Südeuropas etabliert, die eine völlig andere Sozialisation haben. Weiterhin gibt es immer mehr Staaten, die sich der Aus- oder Weiterbildung in Psychotherapie annehmen und dazu Gesetze und Regelungen erlassen. Hier sollten die Bemühungen des Europäischen Verbandes für Psychotherapie (EAP) mit dem Europazertifikat für Psychotherapie (ECP) nicht unerwähnt bleiben. Aber auch die Bestrebungen der EU-Kommission, Ausbildungen anzugleichen und gegenseitig anzuerkennen, bringt eine völlig neue Dimension in die Schulenvielfalt der Psychotherapie.

International streben immer mehr neue Ansätze auf den „Psycho-Markt", der sich in der digitalen Welt inzwischen wesentlich schneller entwickelt als noch vor zwanzig Jahren. Stichwörter für neue Ansätze wären hier z. B. Achtsamkeit, Positive Psychologie, Traumatherapie, DBT oder durch eklektisch wirkende Einbeziehung anderer Verfahren immer breitere Anwendungsbereiche der kognitiven Verhaltenstherapie – insgesamt eher technikorientierte Entwicklungen. Die Anwender der Positiven Psychotherapie hatten bisher Laborforschung ihrer Techniken eher vermieden, gerade weil die individuelle Anpassung an die Patienten ihnen wesentlich erschien, und die eigentliche Technik aus ihrer Sicht eine geringere Bedeutung hat als die Qualität der therapeutischen Beziehung, die Verständlichkeit und Klärungsdimension für die Patienten, die Selbsthilfe oder die Einbeziehung des sozialen Umfeldes. Die einzelnen, auch technischen Elemente des Verfahrens auch vergleichend zu beforschen, ist ein aktuelles Anliegen einer Forschungsgruppe der World Association for Positive Psychotherapy.

Ein Kritikpunkt, der unter transkultureller Betrachtungsweise besonders interessant ist, ist die Bezeichnung der Methode. Nur wenige wissen heute noch, dass die Positive Psychotherapie ursprünglich Differenzierungsanalyse hieß und aufgrund ihrer humanistischen, „positiven" Sichtweise umbenannt wurde. In Deutschland wurde insbesondere von Fachkollegen das „Positive" oft belächelt, missverstanden und mit den Worten kommentiert: „Machen wir denn negative Psychotherapie?" Auf Auslandsseminaren zeigt sich durchgehend, dass sowohl Fachkollegen als auch Laien die Methode unter anderem gerade des Namens wegen besonders schätzen; sie erleben das „Positive" als Ermutigung und Hoffnungsgeber. So hat die transkulturelle Sichtweise auch innerhalb der Methode ihre Bedeutung.

Zusammenfassend lässt sich feststellen, dass die heutige Kritik an der Positiven Psychotherapie relativ gering ausfällt und viele Kolleginnen und Kollegen zur Reflexion der Methode und zur Forschung angeregt wurden. In Deutschland wird hinterfragt, ob die Positive Psychotherapie als tiefenpsychologische Methode im Rahmen des Verfahrens der tiefenpsychologisch fundierten Psychotherapie gelehrt und angewandt werden kann. International werden Gemeinsamkeit und Abgrenzung zur Positiven Psychologie nach Seligmann thematisiert. Ein weiterer Kritikpunkt, der zu Recht vorgebracht wird, ist die geringe Anzahl an wissenschaftlichen Studien über die Wirksamkeit der Positiven Psychotherapie bei verschiedenen Störungsbildern, in verschiedenen Settings und in verschiedenen Kulturen. Dieser Herausforderung muss sich die Positive Psychotherapie stellen. Durch ihr Netzwerk mit Zentren weltweit und Kolleginnen und Kollegen an Universitäten ist sie für solche Studien gut aufgestellt. Der Gründer, Nossrat Peseschkian, hatte seinen Schwerpunkt auf die Veröffentlichung von Büchern gelegt, die immer den Anspruch hatten, auch für Laien und Betroffene im Sinne der Selbsthilfe verständlich zu sein. Die Positive Psychotherapie war und ist eine Methode aus der Praxis für die Praxis. Diese Praxisorientiertheit erkennt man an der guten Anwendbarkeit; die oben beschriebene Wissenschaftlichkeit ist die derzeit anstehende Entwicklungsstufe dieser Methode. Zukünftig muss daneben ein Schwerpunkt auf der Publikation wissenschaftlicher Artikel in peer-reviewed nationalen und internationalen Zeitschriften liegen.

Fazit

„Nossrat Peseschkian hat die Psychotherapie aus dem Elfenbeinturm befreit"
(Persönliche Mitteilung von Larissa Petrowna Galansa, Übersetzerin der Bücher von Nossrat Peseschkian ins Russische, 1991).

Die Verbindung zwischen einem humanistischen Gesundheitsverständnis und einem psychodynamischen Konfliktmodell, gepaart mit einer halb-strukturierten Vorgehensweise, macht die Psychotherapie für viele Menschen zugänglicher, verständlicher und annehmbarer. Seit den 1970er

Jahren wird die Positive Psychotherapie in verschiedenen Settings international erfolgreich angewandt.

Wie zu erwarten, war das Buch auch ein Anlass, unsere tägliche Arbeit mit der Positiven Psychotherapie in der Behandlung und Ausbildung zu reflektieren. Gemäß dem in der Positiven Psychotherapie häufig genutzten Sprichwort: „Wer allein arbeitet, addiert, wer zusammen arbeitet, multipliziert" haben wir außerdem mit Kollegen aus verschiedenen Ländern methodenkritisch über die theoretischen Grundlagen der Methode diskutiert. Wir bedanken uns herzlich bei den Kolleginnen und Kollegen, die uns immer wieder viele Anregungen dazu gaben. Das Sprichwort hat uns auch dabei geleitet, uns die Zeit zu nehmen, dieses Buch neben der Alltagsarbeit mit unseren Patientinnen und Patienten gemeinsam zu schreiben. Liebe Leserinnen und Leser, wir wünschen Ihnen, dass Sie das Buch als eine anregende Landkarte nutzen können, um neue Wege zum Menschen zu finden.

Dieses Buch führt den Leser zu einer Quelle – trinken muss er aber selbst.

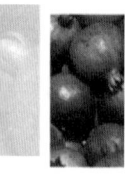

Literaturempfehlungen

Originalliteratur zur Positiven Psychotherapie, teilweise wurden Erläuterungen zum Inhalt ergänzt (in kursiv):

Peseschkian, N. (1977a): Psychotherapie des Alltagslebens. 12. Auflage (2005). Fischer Taschenbuch Verlag, Frankfurt/M. *Pädagogische Ansätze, Missverständnisse in Partnerschaft und Beruf*
Peseschkian, N. (1977b): Positive Psychotherapie. Theorie und Praxis einer neuen Methode. 8. Auflage (2010). Fischer, Frankfurt/M. *Grundlagen, Wissenschaftliche Darstellung der Theorie und Praxis, Methodenvergleich*
Peseschkian, N. (1979a): Der Kaufmann und der Papagei. Orientalische Geschichten in der Positiven Psychotherapie. 32. Auflage (2012). Fischer Taschenbuchverlag, Frankfurt/M. *Die Anwendung von Geschichten mit vielen Fallbeispielen.*
Peseschkian, N. (1980): Positive Familientherapie. 7. Auflage (2007). Fischer Taschenbuchverlag, Frankfurt/M. *Einführung in die Praxis der Positiven Psychotherapie und in die Positive Familientherapie. Grundlagenbuch für das Balancemodell*
Peseschkian, N. (1983): Auf der Suche nach Sinn. 13. Auflage (2006). Fischer Taschenbuch, Frankfurt/M. *Religion, Glaube, Sinn in ihrer existenziellen Bedeutung aus psychotherapeutischer Sicht*
Peseschkian, N. (1988): 33 und eine Form der Partnerschaft. 12. Auflage (2004). Fischer TB Verlag Frankfurt/M. *Partnerschaft, Missverständnisse und Einseitigkeiten und wie ein Ausweg gefunden werden kann. Gedanken zur Partnerwahl*
Peseschkian, N. (1991): Psychosomatik und positive Psychotherapie. Transkultureller und interdisziplinärer Ansatz am Beispiel von 40 Krankheitsbildern. Springer, Heidelberg. *Ein Handbuch für den Schreibtisch von Ärzten, um Anregungen für den Umgang mit psychosomatischen Störungen und den seelischen Anteilen körperlicher Störungen*
Peseschkian, N. (1996): Das Geheimnis des Samenkorns. Springer Verlag, Berlin
Peseschkian, N. (2000): Steter Tropfen höhlt den Stein. Mikrotraumen – das Drama der kleinen Verletzungen. Pattloch, München
Peseschkian, N. (2003): Es ist leicht, das Leben schwer zu nehmen. Aber es ist schwer, es leicht zu nehmen. Herder Spektrum, Freiburg/Brsg.
Peseschkian, N. (2003): Klug ist jeder. Der eine vorher, der andere nachher. Herder Spektrum, Freiburg/Brsg.
Peseschkian, N., Boessmann, U. (1998): Angst und Depression im Alltag. Fischer TB Verlag, Frankfurt/M. *Für Laien und als Anregung für Therapeuten*

Peseschkian, N., Peseschkian, N., Peseschkian H. (2003): Erschöpfung und Überlastung positiv bewältigen, Trias Verlag, Stuttgart (2. Auflage 2009 unter dem Titel: Lebensfreude statt Stress)
Peseschkian, N., Battegay, R. (2006): Die Treppe zum Glück, S. Fischer, Frankfurt/M. *50 Fragen und Antworten zweier Psychotherapeuten auf Lebensfragen*
Peseschkian, N., Aziz, A.(2009): Lexikon der Positiven Psychotherapie, Fischer TB, Frankfurt/M. *Definition von Begriffen der Methode*

Sekundärliteratur zur Positiven Psychotherapie:

Cyrous, S. (2013): Positive and crosscultural psychotherapy. Nossrat Peseschkian – his life and work. In: Leeming, D. A. et al. (Hrsg.) Encyclopedia of Psychology and Religion. 2. Aufl. Springer, New York
Jabbarian, A. (2008): Ängste und ihre positiven Botschaften. Im Kontext der Positiven Psychotherapie – Von der symbolischen Sprache des Unbewussten. Cuvillier Verlag, Göttingen (Dissertation)
Jork, K., Peseschkian, N. (2006): Salutogenese und Positive Psychotherapie. Hans Huber Verlag, Bern/Stuttgart *Salutogenetische Sicht und Kapitel einiger Schüler N. Peseschkians zu verschiedenen Störungen*
Kornbichler, T., Peseschkian, M. (2003): Nossrat Peseschkian., Morgenland – Abendland, Positive Psychotherapie im Dialog der Kulturen, Fischer TB Verlag Frankfurt/Main.
Peseschkian, H. (2002): Die russische Seele im Spiegel der Psychotherapie. Ein Beitrag zur Entwicklung einer transkulturellen Psychotherapie. VWB, Berlin. *Anwendung der Positiven Psychotherapie im transkulturellen Feld*
Peseschkian H. (2008): Salutogenetische Psychosomatik und Psychotherapie. Ressourcenorientiertes Vorgehen und positives Menschenbild im ergebnisorientierten Zeitalter. In: Grönemeyer,D., Kobusch, T., Schott, H. (Hrsg.): Gesundheit im Spiegel der Disziplinen, Epochen, Kulturen. Niemeyer, Tübingen
Peseschkian, H., Voigt, C. (2009): Psychovampire. Über den positiven Umgang mit Energieräubern. Orell Füssli, Zürich. *Anwendung der Positiven Psychotherapie im Stressmanagement*

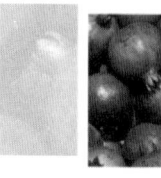
Zitierte Literatur

Abdu'l-Bahá (1977): Beantwortete Fragen. Bahá'í-Verlag, Frankfurt/M.
Ahrens, S. (Hrsg.) (1997): Lehrbuch der Psychotherapeutischen Medizin. Schattauer, Stuttgart
Alexander, F. (1937): Das Problem der psychoanalytischen Technik. Internationale Zeitschrift für Psychonanalyse, 23, 75–95
Antonovsky, A. (1979a): The Salutogenetic Model of Health. In: Aaron Antonovsky (Hrsg.): Health, Stress and Coping. New perspectives on mental and physical well-being. Jossey Bass, San Francisco, 182–197
Antonovsky, A. (1997): Salutogenese. Zur Entmystifizierung der Gesundheit. DGVT, Tübingen
Arbeitsgruppe Humanistische Psychotherapie (AGHPT) (2010): Was ist Humanistische Psychotherapie. In: www.aghpt.de, 16.12.2012
Argelander, H. (1970): Das Erstinterview in der Psychotherapie. Wissenschaftliche Buchgesellschaft, Darmstadt

Bahá'u'lláh (1999): Ährenlese. Auswahl aus Seinen Schriften. Bahá'í-Verlag, Hofheim/Ts.
Battegay, R. (2003): pers. Mitteilung in Jork, K., Peseschkian N. (2006): Salutogenese und Positive Psychotherapie. Huber, Bern
Boessmann U., Peseschkian N (1995): Positive Ordnungstherapie. Hippokrates, Stuttgart
Boessmann, U. (2001): Praktischer Leitfaden für tiefenpsychologisch fundierte Richtlinientherapie. dpv Verlag, Berlin
Boessmann, U., Remmers, A, Hübner, G. (2005): Wirksam behandeln. dpv, Bonn
Boessmann, U., Remmers, A. (2011): Das Erstinterview. Praxis der psychodynamischen Anamneseerhebung, Diagnostik, Indikationsstellung und Therapieplanung. dpv Verlag, Berlin

Cope, T. A. (2007): Positive Psychotherapy's Theory of the Capacity to Know as Explication of Unconscious Contents. Journal of Religion and Health, 48 (1), 79–89
Covey S. R. (2004): Die 7 Wege zur Effektivität. Prinzipien für persönlichen und beruflichen Erfolg. Gabal Verlag, Offenbach

Deidenbach, H. (1980): Wiesbadener Differenzierungsanalytischer Fragebogen (WDF). Eine Hilfe für den Therapeuten. Zeitschrift für Positive Psychotherapie, 2 (2), 31–39

Devereux, G. (1961): Mohave Ethnopsychiatry and Suicide. The psychiatric Knowledge and the psychiatric Disturbances of an Indian Tribe. Smithonian Institution, Bureau, American Ethnology Bull. 175, Washington
Duden (2006). Die deutsche Rechtschreibung, 24. Auflage. Duden Verlag, Mannheim
Dührssen, A. (1988): Dynamische Psychotherapie: Ein Leitfaden für den tiefenpsychologisch orientierten Umgang mit Patienten. Springer, Heidelberg
Dührssen, A. (1995): Die Bedeutung einer latenten Anthropologie für psychotherapeutische Behandlungen. Zeitschrift für Psychosomatische Medizin und Psychoanalyse, 41 (3), 279–283
Dührssen, A. (1996): Der Psychotherapeut und „seine" Psychotherapie. Zeitschrift für Psychosomatische Medizin und Psychoanalyse, 42, 128–138
Dührssen, A. (1997): Die biographische Anamnese unter tiefenpsychologischem Aspekt. Vandenhoeck & Ruprecht, Göttingen

Elgeti, H. (2004): Einführung in die Tiefenpsychologische Anamneseerhebung und die Erstellung eines Berichtes zum Psychotherapie-Erstantrag. Materialien des Instituts für Psychotherapeutische Aus- und Weiterbildung. Medizinische Hochschule Hannover
Eryýlmaz, A. (2011):Yetiþkin Öznel Ýyi Oluþu ile Pozitif Psikoterapi Baðlamýnda Birincil ve Ýkincil Yetenekler Arasýndaki Ýliþkilerin Ýncelenmesi (*Investigating of the the Relationship Between Adults' Subjective Well-being and Primary-Secondary Capabilities with Respect to Positive Psychotherapy*). Klinik Psikiyatri, 14, 17–28

Federschmidt, H. (1996):Wirksamkeit und Nutzen von psychotherapeutischen Behandlungsansätzen. Deutsches Ärzteblatt 93, Köln
Fonagy, P, G. S., Moran, R. Edgcumbe, H. Kennedy, M. Target (1993): The roles of mental representations and mental processes in therapeutic action. The Psychoanalytic Study of the Child, 48, 9–48
Frank, J. D., Frank, J. B. (1991): Persuasion and healing (3rd. ed.). Baltimore, John Hopkins University Press
Freud, S. (1992): Zur Dynamik der Übertragung. S. Fischer, Frankfurt/M.

Gebsattel, V. E. v. (1959): Gedanken zu einer anthropologischen Psychotherapie. In: Frankl, V. E., Gebsattel V. E. v., Schultz, J. H. (Hrsg.): Handbuch der Neurosenlehre und Psychotherapie. Bd. 3. Urban & Schwarzenberg, München/Berlin
Grawe, K. (1994): Psychotherapie im Wandel – Von der Konfession zur Profession. Hogrefe, Göttingen

Hartmann, H.-P., Milch, W. E. (Hrsg.) (2000): Übertragung und Gegenübertragung. Psychosozialverlag, Gießen
Heise, T. (1998): Von der „Psychiatrie in der Dritten Welt" über die „Ethnopsychoanalyse" und „Migrationspathologie" zur „transkulturellen Psychotherapie"? In: Heise, T. (Hrsg.): Transkulturelle Psychotherapie. Hilfen im ärztlichen

und therapeutischen Umgang mit ausländischen Mitbürgern. Verlag für Wissenschaft und Bildung, Berlin
Henrichs, C. (2007): Leserbrief . Positive Therapie: Ergänzende Ansätze. Deutsches Ärzteblatt. PP 6, 421
Holmes, T. H., Rahe, R. (1967): The social readjustment rating scale.
Hubble, M. A., Duncan, B. L., Miller S. L., (2001): So wirkt Psychotherapie: Empirische Ergebnisse und praktische Folgerungen. Modernes Lernen, Dortmund
Hübner, G (2009): Burnout. Lenzkircher Verlagsbuchhandel, Lenzkirch
Huntington, S. P. (1996): Kampf der Kulturen. Die Neugestaltung der Weltpolitik im 21. Jahrhundert. Siedler, München

Jacobi, J (1959): Die Psychologie von C. G. Jung. Rascher, Zürich
Jackson, M. L. (1995): Multicultural counseling – historical perspectives. In: Ponterotto, J. G., J. M. Casas, L. A. Suzuki, C. M. Alexander (Hrsg.): Handbook of Multicultural Counseling. Sage, Thousand Oaks, California
Jork, K., Peseschkian, N. (2003/2006): Salutogenese und Positive Psychotherapie. Hans Huber Verlag, Bern / Stuttgart

Kagitcibasi, C., Berry, J. W. (1989): Cross-cultural psychology: Current research and trends. Annual Review of Psychology, 40, 493–531
Kirillov, I. O. (2002): Supervision in der Positiven Psychotherapie. Medizin. Dissertation. Bekhterev Federal Neuropsychiatric Research Institute. St. Petersburg, Russia (auf russisch)
Kleinman, A. (1996) How is culture important for DSM-IV? In: Mezzich, J. E., Kleinman A., Fabrega, H., Parron, D. L. (Hrsg.): Culture and psychiatric diagnosis. A DSM-IV perspective. American Psychiatric Press, Washington, D.C.
Köhler, W. (1991): Buchbesprechung „Psychosomatik und Positive Psychotherapie". Süddeutsche Zeitung vom 9.11.1991, München
Kohut, H. (1973): Narzißmus. Suhrkamp Verlag, Frankfurt/M.
Kornbichler, T., Peseschkian, M. (2003): Nossrat Peseschkian., Morgenland – Abendland. Positive Psychotherapie im Dialog der Kulturen. Fischer TB Verlag, Frankfurt/Main
Kraepelin, E. (1904a): Vergleichende Psychiatrie. Cbl. Nervenheilk. Psychiat. 27, 433–437
Kraepelin, E. (1904b): Psychiatrisches aus Java. Cbl. Nervenheilk. Psychiat. 27, 468–469.
Kriz, J. (2011): „Humanistische Psychotherapie" als Verfahren. Ein Plädoyer für die Übernahme eines einheitlichen Begriffs. Psychotherapeutenjournal 2, 332–338

Lambert, N. J. (1992): Psychotherapy Outcome Research: Implications for integrative and eclectic therapists. In: C. Norcross, M. Goldfried (Hrsg.): Handbook of Psychotherapy Integration. Basic Books, New York
Laplanche, J., Pontalis, J.-B. (1972): Das Vokabular der Psychoanalyse. Suhrkamp, Frankfurt/M.

Leven, C. (2012): Einführung. Zit. in: N. Peseschkian – goldene Regeln der Lebenskunst. Herder Verlag, Freiburg
Luborsky, L. (1988): Einführung in die analytische Psychotherapie. Springer, Heidelberg

Machleidt, W., Heinz A. (2011)(Hrsg.): Praxis der interkulturellen Psychiatrie und Psychotherapie. Migration und psychische Gesundheit. Urban und Fischer, München
May, P. (2012): Erfolgsmodell Familienunternehmen. Murmann, Hamburg
Mello, A. de (1989): Wer bringt das Pferd zum Fliegen? Weisheitsgeschichten. Herder, Freiburg
Mentzos, S. (2009): Lehrbuch der Psychodynamik. Die Funktion der Dysfunktionalität psychischer Störungen. Vandenhoeck & Ruprecht, Göttingen
Moghaddam, F. M., Harre, R. (1995): But is it science? Traditional and alternative approaches to the study of social behavior. World Psychology, 1 (4), 47–78
Möhring, P., Apsel, R. (Hrsg.) (1995): Interkulturelle psychoanalytische Therapie. Brandes & Apsel, Frankfurt/M.
Murphy, H. B. M. (1982): Comparative Psychiatry. Springer, Berlin

Oldham, J. (1995): The new personality self-portrait: Why you think, work, love and act the way you do. Bantam, New York
OPD (1996): Arbeitskreis OPD (Hrsg.): Operationalisierte Psychodynamische Diagnostik. Grundlagen und Manual. Huber, Bern
OPD (2006): Arbeitskreis OPD (Hrsg.): Operationalisierte Psychodynamische Diagnostik OPD-2. Das Manual für Diagnostik und Therapieplanung. Huber, Bern

Pedersen, P. B. (Hrsg.) (1991): Multiculturalism as a force in counseling. Journal of Counseling and Development, 70 (1), 6–12
Peev, I. (2002): Позитивната психотерапия в модерната армия и общество. Военно издателство, София. (Positive Psychotherapie in Armee und Gesellschaft, Voenno Izdatelstvo, Sofia)
Peseschkian, H. (1988): Psycho-soziale Aspekte beim lumbalen Bandscheibenvorfall. Eine psychosomatische Untersuchung von 100 Patienten. Medizinische Dissertation, Universität Mainz
Peseschkian, H. (1993): Osnovy pozitivnoj psichoterapii (Grundlagen der Positiven Psychotherapie), Verlag der Medizinischen Hochschule, Archangelsk 1993, 22. (auf russisch)
Peseschkian, H. (1998): Die Positive Psychotherapie als transkultureller Ansatz in der russischen Psychotherapie. Habilitationsschrift.
Peseschkian, H. (2001): Die Anwendung der Positiven Psychotherapie im Managementtraining. In: Graf, J. (Hrsg.): Seminare 2002 – Das Jahrbuch der Management-Weiterbildung. ManagerSeminare Gerhard May Verlags GmbH, Bonn
Peseschkian, H. (2002a): Die russische Seele im Spiegel der Psychotherapie. Ein Beitrag zur Entwicklung einer transkulturellen Psychotherapie. VWB, Berlin

Peseschkian, H. (2002b): Bibliotherapie und schriftliche Selbstreflexion durch den Patienten. Beispiele für die Intensivierung eines psychotherapeutischen Prozesses am Beispiel der Behandlung einer Patientin mit Borderline-Persönlichkeitsstörung. Psychodynamische Psychotherapie, 1, 52–68

Peseschkian, H. (2008): Salutogenetische Psychosomatik und Psychotherapie. Ressourcenorientiertes Vorgehen und positives Menschenbild im ergebnisorientierten Zeitalter. In: Grönemeyer, D., Kobusch, T., Schott H. (Hrsg.): Gesundheit im Spiegel der Disziplinen, Epochen, Kulturen. Niemeyer, Tübingen

Peseschkian, H., Schüler-Schneider, A. (2009): Ärztliche Psychotherapie – quo vadis? Gedanken zum Stand der ärztlichen Psychotherapie – nicht nur aus tiefenpsychologischer Sicht. Hessisches Ärzteblatt, 8, 522–524

Peseschkian, H., Voigt, C. (2009): Psychovampire. Über den positiven Umgang mit Energieräubern. Orell Füssli, Zürich

Peseschkian, N. (1970): Lerne zu differenzieren. Eine wichtige Aufgabe und Voraussetzung für die Gruppenpsychotherapie. In: Derbolowsky, U., Stephan, E. (Hrsg.): Die Wirklichkeit und das Böse. Hans Christians, Hamburg

Peseschkian, N. (1974): Schatten auf der Sonnenuhr, Verlag Medical Tribune, Wiesbaden

Peseschkian, N. (1977a): Psychotherapie des Alltagslebens. Fischer Taschenbuch Verlag, Frankfurt/M.

Peseschkian, N. (1977b): Positive Psychotherapie. Theorie und Praxis einer neuen Methode. Fischer, Frankfurt/M.

Peseschkian, N. (1979a): Der Kaufmann und der Papagei. Orientalische Geschichten in der Positiven Psychotherapie. Fischer Taschenbuchverlag, Frankfurt/M.

Peseschkian, N, (1979b): Positive Psychotherapie – Beispiele für eine transkulturelle Analyse. Zeitschrift für Positive Psychotherapie, 1 (1), 25–33

Peseschkian, N. (1980): Positive Familientherapie. Fischer Taschenbuchverlag, Frankfurt/M.

Peseschkian, N. (1983): Auf der Suche nach Sinn. Fischer Taschenbuch, Frankfurt/M.

Peseschkian, N. (1985): Religion und Wissenschaft. In: Dustdar, F. (Hrsg.): Das Modell des Friedens. Horizonte Verlag, Wien

Peseschkian, N. (1987a): Narzissmus im Rahmen der Positiven Psychotherapie. In: Rauchfleisch, U. (Hrsg.): Allmacht und Ohnmacht. Verlag Hans Huber, Bern

Peseschkian, N. (1987b): Positive Psychotherapy, Theory and Practice of a new Method. Springer, New York

Peseschkian, N. (1988): 33 und eine Form der Partnerschaft. Fischer Verlag, Frankfurt/M.

Peseschkian, N. (1991): Psychosomatik und positive Psychotherapie. Transkultureller und interdisziplinärer Ansatz am Beispiel von 40 Krankheitsbildern. Springer, Heidelberg

Peseschkian, N. (1996): Das Geheimnis des Samenkorns. Springer Verlag, Berlin / Heidelberg

Peseschkian, N. (1997): Der nackte Kaiser oder wie man die Seele der Kinder versteht und heilt. Pattloch, Augsburg

Peseschkian, N. (1998): Die Notwendigkeit eines transkulturellen Austausches. Dargestellt am transkulturellen Aspekt der Positiven Psychotherapie. In: Heise, T. (Hrsg.): Transkulturelle Psychotherapie – Hilfen im ärztlichen und therapeutischen Umgang mit ausländischen Mitbürgern. Verlag für Wissenschaft und Bildung, Berlin

Peseschkian, N. (2000): Steter Tropfen höhlt den Stein. Mikrotraumen – das Drama der kleinen Verletzungen. Pattloch, München

Peseschkian, N. (2003a): Es ist leicht, das Leben schwer zu nehmen. Aber es ist schwer, es leicht zu nehmen. Herder Spektrum, Freiburg/Brsg.

Peseschkian, N. (2003b): Klug ist jeder. Der eine vorher, der andere nachher. Herder Spektrum, Freiburg/Brsg.

Peseschkian, N., Boessmann, U. (1998): Angst und Depression im Alltag. Fischer Verlag, Frankfurt/M.

Peseschkian, N., Deidenbach H. (1988): Wiesbadener Inventar zur Positiven Psychotherapie und Familientherapie (WIPF). Springer, Heidelberg

Peseschkian, N., Peseschkian, H. (1993a): Der Mensch ist seinem Wesen nach gut. – Die Notwendigkeit eines positiven Menschenbildes für Priester und Ärzte im Zeitalter multikultureller Gesellschaften. In: Ausserer, O., Paris, W. (Hrsg.): Glaube und Medizin. Alfred und Söhne, Meran/Italien

Peseschkian, N., Peseschkian, N., Peseschkian H. (2003): Erschöpfung und Überlastung positiv bewältigen, Trias Verlag, Stuttgart (2. Auflage, 2009 unter dem Titel: Lebensfreude statt Stress)

Peseschkian, N., Sachse, G. (2001): Mit Diabetes komm ich klar. Thieme, Stuttgart

Petrilowitsch, N. (Hrsg.) (1967) Beiträge zur Vergleichenden Psychiatrie, Bd. I und II. Karger, Basel

Pfeiffer, W. M. (1994) Transkulturelle Psychiatrie. Thieme, Stuttgart

Polozhy, B. S. (1997): Kulturelle Psychiatrie: Eine Betrachtung des Problems. Russian Journal of Psychiatry 3, 5–10

Ponterotto, J. G., Casas, J. M., Suzuki, L. A., Alexander, C. M. (Hrsg.) (1995): Handbook of Multicultural Counseling. Sage, Thousand Oaks, California

Price-Williams, B. (1980): Toward the idea of a cultural psychology. A superordinate theme for study. Journal of cross-cultural Psychology, 11, 75–88

Pritz, A.(Hrsg) (2002): Globalized Psychotherapy. Facultas, Wien

Quekelberghe, R. van (1991): Klinische Ethnopsychologie. Asanger, Heidelberg

Reimer, C., Eckert, J., Hautzinger, M. Wilke, E. (2000): Psychotherapie: Ein Lehrbuch für Ärzte und Psychologen. Springer, Heidelberg

Reimer, C., Rüger U. (2006/2012): Psychodynamische Psychotherapien. Springer, Heidelberg

Remmers, A. (1995): An integrated model for salutogenesis and prevention in education, organisation, therapy, self help and family consultation, based on positive family psychotherapy – realized projects and experiences in Bulgaria 1992–1994

Remmers, A. (1996): WIPPF2.0 int. – Transkulturelle Anpassung des psychotherapeutischen Fragebogens WIPPF für die internationale Anwendung – theoreti-

sche und praktische Aspekte (bulg.), Sonderauflage zur Ersten Nationalen Konferenz für Positive Psychotherapie, Zeitschrift der DPPB Positum, Varna
Remmers, A. (1997): Five capacities of a psychotherapist. Vortrag auf der 1. Weltkonferenz für Positive Psychotherapie, St. Petersburg 1997
Reynolds, A. L. (1995): Challenges and strategies for teaching multicultural counseling courses. In: J. G. Ponterotto (Hrsg.): Handbook of multicultural counseling. Sage, Thousand Oaks, Ca.
Rudolf, G (2006): Strukturbezogene Psychotherapie. Schattauer, Stuttgart

Schiepek, G. (2003): Neurobiologie der Psychotherapie. Schattauer, Stuttgart
Schultz-Hencke, H. (1951): Lehrbuch der analytischen Psychotherapie. Thieme, Stuttgart
Seiwert, L. (2010): Balance Your Life. Die Kunst, sich selbst zu führen Piper, München
Seligman, M., Rashid, T., Parks, A. (2006): Positive Psychotherapy. American Psychologist, 61 (8), 774–788
Snyder, C. R. (2000): Handbook of Hope: Theory, measures and applications. Academic Press, San Francisco
Sonnenmoser, M. (2007): Positive Psychotherapie. Positive Emotionen, Engagement und Lebenssinn. Deutsches Ärzteblatt, Ausgabe 7, 312

Triandis, H. C., Lambert, W. W. (1980): Handbook of Cross-cultural Psychology. Allyn & Bacon, Boston
Tritt, J., Loew, T. H., Meyer, M., Werner, B., Peseschkian, N. (1999): Positive Psychotherapy: Effectiveness of an interdisciplinary approach. The European Journal of Psychiatry, 13 (4), 231–241

Uexküll, T. (1996): Psychosomatische Medizin. Urban & Schwarzenberg, München

Velikova, K., Remmers A. (1997): Transkulturelle Forschung – inhaltlich differenziert: Welches sind bevorzugte Fähigkeiten bei depressiven Störungen?. Zeitschrift für Positive Psychotherapie, 17 (18), 31–36

Weber, M. (1988): Die „Objektivität" sozialwissenschaftlicher und sozialpolitischer Erkenntnis. In: Winckelmann, J. (Hrsg.): Gesammelte Aufsätze zur Wissenschaftslehre. UTB, Tübingen
Wissenschaftlicher Beirat Psychotherapie (WBP) (2004): Stellungnahme zur Psychodynamischen Psychotherapie bei Erwachsenen. Veröffentlicht auf www.wbpsychotherapie.de, 16.12.2012
Wissenschaftlicher Beirat Psychotherapie (WBP) (2008): Ergänzung zur Stellungnahme des Beirats zur Psychodynamischen Psychotherapie vom 11. November 2004. Veröffentlicht auf www.wbpsychotherapie.de, 16.12.2012
Wissenschaftlicher Beirat Psychotherapie (WBP) (2010): Methodenpapier. Verfahrensregeln zur Beurteilung der wissenschaftlichen Anerkennung von Methoden und Verfahren der Psychotherapie. Veröffentlicht auf www.wbpsychotherapie.de, 16.12.2012

Wittkower, E. D., Rin, H. (1965): Recent development in transcultural psychiatry. In: Reuck, A. V. S. de, Porter, R. (Hrsg.): Transcultural Psychiatry. Ciba Foundation Symposium. Churchill, London
Wöller W., J. Kruse (2006/2010): Tiefenpsychologisch fundierte Psychotherapie. Schattauer, Stuttgart
Wulff, E. (1978): Ethnopsychiatrie. Akademische Verlagsgesellschaft, Wiesbaden

Yap, P.-M. (1974): Comparative psychiatry. A theoretical framework. University of Toronto Press, Toronto

Anhang

Differenzierungsanalytisches Inventar (DAI)

Aktualfähigkeiten	Ich selbst lege Wert auf ...	... (z. B. Partner, Kollege, Vorgesetzter, Schüler, Lehrer) legt Wert auf ...	Spontanaussagen, Situationen Was fällt mir dazu gerade ein?
Pünktlichkeit			
Sauberkeit			
Ordnung			
Gehorsam, Disziplin			
Höflichkeit/Anpassung			
Ehrlichkeit/Offenheit			
Treue			
Gerechtigkeit			
Fleiß/Leistung			
Sparsamkeit			
Zuverlässigkeit/Genauigkeit			
Liebe/Annahme			
Geduld			
Zeit			
Vertrauen			
Hoffnung			
Kontakt			
Sexualität/Zärtlichkeit			
Glaube/Lebensphilosophie			

Sie können Ihre Einschätzung markieren mit +++ / ++ / + / +/−
(N. Peseschkian 1980, 134ff.)

Das Erstinterview in der Positiven Psychotherapie

Vom Arzt/Therapeuten zusammen mit dem Patienten (seinem Partner, seiner Familie) auszufüllen

Name: Pat.-Nr.: Untersuchung vom:
Vorname:
geb.:

I. Einleitungsfragen

1. Name, Vorname, etc. (oben einzusetzen)

2. Überweisung durch:..................
....

3. Einstellung des Partners (Familie) zur Therapie:........................
....
....

4. Zukunftsperspektiven des Patienten bzgl. seiner Beschwerden:.
....
....

5. Daten in Kurzform:..................
....

   Ausführliche Angaben: Fragen 70-82

II. Die gegenwärtige Lebenssituation des Patienten (medizinische Daten, psychologische Auslöser, Grund des Besuches)

6. Jetzige Beschwerden:..................
....

7. Positive Symptomdeutung:..........
....

8. Bisherige Behandlung:..................
....
....

9. Ergebnis der bisherigen Behandlung:............................
....

10. Spontane Angaben zu den Beschwerden, angenommene Ursache:..............................

11. Beschwerdeauslösendes Moment: plötzliches Auftreten/Trauma O schleichender Beginn, krankheitsbedingt O Sonstiges:..............................

12. Zeitpunkt des erstmaligen Symptombeginns:....................

13. Frühere Operationen, Erkrankungen, Klinikaufenthalte: ....

14. Risikofaktoren: ....

15. Familienanamnese, Erkrankungen von Angehörigen: ....
....
....

16. Orientierende körperliche Untersuchung: ....
Blutdruck: ....
Gewicht: ....
Größe: ....
Ernährungszustand: ....
o. B. ○   fettleibig ○
abgemagert ○
Allgemeiner körperlicher Zustand:
gut ○   mittel ○
schlecht ○
Gesamteindruck:
altersentsprechend ○
jünger aussehend ○
vorzeitig gealtert ○

III. Psychosoziale Situation des Patienten

Aktualkonflikt (AK)

17. Was ist in den letzten 5–10 Jahren passiert? Nennen Sie bitte 10 Ereignisse

18. Zeitliches Auftreten des Aktualkonfliktes (Jahr)
AK vor Beginn der Beschwerden ○
AK vor Zunahme der Beschwerden ○
AK nach den Beschwerden ○

Einfluss von Erkrankung und Problematik auf den Patienten und sein Umfeld

19. Welchen Einfluss hatte Ihre Erkrankung auf Ihr allgemeines Wohlbefinden?
viel ○   mäßig ○
kein Einfluss ○
Spontanangaben: ....
....

20. Welchen Einfluss hatte Ihre Erkrankung auf Ihren Beruf?
viel ○   mäßig ○   wenig ○
kein Einfluss ○   entfällt ○
Spontanangaben: ....
....

21. Welchen Einfluss hatte Ihre Erkrankung auf Ihren Partner und auf Ihre Familie?
viel ○   mäßig ○   wenig ○
kein Einfluss ○   entfällt ○
Spontanangaben: ....
....

22. Welchen Einfluss hatte Ihre Erkrankung auf Ihre zwischenmenschlichen Beziehungen und auf Ihre Kontakte?
viel O   mäßig O   wenig O
kein Einfluss O   entfällt O
Spontanangaben:......................

23. Welchen Einfluss hatte Ihre Erkrankung auf Ihre Ein Stellung zur eigenen Zukunft und auf Ihre Zukunftsperspektiven?
viel O   mäßig O   wenig O
kein Einfluss O   entfällt O
Spontanangaben:......................
....
....

24. Haben Sie in der letzten Zeit ein Gefühl der inneren Unruhe oder inneren Anspannung gespürt?
ja O   nein O
ich weiß nicht O
Spontanangaben:......................
....

Die 4 Bereiche der Konfliktverarbeitung (Erkenntnisfähigkeit)

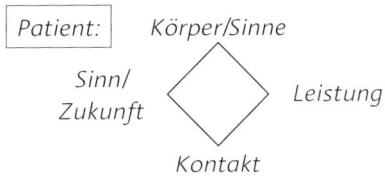

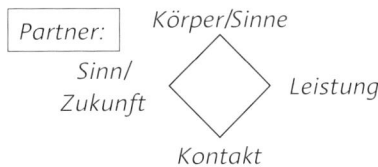

25. Welche Bedeutung haben Körper und Gesundheit für Sie? Für Ihren Partner?
– sehr wichtig (sw), wichtig (w), mäßig (m), unwichtig (uw) –

	+2	+1	-1	-2
	sw	w	m	uw
Körperpflege:	O	O	O	O
Sport:	O	O	O	O
Entspannung:	O	O	O	O
Ernährung:	O	O	O	O
Schlaf:	O	O	O	O
Sexualität:	O	O	O	O
Körperkontakt/ Zärtlichkeit	O	O	O	O
Schmerzen:	O	O	O	O

26. Welche Bedeutung haben Ihr Beruf und Ihre Arbeit für Sie? Für Ihren Partner?
sehr wichtig O   wichtig O
mäßig O   unwichtig O
Spontanangaben:......................

27. Sind Sie mit Ihrer jetzigen beruflichen Situation zufrieden? Ihr Partner?
    ja O   mittelmäßig O
    nein O
    Spontanangaben: ....
    ....
    ....

Bereich: Kontakt

28. Welche Bedeutung haben soziale Kontakte für Sie (Gäste, Freunde, Verwandte, Nachbarn, Kollegen und Mitmenschen)? Für Ihren Partner?
    sehr wichtig O   wichtig O
    mäßig O   unwichtig O
    Spontanangaben: ....

29. Beteiligen Sie sich an gesellschaftlichen Geschehnissen und Ereignissen (Politik, Vereine, Umweltschutz, Bürgerinitiativen)? Ihr Partner?
    sehr wichtig O   wichtig O
    mäßig O   unwichtig O
    Spontanangaben: ....

30. Haben Sie Kontakt mit Menschen aus anderen Kulturen? Ihr Partner?
    viel O   manchmal O
    selten O   nie O
    Spontanangaben: ....

31. Was hat Sie bei den Menschen aus anderen Kulturen angesprochen? Ihren Partner?
    Spontanangaben: ....
    ....
    ....

32. Wie sehen Sie die internationalen Probleme und Möglichkeiten bei der Begegnung mit Menschen aus verschiedenen Kulturen? Ihr Partner?
    Spontanangaben: ....
    ....
    ....
    ....

33. Sind Sie mit Ihrer partnerschaftlichen Beziehung glücklich und zufrieden? Ihr Partner?
    sehr O   mittelmäßig O
    wenig O   gar nicht O
    Spontanangaben: ....
    ....
    ....

Bereich: Sinn/Zukunft

34. Machen Sie sich im Allgemeinen auch Gedanken über Ihre eigene Zukunft oder die Ihrer Familie? Ihr Partner?
    viel O   manchmal O
    selten O   nie O
    Spontanangaben: ....

35. Machen Sie sich Sorgen um Ihre weitere berufliche Zukunft? Ihr Partner?
    Ja O   nein O   entfällt O
    Spontanangaben: ....
    ....

36. Machen Sie sich im Allgemeinen auch Gedanken um die ferne Zukunft und über die globale Zukunft der Menschen (Weltkrise, Krieg, Weltfrieden)? Ihr Partner?
    oft O   manchmal O
    selten O   nie O
    Spontanangaben:......................
    ....

37. Sehen Sie die Zukunft hoffnungsvoll? Ihr Partner?
    Ja O   nein O   weiß nicht O
    Spontanangaben:......................
    ....

38. Beschäftigen Sie sich auch mit Fragen nach dem Sinn des Lebens, Todes oder des Lebens nach dem Tode? Ihr Partner?
    oft O   manchmal O
    selten O   nie O
    Spontanangaben:......................
    ....

39. Glauben Sie an ein Leben nach dem Tode? Ihr Partner?
    ja O   nein O   weiß nicht O
    Begründung:............................
    ....
    ....

40. Ergebnis der „4 Bereiche der Konfliktverarbeitung":

    Patient: Körper
            Sinn/   Leistung
            Zukunft
                        Kontakt

    Partner: Körper
            Sinn/   Leistung
            Zukunft
                        Kontakt

    Vater: Körper
            Sinn/   Leistung
            Zukunft
                        Kontakt

    Mutter: Körper
            Sinn/   Leistung
            Zukunft
                        Kontakt

    Grundkonflikt
    (Die 4 Vorbild-Dimensionen der Liebesfähigkeit)

41. Erziehungsperson des Patienten:
    beide Eltern O   ein Elternteil O
    Heim O   sonstige O
    Spontanangaben:......................

42. Waren Ihre Eltern zum Zeitpunkt Ihrer Geburt verheiratet?
    ja O   nein O
    Spontanangaben:......................

43. Zu wem hatten Sie als Kind eine besondere oder stärkere Beziehung?
Mutter ⃝   Vater ⃝
beide Eltern ⃝
Verwandte ⃝   sonstige ⃝
niemand/keine ⃝
Spontanangaben: ....
....

44. Wer hat sich für Sie in Ihrer Kindheit mehr Zeit genommen?
Vater ⃝   Mutter ⃝
sonstige ⃝
Spontanangaben: ....
....

45. Wer war Ihnen gegenüber geduldiger?
Vater ⃝   Mutter ⃝
sonstige ⃝
Spontanangaben: ....
....

46. Wer war Ihr Vorbild gewesen?
Vater ⃝   Mutter ⃝
sonstige ⃝   niemand ⃝
Spontanangaben: ....

47. Beziehung zu den Geschwistern:
gut ⃝   gewöhnlich ⃝
gemischt ⃝   schlecht ⃝
Keine Bez. ⃝   entfällt ⃝
Spontanangaben: ....

48. Wie haben Sie als Kind die Ehe Ihrer Eltern empfunden?
sehr harmonisch ⃝
harmonisch ⃝   gewöhnlich ⃝
schlecht ⃝   entfällt ⃝
Spontanangaben: ....
....

49. Welche Bedeutung wurde von Ihren Eltern der Arbeit und der Leistung beigemessen?
sehr wichtig ⃝   wichtig ⃝
mäßig ⃝   unwichtig ⃝
Spontanangaben: ....
....

50. Waren ihre Eltern kontaktfreudig?
ja (sehr) ⃝   mäßig ⃝
wenig ⃝   gar nicht ⃝
Spontanangaben: ....

51. Wurde bei Ihnen zu Hause über Themen wie „Sinn des Lebens", „Tod" und ähnliche Bereiche gesprochen?
oft ⃝   manchmal ⃝
selten ⃝   nie ⃝
Spontanangaben: ....

52. Was war bei Ihnen zu Hause der Sinn des Lebens? (Gesundheit, Arbeit, Familie, Mitmenschen, Religion)
Spontanangaben: ....
....

53. Was war das Motto bei Ihnen zu Hause?
Spontanangaben: ....
....

54. Welche Sprichwörter, Sprachbilder und Konzepte haben für Sie die größte Bedeutung?
Spontanangaben: ....
....

55. Wer ist Ihr Lieblingsautor?
Spontanangaben: ....

56. Wer hat Ihnen Geschichten vorgelesen/erzählt? (Vater, Mutter, Großeltern, Kindergärtnerin etc.) Spontanangaben:......................

57. Können Sie sich an Situationen erinnern, in denen Ihnen Geschichten erzählt wurden: Wie fühlten Sie sich? Spontanangaben:......................

Ergebnis der 4 Bereiche der Vorbild-Dimensionen/Liebesfähigkeit (Grundkonflikt)

58. Erklärung der Diagnose für den Patienten und seine Familie:

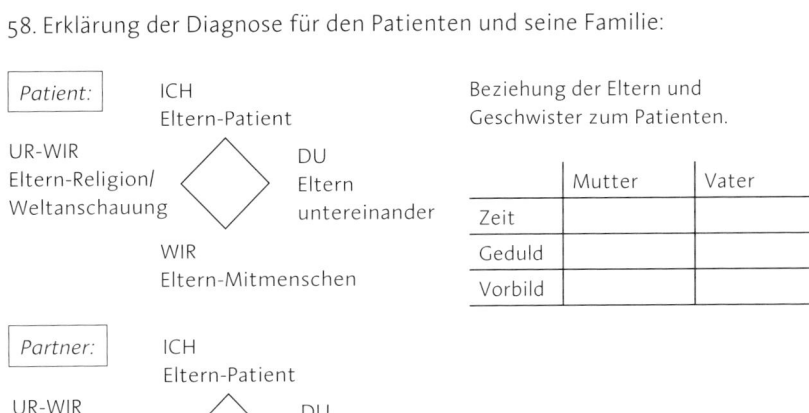

Patient:
ICH
Eltern-Patient
UR-WIR
Eltern-Religion/
Weltanschauung
DU
Eltern untereinander
WIR
Eltern-Mitmenschen

Beziehung der Eltern und Geschwister zum Patienten.

	Mutter	Vater
Zeit		
Geduld		
Vorbild		

Partner:
ICH
Eltern-Patient
UR-WIR
Eltern-Religion/
Weltanschauung
DU
Eltern untereinander
WIR
Eltern-Mitmenschen

59. Das Differenzierungsanalytische Inventar (DAI, Kurzform)

Aktualfähigkeiten	Patient	Partner	Spontanangaben
Pünktlichkeit			
Sauberkeit			
Ordnung			
Gehorsam			
Höflichkeit			
Ehrlichkeit/Offenheit			
Treue			
Gerechtigkeit			
Fleiß/Leistung			
Sparsamkeit			
Zuverlässigkeit/Genauigkeit			
Liebe			
Geduld			
Zeit			
Vertrauen/Hoffnung			
Kontakt			
Sex/Sexualität			
Glaube/Religion			

Ergebnis des „Differenzierungsanalytischen Inventars"

60. Erklärung des DAI für den Patienten und die Patienten-Familie im Sinne des „Inneren Konfliktes"
   ....
   ....
   ....

61. Was hat Sie bei diesem Erstgespräch angesprochen? Können Sie das in eigenen Worten wiedergeben?

62. Erklärung des weiteren Vorgehens (Therapieplan unter Berücksichtigung der 5 Stufen):

63. Können Sie gut zuhören?
   Spontanangaben:......................

64. Können Sie Fragen stellen?
   Spontanangaben:......................

65. Können Sie für sich und für andere Menschen ermutigend wirken?
   Spontanangaben:......................

66. Können Sie Ihr Problem gegenüber den anderen Menschen angemessen zum Ausdruck bringen?
Spontanangaben:……………………
……………………………………………
……………………………………………
……………………………………………

67. Können Sie trotz Problemen optimistisch wirken?
Spontanangaben:……………………

68. Welche Wünsche haben Sie in den nächsten 5 Jahren?
Spontanangaben:……………………

69. Diagnosen, medikamentöse Einstellung:………………………
……………………………………………
……………………………………………

IV. Sozio-demographische Daten

70. Alter:…………………… Jahre
Partner:
Alter:…………………… Jahre

71. Geschlecht: m. O w. O

72. Familienstand:
verheiratet O   seit wann:………
ledig ohne festen Partner O
ledig mit festem Partner O
geschieden O
verwitwet O
getrennt lebend O
erneut verheiratet
(nach Tod, Scheidung) O
verwitwet oder geschieden, aber mit festem Partner lebend O

73. Anzahl der Kinder:……………………
Alter der Kinder:……………………

74. Erlernter Beruf (Ausbildung):

75. Schulabschluss:
Sonderschule O
Hauptschule O
Mittlere Reife O
Abitur O

76. Jetzige berufliche Tätigkeit:
……………………………………………
……………………………………………

77. Beruf des Partners:
……………………………………………
……………………………………………

78. Elterliche Familiensituation des Patienten:
beide Eltern leben O
wann geheiratet:........................
Alter des Vaters:........................
Alter der Mutter:........................
nur ein Elternteil lebt O
welcher:........................
Todesjahr des Verstorbenen:........
beide verstorben O
Todesjahre: M.:....... V.:.......

andere Familiensituation
(z.B. Pflegeeltern, Adoptiveltern, Heim) O

79. Berufe der Eltern:
Vater:..
Mutter:.......................................

80. Anzahl der Geschwister:..............
Alter der Geschwister:................

81. Religionszugehörigkeit:..............
ausgetreten O
keine O

82. Nationalität:.............................

(nach N. Peseschkian, unter Mitarbeit von H. Deidenbach)

Wiesbadener Inventar zur Positiven Psychotherapie und Familientherapie (WIPPF)

> **WIPPF 2.0** Wiesbadener Inventar zur Positiven Psychotherapie und Familientherapie
> Internationale Version 2.0 – deutsch

Auf den folgenden Seiten werden Sie Aussagen und Behauptungen finden, die von Menschen verschiedener Herkunft, unterschiedlichen Alters oder Geschlechts stammen.

Wir bitten Sie, diese aus Ihrer Sicht zu bewerten. Sie können sich so beim Ausfüllen des Fragebogens selbst beschreiben. Sie können nichts „falsch machen", da jeder Mensch das Recht auf eigene Vorstellungen hat. Die Resultate des Fragebogens können für den Fortgang der Therapie, Ihre Selbstkenntnis oder die Beratung nützlich sein. Selbstverständlich wird die von Ihnen gegebene Information vertraulich behandelt.

Wir bitten Sie, zu jeder Aussage eine Antwort anzukreuzen.
Sie haben vier Möglichkeiten:

	Ja			Nein
– bei Zustimmung zur gegebenen Aussage kreuzen Sie im ersten Kreis unter „Ja" an	X	O	O	O
– bei Ablehnung kreuzen Sie unter „Nein" ganz rechts an	O	O	O	X
wenn Sie einer Aussage eher zustimmen als sie abzulehnen, können Sie im Kreis nach dem unter „Ja" ankreuzen	O	X	O	O
– wenn Sie eine Aussage eher ablehnen als ihr zustimmen, können Sie im Kreis vor dem „Nein" ankreuzen	O	O	X	O

WIPPF 2.0

		Ich stimme zu				
		Ja		Nein		
1	Ich habe die Einführung gelesen und bin bereit, jeden Satz offen zu beantworten.	O	O	O	O	
2	Ich spüre es am ganzen Körper, wenn ich mich über etwas ärgere oder auf-rege.	O	O	O	O	20a
3	Ich verlasse meinen Arbeitsplatz (Büro, Schreibtisch, Werkstatt, Haushalt …) erst, wenn ich aufgeräumt habe.1a	O	O	O	O	
4	Meine Eltern waren sehr gesellig.	O	O	O	O	26a
		4	3	2	1	

WIPPF 2.0

		Ich stimme zu				
		Ja			Nein	
5	Wenn ich Ärger habe, denke ich dauernd darüber nach, was noch alles folgen kann.	○	○	○	○	23a
6	Zuverlässigkeit ist besonders wichtig in Beruf und Gesellschaft.	○	○	○	○	*7c
7	Wenn ich eine Entscheidung getroffen habe, stehe ich dazu, koste es was es wolle.	○	○	○	○	11a
8	Es ärgert mich, wenn meine Angehörigen viel Geld ausgeben.	○	○	○	○	8b
9	Offenheit und Ehrlichkeit sind wichtiger als Rücksichtnahme auf andere.	○	○	○	○	5c
10	In einer hoffnungslos erscheinenden Situation gibt es immer einen Ausweg.	○	○	○	○	16c
11	Wenn meine Eltern Konflikte hatten, versuchten sie, gemeinsam eine Lösung zu finden.	○	○	○	○	25a
12	Leistung ist für mich das A und O, gerade wenn ich Probleme habe.	○	○	○	○	21a
13	Menschen, die auf Anstand und gute Sitten Wert legen, sind mir sehr sympathisch.	○	○	○	○	4b
14	Ich fühle mich nur wohl, wenn ich mich jeden Tag von Kopf bis Fuß waschen kann.	○	○	○	○	2a
15	Es gibt nichts, was mich so ärgert, dass ich platzen könnte.	○	○	○	○	12a
16	Ich folge Anordnungen eines Vorgesetzten oder dem Rat eines Menschen mit Autorität.	○	○	○	○	9a
17	Ich gebe sehr gerne Zärtlichkeiten und empfange sie auch gern.	○	○	○	○	17a
18	Anderen Menschen vertraue ich zunächst einmal „auf Vorschuss", wenn icha zu ihnen Kontakt anknüpfen möchte.	○	○	○	○	15b
19	Mein Vater hat viel Geduld mit mir gehabt, als ich Kind war.	○	○	○	○	24e
20	Wenn ich Sorgen habe oder traurig bin, suche ich Kontakt zu anderen Menschen.	○	○	○	○	22a
21	Für ein Gespräch mit Kollegen oder Freunden habe ich immer Zeit.	○	○	○	○	13b
		4	3	2	1	

WIPPF 2.0

		Ich stimme zu Ja Nein	
22	Die Frage, ob es ein Leben nach dem Tode gibt, interessiert mich.	○ ○ ○ ○	19b
23	Auch wenn mich jemand anschreit, bleibe ich mit ihm geduldig.	○ ○ ○ ○	12b
24	Ich glaube an eine gute Zukunft für mich und meine Familie.	○ ○ ○ ○	16b
25	Auch wenn ich genug Geld habe, gehe ich sparsam damit um.	○ ○ ○ ○	8a
26	Meine Eltern sprachen oft mit uns Kindern über weltanschauliche oder religiöse Fragen.	○ ○ ○ ○	27a
27	Man sollte sich anderen Menschen gegenüber immer gerecht verhalten.	○ ○ ○ ○	10c
28	Mein Partner/meine Partnerin kann mir ganz vertrauen.	○ ○ ○ ○	15a
29	Untätigkeit hat schlimme Folgen.	○ ○ ○ ○	6c
30	Eine gute Freundschaft ist wichtiger als ein gutes Einkommen.	○ ○ ○ ○	14c
31	Ich kann mich selbst so annehmen, wie ich bin.	○ ○ ○ ○	18a
32	Ich glaube, die Ehe meiner Eltern war eine Liebesehe.	○ ○ ○ ○	25b
33	Wenn ich Schwierigkeiten habe, gehen mir tausend Gedanken durch den Kopf, oft bis in die Nacht.	○ ○ ○ ○	23b
34	Meine Mutter hat viel Geduld mit mir gehabt.	○ ○ ○ ○	24b
35	Wenn ich mir vorstelle, dass mein Partner/meine Partnerin fremd geht, hätte das Leben für mich keinen Sinn mehr.	○ ○ ○ ○	11b
36	Ich beschäftige mich oft mit der Frage nach dem Sinn meines Lebens.	○ ○ ○ ○	19a
37	Ohne Pünktlichkeit kommt man im Leben nicht zurecht.	○ ○ ○ ○	3c
38	Mit Geduld erreicht man alles.	○ ○ ○ ○	12c
39	Meine Eltern waren gegenüber Andersdenkenden immer tolerant und offen.	○ ○ ○ ○	26b
40	Wenn andere alles kreuz und quer herumliegen lassen, könnte ich verrückt werden.	○ ○ ○ ○	1b
		4 3 2 1	

WIPPF 2.0

		Ich stimme zu	
		Ja — Nein	
41	Es ist wichtig, auf die Meinung anderer Rücksicht zu nehmen.	○ ○ ○ ○	4c
42	Ein unzuverlässiger Mensch kann nie mein Freund werden.	○ ○ ○ ○	7b
43	Ich habe das Gefühl, dass meine Eltern sich gegenseitig gerecht behandelten.	○ ○ ○ ○	25c
44	Ich mag Leute, die frei heraus sagen, was sie denken.	○ ○ ○ ○	5b
45	Ich kann mich als fleißig und leistungsorientiert bezeichnen.	○ ○ ○ ○	6a
46	Man sollte Kindern nicht zu viel Freiheit und Selbstentscheidung lassen.	○ ○ ○ ○	9c
47	Für mich gilt das Motto: „Alles braucht seine Zeit."	○ ○ ○ ○	13c
48	Ich bin lieber zehn Minuten zu früh als einmal fünf Minuten zu spät.	○ ○ ○ ○	3a
49	In meiner Jugend war mein Vater für mich ein Vorbild.	○ ○ ○ ○	24f
50	Jede Aufregung äußert sich bei mir in Verspannungen oder körperlichen Beschwerden.	○ ○ ○ ○	20b
51	Bei Schwierigkeiten im Beruf oder zu Hause „flüchte" ich in Kontakte mit anderen Menschen.	○ ○ ○ ○	22b
52	Wenn ich Probleme habe, stürze ich mich in die Arbeit.	○ ○ ○ ○	21b
53	Ich halte Treue für eine unverzichtbare Charaktereigenschaft.	○ ○ ○ ○	11c
54	Mein Glaube und meine Weltanschauung geben meinem Leben eine Richtung.	○ ○ ○ ○	19c
55	Meine Eltern fanden inneren Halt und Sicherheit in ihrer Weltanschauung oder Religion.	○ ○ ○ ○	27b
56	Ich fühle mich nur in einer frisch geputzten Wohnung wohl.	○ ○ ○ ○	2b
57	Verspätung bringt mich auf die Palme.	○ ○ ○ ○	3b
58	Ich mache mir Gedanken über den Sinn des Lebens, wenn ich Schwierigkeiten habe.	○ ○ ○ ○	23c
		4 3 2 1	

WIPPF 2.0

		Ich stimme zu				
		Ja			Nein	
59	Einer Partnerschaft ohne Zärtlichkeit und Sexualität fehlt das Wichtigste.	○	○	○	○	17c
60	Ich erwarte in der Familie oder im Beruf Disziplin.	○	○	○	○	9b
61	Ich kann mich mit jemandem auch dann wohlfühlen, wenn er Ansichten hat, die anders sind als meine.	○	○	○	○	18b
62	Ich habe oft Gäste.	○	○	○	○	14b
63	Vertrauen ist die Voraussetzung für gutes Zusammenleben.	○	○	○	○	15c
64	Meine Mutter hatte viel Zeit für mich, als ich klein war.	○	○	○	○	24a
65	Ich reagiere sehr empfindlich auf Ungerechtigkeit.	○	○	○	○	10b
66	Die beste Grundlage für Reichtum ist Sparsamkeit.	○	○	○	○	8c
67	Die Sauberkeit der äußeren Erscheinung lässt auf einen sauberen Charakter schließen.	○	○	○	○	2c
68	Wenn ich jemandem etwas zusage, halte ich mich auch daran.	○	○	○	○	7a
69	Ich habe Pläne für mein berufliches oder privates Leben.	○	○	○	○	16a
70	Mir fällt es oft schwer, „NEIN" zu sagen.	○	○	○	○	4a
71	Mit Arbeit kann ich mich gut von meinen Problemen ablenken.	○	○	○	○	21c
72	Die Wohnung muss immer ordentlich aufgeräumt sein.	○	○	○	○	1c
73	Trotz meiner Verpflichtungen habe ich genügend Zeit für meine Interessen und Hobbys.	○	○	○	○	13a
74	Meine Eltern hatten viel Besuch und Freunde.	○	○	○	○	26c
75	Mein Vater hatte Zeit für mich, als ich klein war.	○	○	○	○	24d
76	Es gibt in jedem Menschen etwas Gutes.	○	○	○	○	18c
77	Häufig fühle ich mich so, dass ich mir mit Medikamenten helfen möchte.	○	○	○	○	20c
78	Ich freunde mich leicht mit Menschen an.	○	○	○	○	14a
		4	3	2	1	

WIPPF 2.0

		Ich stimme zu				
		Ja		Nein		
79	Meine Eltern beschäftigten sich mit der Frage nach dem Sinn des Lebens.	○	○	○	○	27c
80	Es ärgert mich, wenn jemand untätig herumsitzt.	○	○	○	○	6b
81	Ich urteile über jemanden erst dann, wenn ich alle Gründe für sein Verhalten genau kenne.	○	○	○	○	10a
82	Wenn ich berufliche oder privat Probleme habe, muss ich andere Menschen um mich haben, um mich abzulenken.	○	○	○	○	22c
83	Mit dem Partner/der Partnerin, die ich liebe, möchte ich auch bald intim zusammen sein.	○	○	○	○	17b
84	In meiner Jugend war meine Mutter für mich ein Vorbild.	○	○	○	○	24c
85	Statt alles in mich hineinzufressen, sage ich lieber offen meine Meinung.	○	○	○	○	5a
86	Als Kind war ich oft bei einem Menschen, der für mich mehr Zeit hatte als meine Eltern.	○	○	○	○	24g
87	In meiner Kindheit gab es einen Menschen, der geduldiger mit mir war als mein Vater oder meine Mutter.	○	○	○	○	24h
88	Es gab in meiner Kindheit eine Person, zu der ich eine bessere Beziehung hatte als zu Vater oder Mutter.	○	○	○	○	24i
		4	3	2	1	

WIPPF Profilbogen

WIPPF 2.0 - Wiesbadener Inventar zur Positiven Psychotherapie und Familientherapie
Internationale Version 2.0 – deutsch

Profilbogen

Datum: _____

Antworten   X Name: _____   ● Partner

Skala	a	b	c	Sekundäre Aktualfähigkeiten:	3	4	5	6	7	8	9	10	11	12		a	b	c
1				Ordnung	O	O	O	O	O	O	O	O	O	O				
2				Sauberkeit	O	O	O	O	O	O	O	O	O	O				
3				Pünktlichkeit	O	O	O	O	O	O	O	O	O	O				
4				Höflichkeit	O	O	O	O	O	O	O	O	O	O				
5				Offenheit, Ehrlichkeit	O	O	O	O	O	O	O	O	O	O				
6				Fleiß, Leistung	O	O	O	O	O	O	O	O	O	O				
7				Zuverlässigkeit	O	O	O	O	O	O	O	O	O	O				
8				Sparsamkeit	O	O	O	O	O	O	O	O	O	O				
9				Gehorsam	O	O	O	O	O	O	O	O	O	O				
10				Gerechtigkeit	O	O	O	O	O	O	O	O	O	O				
11				Treue	O	O	O	O	O	O	O	O	O	O				
Σ					3	4	5	6	7	8	9	10	11	12				

↑A ↑R ↑K   ↑A ↑R ↑K

Skala	a	b	c	Primäre Aktualfähigkeiten:	3	4	5	6	7	8	9	10	11	12		a	b	c
12				Geduld	O	O	O	O	O	O	O	O	O	O				
13				Zeit	O	O	O	O	O	O	O	O	O	O				
14				Kontakt	O	O	O	O	O	O	O	O	O	O				
15				Vertrauen	O	O	O	O	O	O	O	O	O	O				
16				Hoffnung	O	O	O	O	O	O	O	O	O	O				
17				Zärtlichkeit, Sexualität	O	O	O	O	O	O	O	O	O	O				
18				Liebe, Annahme	O	O	O	O	O	O	O	O	O	O				
19				Glaube, Sinn	O	O	O	O	O	O	O	O	O	O				
Σ					3	4	5	6	7	8	9	10	11	12				

↑E ↑W ↑M   ↑E ↑W ↑M

Skala	a	b	c	Konfliktreaktionen:	3	4	5	6	7	8	9	10	11	12		a	b	c
20				Körper, Sinne	O	O	O	O	O	O	O	O	O	O				
21				Beruf, Leistung	O	O	O	O	O	O	O	O	O	O				
22				Kontakt	O	O	O	O	O	O	O	O	O	O				
23				Phantasie, Zukunft	O	O	O	O	O	O	O	O	O	O				

Skala				Vorbilddimensionen:		3	4	5	6	7	8	9	10	11	12		a	b	c
24	a	b	c	ICH – Mutter	ablehnend	O	O	O	O	O	O	O	O	O	O	abhängig	a	b	c
24	d	e	f	ICH – Vater	ablehnend	O	O	O	O	O	O	O	O	O	O	abhängig	d	e	f
24	g	h	i	ICH – andere	ablehnend	O	O	O	O	O	O	O	O	O	O	abhängig	g	h	i

Skala	a	b	c	Vorbilddimensionen:		3	4	5	6	7	8	9	10	11	12		a	b	c
25				DU	gegeneinander	O	O	O	O	O	O	O	O	O	O	symbiotisch			
26				WIR	verschlossen	O	O	O	O	O	O	O	O	O	O	gesellig			
27				UR-WIR	unsicher	O	O	O	O	O	O	O	O	O	O	absolutisierend			

		Soziales Verhalten:		11	17	20	23	26	29	32	35	38	44			
	A →	aktives Verhalten	passiv	OO	O	O	O	O	O	O	O	O	OO	kontrolliert	← A
	R →	reaktives Verhalten	tolerant	OO	O	O	O	O	O	O	O	O	OO	erwartend	← R
	K →	Konzept, Motto	frei	OO	O	O	O	O	O	O	O	O	OO	festhaltend	← K

		Emotionale Beziehungsfähigkeit:		8	12	14	16	20	24	26	28	32			
ICH	E →	zu sich selbst	zweifelnd	OO	O	O	O	OOO	O	O	O	OO	selbstsicher	← E
WIR	W →	zu anderen	distanziert	OO	O	O	O	OOO	O	O	O	OO	abhängig	← W
UR-WIR	M →	zu Idealen	haltlos	OO	O	O	O	OOO	O	O	O	OO	fixiert	← M

Übersicht über einige akademische Arbeiten zur Positiven Psychotherapie

Habilitationen (Doctor of Science)

Boncheva, I. (2004): Психологически параметри на комуникацията „Лекар-Болен" (Psychologische Parameter der Kommunikation „Der Arzt – Der Kranke"), Clin. Psychology Univ. Sofia (Bulg.)

Peev, I. (2003): Vazmozhnosti za prilozhenie na psihotherapeftichni metodi v podgotovkata na savremenata armija – problemi i perspektivi (Möglichkeiten der Anwendung psychotherapeutischer Methoden in der Ausbildung der modernen Armee – Probleme und Perspektiven) Voenno Izdatelstvo, Sofia (Bulg.)

Peseschkian, H. (1998): Позитивная психотерапия как транскультуральный подход в российской психотерапии», диссертация в виде научного доклада на соискание ученой степени доктора медицинских наук, СПб, 1998, научно-исследовательский психоневрологический институт им. В.М.Бехтерева. (Die Positive Psychotherapie als transkultureller Ansatz in der russischen Psychotherapie. Habilitationsschrift. Bechterew Institut, St. Petersburg. Veröffentlicht als Buch in Deutsch (2002): Die russische Seele im Spiegel der Psychotherapie. Ein Beitrag zur Entwicklung einer transkulturellen Psychotherapie. VWB, Berlin.

Peseschkian, N. (1988): Die Bedeutung sozialer Normen in der Positiven Psychotherapie unter dem transkulturellen Gesichtspunkt. Empirische Untersuchungen auf der Grundlage des „Wiesbadener Differenzierungsanalytischen Fragebogens (WDF)". Habilitationsschrift für das Fach Psychotherapie. Fachbereich Humanmedizin. Universität Frankfurt am Main

Dissertationen, Kandidat, Bachelor, Master, Diploma-Thesis

Chebotareva, I. S. (2001): Besonderheiten der Emotionalität und Persönlichkeit schwangerer Frauen und die Veränderungsdynamik im Prozess der Positiven Psychotherapie. Psychologische Dissertation (Fachgebiet: medizinische Psychologie und allgemeine Psychologie). Universität Kazan, Russland.

Dumsch, Tina (1998): Der Ansatz der Positiven Psychotherapie im sozialpädagogischen Handeln, dargestellt am Beispiel einer tagesklinischen Einrichtung. Diplomarbeit im Studiengang Sozialpädagogik, Fachbereich Sozialwesen, Fachhochschule Münster

Eliceeva, Marina V. (2000): Psychosomatische Zusammenhänge in der Klinik, Diagnostik und Behandlung von inneren Erkrankungen am Beispiel des Asthma bronchiale. Medizinische Dissertation. Pavlov Medizinische Universität, St. Petersburg, Russland, 2000

Goncharov, Maxim A. (2003): Emotional relationship and its role in interaction between psychotherapist and the patient. Medizin. Dissertation. Bekhterev Federal Neuropsychiatric Research Institute. St. Petersburg, Russia. (Гончаров М.А. Эмоциональные отношения и их роль во взаимодействии психотерапевта и пациента. Дисс. на соискание ученой степени к.м.н. – СПб, 2003).

Gyula, Vadas (1992): Positive Psychopädagogik. Doktorthesis, Pecs, Ungarn
Hardt, Andreas (1988): Mikrotraumen in der Sozialpädagogik am Beispiel der Positiven Psychotherapie. Diplomarbeit im Fachbereich Sozialpädagogik. Fachhochschule Frankfurt am Main
Hübner, Gunther (1994): Planung einer Fortbildungsmaßnahme zum Burnout-Syndrom auf der Basis der Positiven Psychotherapie. Diplomarbeit im Fach Erziehungswissenschaft. Universität Frankfurt am Main
Hübner, Gunther (2009), Burnout: Neue Impulse für Forschung und Praxis. Dissertationsschrift. Lenzkircher Verlagsbuchhandel, Lenzkirch.
Jabbarian, Abbas (2008): Ängste und ihre positiven Botschaften - Im Kontext der Positiven Psychotherapie. Von der symbolischen Sprache des Unbewussten. Dissertation. Fakultät Human- und Gesellschaftswissenschaften. Carl-von-Ossietzky Universität Oldenburg
Jossé, Tillmann (1992): Darstellung ausgewählter Beispiele familientherapeutischer Konzepte und ihr Bezug im Arbeitsfeld der sozialpädagogischen Familienhilfe. Diplomarbeit. Fachhochschule für Sozialwesen, Mannheim
Kirillov, Ivan O. (2002): Supervision in der Positiven Psychotherapie. Medizin. Dissertation. Bekhterev Federal Neuropsychiatric Research Institute. St. Petersburg, Russia, 2002
Naghashian, Laura (2012): Gesundheit und Resilienzförderung durch das „Nachdenken über das geistige Leben"? Eine Untersuchung und Evaluation mit Blick auf das salutogenetische Konzept und das „Balance-Modell" nach Peseschkian. Bachelorarbeit (Fachgebiet: Soziale Arbeit, Sozialmedizin, Pädagogik). Fachhochschule RheinMain (Wiesbaden)
Peseschkian, Hamid (1988): Psycho-soziale Aspekte beim lumbalen Bandscheibenvorfall. Eine psychosomatische Untersuchung von 100 Patienten. Medizinische Dissertation, Universität Mainz
Peseschkian, Nawid (1990): Psychosoziale Aspekte bei der Neurodermitis constitutionalis, Medizinische Dissertation, Universität Mainz
Schwamberger, Claudia (2011): Heilerwesen in Bulgarien, Traditionelle Heilerinnen versus PsychotherapeutInnen. Dissertation an der SFU Wien, Psychotherapiewissenschaft.
Shlyakhteko E.V. (2001): Neues in der Psychodiagnostik und Psychotherapie von psychosomatischen Äquivalenten des Stresses bei Patienten mit Bronchialasthma. Pavlov Medizinische Universität, St. Petersburg, Russland
Sirtsova, E.Yu. (2001): Optimization of the diagnostics of internal disorders, at the example of hemostatiopathy and ulceral diseases. Medizinische Dissertation, Samara State Medical University, Samara, Russia
Tabatabai, Mohammad (2011): Ressourcen und Konfliktpotenziale in binationalen Partnerschaften. Eine Studie zu deutsch-iranischen Paarbeziehungen im Kontext der Positiven Psychotherapie. Disseration. Fachbereich Psychologie und interkulturelle Pädagogik. Universität Carl von Ossietzky Oldenburg
Yakubenko, O.V. (2001): Klinik, medizinisch-psychologische Korrektur und Vorbeugung von neuropsychischen Grenzstörungen bei Jugendlichen. Medizinische Dissertation, Omsk State Medical Academy, Novosibirsk

Master-Arbeiten des Studienganges „Masters für Positive Psychotherapie" an der Universidad Tecnologica de Santa Cruz, UTEPSA, Bolivien, Postgraduierten-Studium, und weitere wissenschaftliche Arbeiten und Publikationen u. a. aus Bulgarien (wie z. B. Boncheva I. (2013): Psychologische Psychotherapie. Psychotherapeutische Kompetenz. Slavena, Varna (Bulg.), Rumänien (Hum-Ursachi, G., Don L. (2000): WIPPF Profile in Patients with Anxiety Disorders,), der Ukraine oder der Türkei können bei den Autoren oder dem Weltverband für Positive Psychotherapie unter wapp@positum.org erfragt werden.

Internationale Ausbildungsstandards der Positiven Psychotherapie

Training Standards For Trainings in Positive Psychotherapy (World Association of Positive Psychotherapy WAPP)

- Basic Consultant for Positive Psychotherapy
- Certified Positive Psychotherapist
- Basic Trainer of Positive Psychotherapy
- Master Trainer of Positive Psychotherapy

Basic Course Training Standards: "Basic Consultant of Positive Psychotherapy"

- Preconditions for participants
    - University graduates (with, at least, a bachelor degree) in fields such as social sciences, counseling, humanistic sciences, psychological, educational, health or medical field or students in their third year of studies in one of the mentioned fields.
    - To university students this certificate is handed out only after graduating from university with diploma or bachelor degree. Before finishing their studies they will get a certificate of attendance by the local organizer which can be exchanged after graduating from university.
- Duration (200 hours; minimum time: eight months)
    - 120 hours of theory, practice and self-discovery in Positive Psychotherapy (PPT): minimum three seminars.
    - 30 hours of regular intervision group between the seminars
    - 40 hours of study of literature (basic bibliography of the books on Positive Psychotherapy). Recommended books: „Oriental stories as tools in Positive Psychotherapy", and „Positive Family Psychotherapy" or „Psychotherapy for everyday life".

- 10 hours exam (written homework, self-reflection, oral colloquium).
- The maximum number of seminar hours per day is 10 academic hours (45 minutes).

- Group
  - The number of participants should be at least 12 and not exceed 40. The number of participants within this range depends on the organizer.
  - The group is closed, i.e. no further participants are allowed to join the group module by module.
  - If a translator is needed, the translator cannot be a member of the group. Also the organizer cannot be the translator.

- Trainers
  - The Basic Course Training must be conducted by at least one Master Trainer or two Basic Trainers. If the trainer is also the organizer, at least two trainers are necessary for the whole course.
  - A main trainer as Head of the Trainer Team is responsible for the whole course. He or she is the person to address, is responsible for the course of the seminars, the exams and communicates and coordinates with the organizer.
  - The Head of the Trainer Team always teaches the first module of the Basic Course Training and preferably finishes the last module, because of continuity and assessment.
  - The trainers have to respect the training guidelines (BC Curriculum), but may present their courses as they wish, depending on countries, cultures and their own individuality.
  - Self-discovery can only be done by a trainer of Positive Psychotherapy in block trainings or by agreements between trainer, students and organizer.

- Exams and Certificates
  - A 5-page-written self-reflection report: description of one's development in Positive Psychotherapy based on the study of the recommended literature (min. 10 hours). This report can be written in English or in the participants' native language with a short English abstract.
  - Based on the written homework an oral colloquium will be conducted by the trainer at the end of the last seminar.
  - The participant has to fulfill the above mentioned requirements and successfully pass the colloquium to obtain the certificate as „Basic Consultant of Positive Psychotherapy".
  - After each seminar, the participant will receive a „Certificate of Attendance" (issued by the organizer, signed by the trainer).

- The final certificate will be issued, stamped and signed by WAPP after receipt of the certificate fee.
- The participant may then apply for full membership in the WAPP.

- Title: „Basic Consultant of Positive Psychotherapy"
- Costs: The fee for the seminars is decided by the local organizer. The fee for the Certificate has been fixed by the World Association for Positive Psychotherapy and is based on the categories of the World Bank regarding the economic situation of the country.

Master Course Training Standards: „Certified Positive Psychotherapist"

- Preconditions for participants
  - University graduates (with, at least, a bachelor degree) in fields such as social sciences, counseling, humanistic sciences, psychological, educational, health or medical field.
  - Completed Basic Course Training in Positive Psychotherapy (200 hours) and full membership in the WAPP.
  - Personal qualities and the ability to be a Positive Psychotherapist. The Head of the Trainer Team of the Master Course Training will – at the end of the course's first module– assess the participants' ability and suitability in this respect.

- Duration (885 hours; minimum time: three years)
  - 300 hours of theory seminars
  - 100 hours of self-discovery (group and/or individual).
  - 150 hours of practical work with at least 5 individual cases plus 35 hours of regular supervision.
  - 240 hours of literature study of Positive Psychotherapy and other modalities, with written reflection on the literature. This has to be presented to the trainer.
  - 60 hours of regular intervision group between the seminars.
  - All training parts must be documented in a personal record of study (booklet).
  - The maximum number of seminar hours per day is 10 academic hours (45 minutes).
- Group
  - The number of participants should be at least 12 and not exceed 25. The number of participants within this range depends on the organizer.
  - The group is closed, i.e. no further participants are allowed to join the group module by module.
  - If a translator is needed, the translator cannot be a member of the group. Also the organizer cannot be the translator.

- Before the training starts, the organizer has to inform the participants that a feedback on their capability to continue the course will be given after the first module of the Master Course Training.
- Also beforehand, the organizer will remind the participants of the full membership of WAPP and encourage them to fill in the application form.
- At the first module of the Master Course Training the participants will have to sign confidentiality and national requirement notes as well as the Ethical Guidelines of Positive Psychotherapy.
- Supervision groups: Recommended are not more than 5-6 persons in one group. Once every 4 weeks each member of the group should present a case.

■ Trainers
- The Master Course Training must be conducted by at least 2 and maximally 4 different Master Trainers.
- A main trainer as Head of the Trainer Team is responsible for the whole course. He or she is the person to address, is responsible for the course of the seminars, the exams and communicates and coordinates with the organizer.
- The Head of the Trainer Team always teaches the first module of the Master Course Training and preferably finishes the last module, because of continuity and assessment.
- The trainers have to respect the training guidelines (MC Curriculum), but may present their courses as they wish, depending on countries, cultures and their own individuality.
- For countries without local MC-trainers, the organizers will arrange for the MC-trainers to arrive one day earlier to conduct the group-supervision. OR: Other supervisors who are experienced, well-known local psychotherapists, who are regularly working with clients and have a similar background (e.g. Psychodynamic, Humanistic), can also be accepted after individual consultation with the WAPP Headoffice. But at least half of the supervision hours have to be covered by a Master Trainer.
- Self-discovery can only be done by a trainer of Positive Psychotherapy in block trainings or by agreements between trainer, students and organizer.
- Please note that self-discovery and supervision hours have to be conducted by different trainers.

- Exams and Certificates
  - The examinee has to pass the following written and oral exams:
    1. Final thesis with, at least, 20 pages on a theoretical or applied topic. The thesis can be written in English or in the participants' native language with a short English abstract.
    2. Oral examination with a commission of, at least, 2 examiners. One of them has to be the Head of the Trainer Team. If a second MC-Trainer is not available for the exams, a local well-known psychiatrist, psychologist or psychotherapist who has been approved to by WAPP may also be a member of the examination commission.
    3. Case documentation of, at least, 5 cases. These documentations can also be written in English or in the participants' native language with a short English abstract.
  - The exams should not be conducted by the same trainer who has done the examinee's self-discovery hours. Exceptions from this have to be agreed upon by the WAPP Board of Directors before the exams.
  - Written exams have to be corrected by the same trainers who do the oral exams.
  - If a participant fails the written exam, he or she has to repeat it before doing the oral exams.
  - The participant has to fulfill the above mentioned requirements and successfully pass written and oral examinations to obtain the certificate as „Certified Positive Psychotherapist".
  - The participants will receive a certificate of attendance for each module signed by organizer and trainer.
  - The final certificate will be issued, stamped and signed by WAPP after receipt of the certificate fee.
- Title: „Certified Positive Psychotherapist"
- Costs: The fee for the training is decided by the local organizer. The fee for the Certificate has been fixed by the World Association for Positive Psychotherapy and is based on the categories of the World Bank regarding the economic situation of the country.

Training Standards for Trainers of Basic Courses: „Basic Trainer of Positive Psychotherapy"

- Preconditions for applicants
  - Completed Basic and Master Course Trainings (200 plus 885 hours; minimum time: 4 years)
  - *Before* starting the training as a future Basic Trainer the applicant

needs *two letters of recommendation* from Basic or Master Trainers. They should be sent to the WAPP Headoffice or to the National Association or Local Center of Positive Psychotherapy.
- When an applicant fulfills the ECP criteria of 150 hours experience of psychotherapy sessions and 115 hours of supervision, he or she can start practical work as a candidate-trainer.
- If the applicant already fulfills these criteria after the end of the Master Course or already has the ECP he/she may start the candidate-training right away.

- Candidate-Training
  - The trainee has to accompany one whole Basic Course Training of 120 hours as *candidate-trainer*.
  - The time to become a Basic Trainer cannot be less than 1 year.
  - The trainee should preferably accompany all modules of one course to see the dynamic develop and observe different trainers, but can as well come to different courses.
  - Trainer and candidate-trainer have to know each other before the course starts and have to have a good relationship.
  - WAPP Headoffice can help bringing trainer and candidate-trainer together.
  - An interview between trainer and candidate-trainer can help to acquaint them with each other (personally or via Skype).
  - The trainer can choose who to take along as candidate-trainers of a Basic Course.
  - The candidate-trainer will basically observe at first and will conduct little session later. A trainer status has to be created within the candidate's training process.
  - The trainer is always in charge.
  - The trainer is the contact person for the candidate-trainer (not the organizer).
  - The candidate-trainer organizes travels to and accommodation at the courses by himself and gets no financial support by WAPP or organizer. Deals between trainer and candidate have to be clarified among them.

- Further requirements and Diploma
  - Working experience as a Positive Psychotherapist (individual or group) for a minimum of one year and 400 psychotherapy sessions after completion of Master Course Training.
  - Participation in a regular supervision or intervision group (at least, once a month).

- Active participation (with presentation, lecture, etc.) in two international or regional WAPP Trainings for Trainers.
- Full membership in WAPP is mandatory.
- The trainer license will be issued, signed and sealed by WAPP and will be valid for 5 years.

- Title: „Basic Trainer of Positive Psychotherapy"
- Costs: The fee for the Diploma has been fixed by the World Association for Positive Psychotherapy and is based on the categories of the World Bank regarding the economic situation of the country.

Training Standards for Trainers of Master Courses: „Master Trainer of Positive Psychotherapy"

- Preconditions for applicants
  - Diploma as Basic Trainer of Positive Psychotherapy
  - The application of the candidate for Master Trainer Course must be accepted by the board of WAPP *before* beginning this training.
  - The applicant has to write an *application letter* with information about him/herself, his/her development and intention in Positive Psychotherapy work, whom he/she will work with, about his/her motivation etc. The letter has to be in English.
  - Before starting the training as a future Master Trainer the applicant needs three letters of recommendation from Master Trainers who trained the applicant during his Master Course. One of the letters should be from the Master Trainer where the applicant wants to do his/her Master Training as a candidate-trainer. They should be sent altogether to the WAPP Headoffice and to the National Association or Local Center of Positive Psychotherapy.

- Candidate-Training
  - After the Basic Trainer Diploma, the trainee for Master Trainer needs experience as a candidate-trainer in one whole Master Course Training (300 hours) and 50 hours as a candidate-trainer in a self-discovery group.
  - The time to become a Master Trainer cannot be less than 2 years.
  - The trainee should preferably accompany all modules of one course to see the dynamic develop and observe different trainers, but can as well come to different courses.
  - Master Trainer and candidate-trainer have to know each other before the course starts and have to have a good relationship.
  - WAPP Headoffice can help bringing Master Trainer and candidate-trainer together.

- An interview between Master Trainer and candidate-trainer can help to acquaint them with each other (personally or via Skype).
- The Master Trainer can choose who to take along as candidate-trainers of a Master Course.
- The candidate-trainer will basically observe at first and will conduct little session later.
- A Master Trainer status has to be created within the candidate's training process.
- The Master Trainer is always in charge.
- The Master Trainer is the contact person for the candidate-trainer (not the organizer).
- The candidate-trainer organizes travels to and accommodation at the courses by himself and gets no financial support by WAPP or organizer. Deals between Master Trainer and candidate-trainer have to be clarified among them.

- Further requirements and Diploma
  - After the Diploma as Basic Trainer, the Master Trainer Candidate must have continuing and regular working experience as a Positive Psychotherapist (in a clinic, hospital, institute or private practice) with, at least, ten hours per week.
  - Participation in a regular supervision or intervision group (at least, once a month).
  - Participation as an observer in, at least, one oral examination of Master Course graduates.
  - Active participation (with presentation, lecture, etc.) in international or regional WAPP Trainings for Trainers at least once every three years.
  - Full membership in WAPP is mandatory.
  - At the end the applicant has to send a confirmation letter from his/her main trainer which confirms the successful conclusion of the Master Trainer of Positive Psychotherapy. This letter has to be sent to WAPP Headoffice.
  - The Board reserves the right not to accept a Master Trainer aspirant in exceptional cases where reasonable doubts against his/her eligibility and skills exist.
  - The trainer license will be issued, signed and sealed by WAPP and will be valid for 5 years.

- Title „Master Trainer of Positive Psychotherapy"
- Costs: The fee for the Diploma has been fixed by the World Association for Positive Psychotherapy and is based on the categories of the World Bank regarding the economic situation of the country.

Über die Autoren

Hamid Peseschkian, Dr. med. habil., 1962 in Wiesbaden geboren, Medizinstudium, Staatsexamen und Promotion an der Universität Mainz, leitet als Facharzt für Neurologie, Psychiatrie und Psychotherapie die Wiesbadener Akademie für Psychotherapie (staatlich anerkanntes Aus- und Weiterbildungsinstitut für Psychotherapie von Kindern, Jugendlichen und Erwachsenen). Er ist ärztlicher Direktor der angeschlossenen Institutsambulanz, dem Wiesbadener Psychotherapie-Zentrum. Dr. Peseschkian ist Präsident der World Association for Positive Psychotherapy (WAPP), Weiterbildungsermächtigter für Psychotherapie der Landesärztekammer Hessen. Er ist Vorstandsmitglied des Dachverbandes für Transkulturelle Psychiatrie, Psychotherapie und Psychosomatik im deutschsprachigen Raum e.V. (DTPPP) und hält international Seminare in den Bereichen Psychotherapie und Managementtraining. Als Visiting Professor und Lehrbeauftragter ist er an verschiedenen Hochschulen tätig. Während eines achtjährigen Lehr- und Forschungsaufenthalt in Russland habilitierte er im Bereich „transkulturelle Psychotherapie". Dr. Peseschkian ist der älteste Sohn von Nossrat Peseschkian und lebt mit seiner Familie im Rhein-Main-Gebiet.

Arno Remmers, 1952 in Gießen geboren, Medizinstudium und Staatsexamen an der Universität Gießen, ist Facharzt für Allgemeinmedizin und Psychotherapie. Als Dozent, Lehrtherapeut und Supervisor ist er an der Wiesbadener Akademie für Psychotherapie WIAP tätig. Er ist Board Member in der World Association for Positive Psychotherapy (WAPP) und Weiterbildungsermächtigter für Psychotherapie der Landesärztekammer Hessen sowie Vorstandsmitglied der Deutschen Gesellschaft für Tiefenpsychologisch fundierte Psychotherapie (DFT). Arno Remmers hält international Seminare für Psychotherapie und Psychosomatik und ist als Visiting Professor und Lehrbeauftragter an verschiedenen Hochschulen tätig. Während eines Lehr- und Forschungsaufenthalt in Bulgarien wurde er zum Ehrenmitglied der Union der Wissenschaftler Varna (Bulgarien) und der 1993 gegründeten Bulgarischen Gesellschaft für Positive Psychotherapie ernannt. Er ist Leitungsmitglied im Institut für Ethik, Psychotherapie und Gesundheitskultur IEPG in Mannheim und verfügt über langjährige Praxis- und Klinikerfahrung im Bereich Psychotherapie und Psychosomatik. Viele Jahre war er Mitarbeiter von Nossrat Peseschkian.

Register

Abwehr 30, 60, 108
Affekte 30, 59, 74f.
Aktualfähigkeiten 54–68, 95f.
Ausbildungsstandards, internationale 179–187
Angststörungen 115–120

Balancemodell 41–53
– als Konfliktreaktionsmodell 46f.
– als Ressourcenbeschreibung 48–50
– als Energieverteilung 45
– als Lebensenergie 34
Battegay, Raymond 33
Bezugspersonen in der Therapie 127f.

Deutung, positive 38–41, 111f., 114f.,
Differenzierungsanalyse 10f., 13f., 24f., 56, 67, 147
– Differenzierungsanalytisches Inventar DAI Formblatt 160

Emotionen 30, 58f., 76
Erstinterview 87–101
–, Formular 161–170

Familientherapie 128–133
Forschung 137–140
– künftige Forschungsbereiche 143–144
Frankl, Viktor 36, 85
Fünf Stufen
– der Therapie 92–102
– der Positiven Familientherapie 128–131
– der therapeutischen Beziehung 102–104
– des Erstinterviews 93–101
–, therapeutische Methoden 101f.

Gegenübertragung 49, 106–108
Geschichten in der Positiven Psychotherapie 120–126
–, Auswahl 123f.
–, Formen der Wirkung 121–123
–, therapeutische Praxis 101f., 123–126
Grundfähigkeiten 33, 45, 55, 62, 78, 135

Humanistische Therapien und PPT 10, 24

Interaktionsstadien 83–86
– in der therapeutischen Beziehung 12, 86, 102, 106, 111
– im Erstinterview 89
–, Interaktionsanalyse 84–85

Jung, Carl Gustav 36, 67

Konfliktmodell 59–68
–, Grundkonflikt 11, 59–66, 79,
–, Aktualkonflikt 11, 59–64, 110,
–, Innerer Konflikt 61–66
–, Höflichkeits-Offenheits-Schlüsselkonflikt 67, 110, 112
Konzepte 33, 109,
– Grundkonzepte 11

Menschenbild in der Positiven Psychotherapie 11, 18, 24f., 32, 35, 38–41
Mentzos, Stavros 31, 33, 67, 122
Mikrotraumentheorie 11, 59f.

Neurosenstruktur 84

OPD 47f., 67

Pädagogik 81–82
Persönlichkeit in der PPT 30, 33

Register

Positive Deutung 38–41, 111f., 114f.,
Positive Psychologie 34f.
Positive Psychotherapie
–, Beziehung zu anderen Methoden und Verfahren 30–37
–, Entstehungsgeschichte 24–27
–, Methodische Einordnung 13f.
–, Verbreitung und heutige Organisationsstruktur 28–29
Psychosomatik 72–77,
– praktische Beispiele 108–114

Salutogenese und Pathogenese 72–77
Selbsthilfe 126–128
Strukturmodell und Positive Psychotherapie 47f.

Therapeutische Beziehung in der PPT 102–108
Transkulturelle Psychotherapie 68–72

Unbewusstes 32f.
Übertragung 105f.

Vorbilddimensionen 68, 78–82

Widerstand 30, 42, 108, 122, 127, 145
WIPPF Fragebogen der Positiven Psychotherapie und Familientherapie 26f., 95f., 133–136
– WIPPF2 Fragebogen 171–176
– WIPPF2 Profilbogen 177
– Forschung 135
Wirksamkeitsstudie der Positiven Psychotherapie 137–138

Verzeichnis der Geschichten:
– Das Geheimnis des Spiegelsaals 120
– Das Loch in der Straße 92
– Der Ring des Kalifen 124
– Der Tiger und die süßen Trauben 98
– Der Nussbäume pflanzende Greis 20
– Himmel und Hölle 125f.
– Vergiss nicht, auf wessen Schultern du sitzt 78
– Von der Krähe und dem Pfau 54

Schluss mit „Ich muss"!

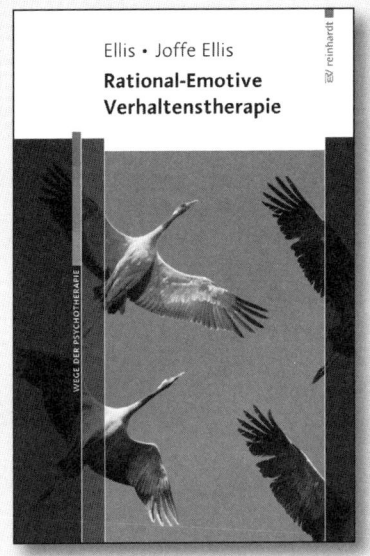

Albert Ellis / Debbie Joffe Ellis
Rational-Emotive Verhaltenstherapie
Aus dem Amerikanischen
von Rita Kloosterziel
2012. 154 Seiten.
(978-3-497-02303-5) kt

„Ich muss Karriere machen!" „Ich muss beliebt sein!" Oft quälen wir uns mit absoluten Forderungen an uns selbst und halten uns für wertlos, wenn wir sie nicht erfüllen. Ständige Frustration, Scham und Wut können die Folge sein. Mit der Analyse solch irrationaler Überzeugungen, auch „musturbations" genannt, wurde Albert Ellis berühmt. In seinem letzten Buch erläutern er und seine Frau die Grundzüge seiner „Rational-Emotive Therapie" (RET). Die irrationalen Ansprüche werden in der Therapie bewusst gemacht und bearbeitet. Im Wechselbad der Gefühle lernen Klienten, ihr „Scheitern" differenzierter zu bewerten, und entdecken so ein neues Selbstwert- und Lebensgefühl.

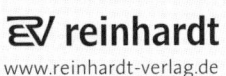

www.reinhardt-verlag.de

Buchreihe: Wege der Psychotherapie

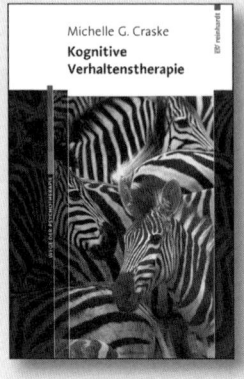

Michelle G. Craske
Kognitive Verhaltenstherapie
2012. 176 Seiten.
(978-3-497-02279-3)

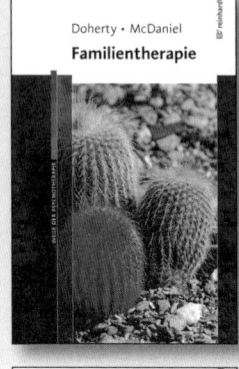

Doherty · McDaniel
Familientherapie
2012. 131 Seiten. 3 Abb.
(978-3-497-02304-2)

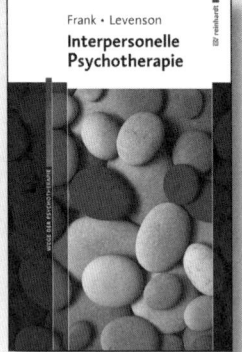

Frank · Levenson
Interpersonelle Psychotherapie
2011. 171 Seiten.
(978-3-497-02248-9)

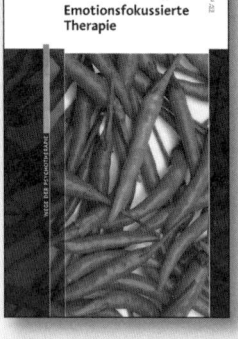

Leslie S. Greenberg
Emotionsfokussierte Therapie
2011. 179 Seiten.
(978-3-497-02246-5)

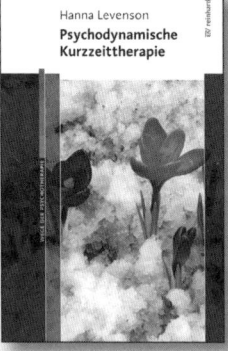

Hanna Levenson
Psychodynamische Kurzzeittherapie
2011. 165 Seiten.
(978-3-497-02247-2)

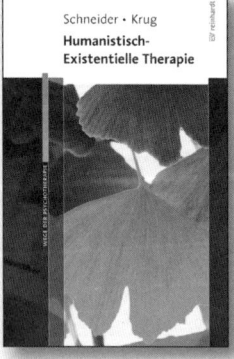

Schneider · Krug
Humanistisch-Existentielle Therapie
2012. 169 Seiten.
(978-3-497-02280-9)

ℝ reinhardt
www.reinhardt-verlag.de